アシーナ・アクティピス

がんは裏切る細胞である

進化生物学から治療戦略へ

梶山あゆみ訳

みすず書房

THE CHEATING CELL

How Evolution Helps Us Understand and Treat Cancer

by

Athena Aktipis

私たちの前に生きたすべての美しき怪物たちへ

がんは裏切る細胞である　目次

本書は Athena Aktipis, *The Cheating Cell: How Evolution Helps Us Understand and Treat Cancer* (Princeton University Press, 2020) の全訳である。ただし図6－1は著者の許諾を得て日本語版独自に収録した。また、原著本文中で記述の重複していた部分を、本邦訳版では一部割愛している。

（編集部）

1　はじめに――がん、それは形を得た進化そのもの

これはがんについての本である。がんがはるかな昔にどのように生まれ、現代においてどういったかたちで現れているか、そして未来はどんな運命をたどるかを綴ったものだ。がんがどこから来てなぜ今存在しているのか、どうしてこれほど治療が難しいのかが本書のテーマとなる。

それと同時に、本書では新しい切り口からがんを眺めていこうと思う。是が非でも取り除かねばならない対象としてではなく、コントロールして共に生きていけるように変えるべき存在として、である。

およそ二〇億年前に多細胞生物が誕生して以来、生命はがんとの苦闘を重ねてきた。私たちが地球上の生命について考えるとき、たいていは動物や植物のような多細胞生物、つまり多数の細胞で構成された生物が頭に浮かぶ。多細胞生物の体内にある細胞は、いってみれば分業体制で生活している。細胞同士が協力し、連携しながら、生きるうえで必要な体のあらゆる機能を分担している。一方の単細胞生物（細菌、酵母、原生生物など）には細胞がひとつしかないため、その一個の細胞で生命の維持にかかわるすべての仕事をこなしている。多細胞生物が進化の足がかりを築くまで、地球は単細胞生

物のすみかだった。単細胞生物が支配したその二〇億年ほどのあいだ、世界にがんはなかった。ところが多細胞生物の登場が、地球という舞台に新しい「演者」を招き入れた。それが、がんである。

がんは私たちの一部であり、その事実は私たちが多細胞生物になったときから今に至るまで変わらない。がんの痕跡は太古の人類（エジプトのミイラ[1]から中南米の狩猟採集民[2]まで）の骨格からも見つかっていて、一七〇万年前に南アフリカの「人類のゆりかご」で暮らしたヒトの初期の祖先の骨からも確認されている。[3] もっと古い時代の化石からもだ。数千万年前、あるいは数億年前の哺乳類や魚類、それから鳥類の骨にその痕跡は残っているし、[4] 恐竜が生物の頂点に君臨していた時代にもがんはあった。[5] それをいうなら、生命がまだ肉眼では見えなかった頃にまでがんの誕生はさかのぼる。今の私たちが生物と聞いて思い浮かべるようなものがほとんど存在しないうちから、がんはこの世に生を享《う》けていた。[6]

がんをうまく手なずけるためにはその根本に目を向け、進化と生態系という動的な力がどのようにがんを形づくってきたかを理解しなくてはいけない。それだけにとどまらず、がんに対する私たちの見方を改める必要もある。一時的に現れるがどうにかなる問題としてがんを捉えるのではなく、多細胞生物である以上は避けて通れない現象として受け止めるのである。多細胞生物が登場するまでがんが存在しなかったのはなぜか。それは、がん細胞が数を増やそうにも、最終的に別の細胞に入り込もうにも、そうできる場所がなかったからである。多細胞生物であることそのものが、つまり複数の細胞による協力体制の極致ともいうべき存在であることが、私たちを否応なくがんにかかりやすくしている。

本書ではこの先、人体をつくる細胞同士がいかに様々なかたちで協力し合い、私たちを多細胞生物として成り立たせているかを見ていく。協力とはたとえば、細胞の増殖を調節し、必要とする細胞に資源を分配し、複雑な臓器や組織をつくり上げる、といったことである。そして、この協力的な性質につけ込む進化を遂げるのが、がんというものであることに目を向けていく。がんは無秩序に増え、体内の資源を搾取する。さらには、自分が生き残るための特殊なニッチへと組織をつくり変えることまでやってのける。要するにがんは協力体制を裏切り、多細胞生物として生きるうえで最も基本的な「ゲーム」のルールに従わない。

がんの本質をもっと明確にできれば、その予防と治療の効果をさらに上げる役に立つはずだ。また、がんに手こずっているのが私たちだけではないことも見えてくるだろう。多細胞生物はすべてがんの影響を受けている。進化の過程でがんとどうつき合ってきたかが、今の私たちをつくり上げているといっていい。がんとは何かを本当の意味で知るには、がんがどのように進化してきたのか、そしてがんと一緒に私たちがどういう進化を遂げてきたかを理解する必要がある。

それを学ぶうえでは自然界の例も参考になる。たとえば、がんと生物の関係がとりわけ美しいかたちで現れているのが奇形サボテンだ。サボテンが成長していく先端部分の細胞は、損傷や感染の影響で突然変異を起こす場合がある。この種の変異が生じると、成長する過程で細胞増殖を正常にコントロールできなくなり、結果として目を見張るような構造へと変貌を遂げることが少なくない。砂漠のベンケイチュウサボテンは冠をかぶったようになり、鉢植えのサボテンは脳に似た形になる。庭のサボテンの表面には幾何学的な凹凸が刻まれ、さながらモダンアートである（図1－1参照）。その美しさと尋常ならざる形状は、本職の植物学者からも一般のサボテン愛好家からも珍重されている。

昔、アリゾナを訪れて初めて奇形サボテンを目にしたとき、私はその美しさと形に心を奪われた。ホテルに戻ってから何時間もかけて、自然の生んだこの不思議な構造の写真を眺め、奇形サボテンに関する記事を読みふけったものである。そのとき知ったのは、成長のパターンが乱れるのは嵐の最中に細胞が傷ついたことに起因する場合もあれば、細菌やウイルスによる感染や、発達過程での遺伝子変異が原因の場合もあるということである。

もうひとつ学んだのは、こうした異常の現れるのがサボテンだけではないという点だ。この現象はタンポポからマツの木まで、様々な種類の植物に見られる。このような奇形が生じることを専門用語で「帯化《たいか》」という（「綴化《てっか》」や「石化《せっか》」とも）。帯化を起こした植物は、そうでない仲間より傷つきやすくなる。そのうえ、正常に花を咲かせられなくなり、繁殖して数を増やすのが普通の植物より難しくなるケースもある。だが、帯化した植物は往々にして、植物学者や園芸愛好家に手入れと繁殖を行ってもらえる。適切な世話さえ受けられれば、がんのようなその構造と共に何十年と生きるのも不可能ではない。

奇形サボテンをきっかけに、私はいろいろな生物のがんに強い興味を抱くようになった。がんとは何物で、なぜ私たちの健康と生存を脅かすのか。それを理解しようと思うなら、そもそもがんがどこから来たのかを知らなくてはいけない。当時の私はそう考えた。つまり、ヒトだけでなく生命の系統樹全体に目を向けて、がんの起源を探るのである。その探求の旅を続けるうち、がんやがんに似た構造はあらゆる多細胞生物に見られることを学んだ。奇形サボテンのような異常な細胞増殖は、数えき

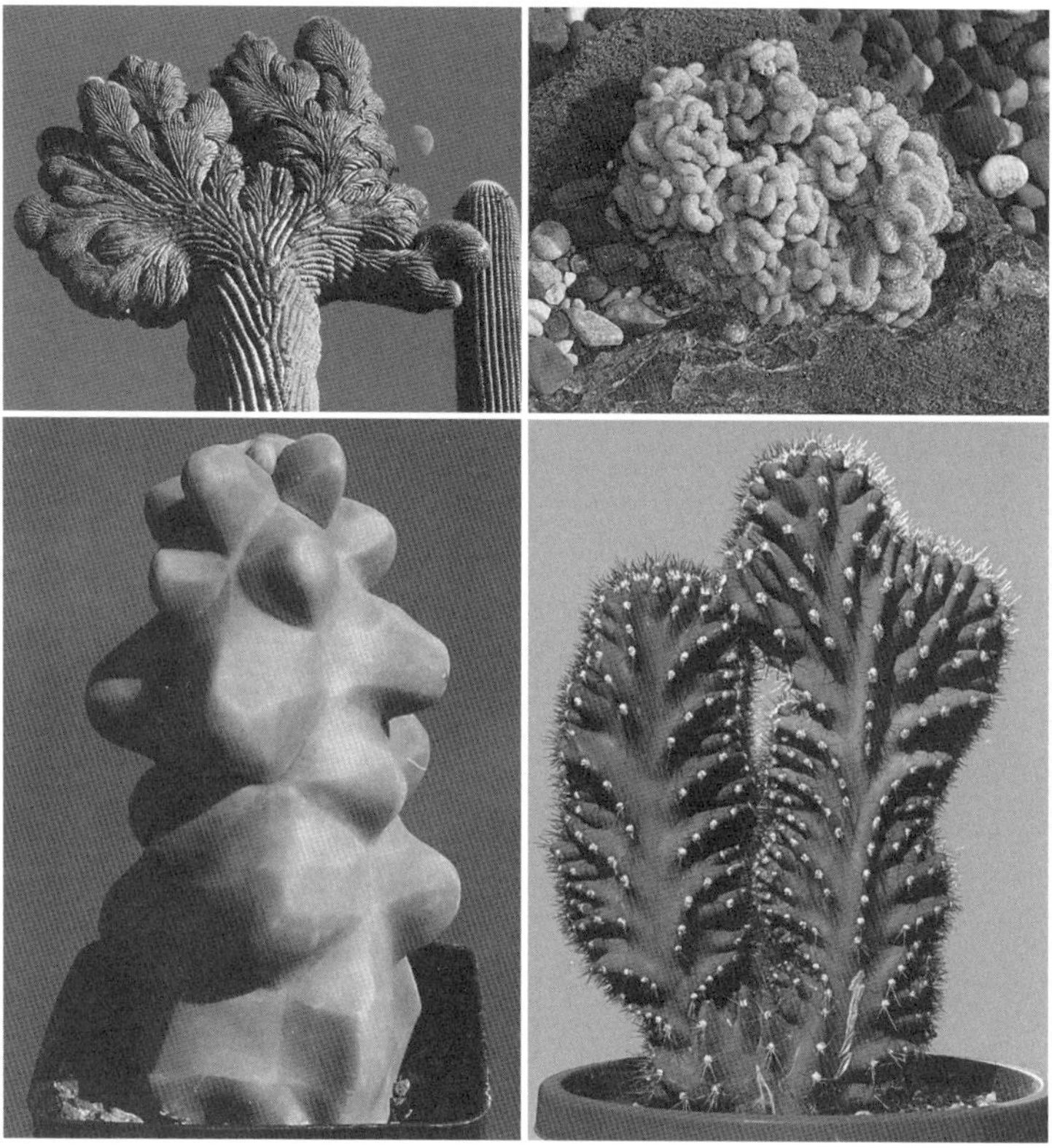

図1－1　サボテンは，正常な成長パターンが乱れたせいで異常な細胞増殖を起こすことがある．すると，動物のがんに似た独特の美しい形状が現れる．植物におけるこのような現象を「帯化」という．帯化は，植物が子孫を残すうえで悪影響（開花が減少したり傷や病気に弱くなったりするなど）を及ぼしうる反面，適切な世話を受けられれば植物はこのまま何十年と生きることもできる．写真左から右に：トサカのような形状の見られるベンケイチュウ（学名 *Carnegiea gigante*）[7]，「脳」のようなキンテマリ（*Mammillaria elongata cristata*）[8]，「トーテムポール」のようなフクロクジュ（*Pachycereus schottii f. monstrosus*）[9]，ヤマカルチュウ（*Cereus jamacaru f. cristatus*）[10]．

れないほどの生物で確認されていたのである。実際に私は、そうした異常な増殖を示したキノコやサンゴ、藻や昆虫の写真を見つけた。また、がんがすべての動物に共通する現象であることもわかった。家で飼うペットはもちろん、自然界や動物園にいる動物についても同じである。(11)

なぜそうなったのかといえば、がんが多細胞という性質に特有の問題だからだ。多細胞生物の細胞は通常は互いに協力し合い、自らのふるまいを調節しながら私たちを生物として機能させている。単細胞生物は細胞が一個しかないので、がんにはならない。単細胞生物にとっては増殖イコール繁殖であって、細胞の数が増えれば個体の数も増える。ところが多細胞生物はそうではない。体内で細胞が増殖しすぎれば、多細胞生物としての正常な発達と構造に支障をきたす。

あなたは自分が一個の存在であるように感じているかもしれないが、実際には数十兆個の細胞で構成されている。それらが一ミリ秒たりとも休むことなく協力し、それぞれのふるまいを連携させているからこそ、あなたはひとりの人間として何の問題もなく生きることができている。人体をつくり上げている細胞の数たるや、途方もないとしかいいようがない。なにしろ、地球上の全人類の数の四〇〇〇倍以上にのぼるのだから。私たちは、協調し、進化し、消費し、計算し、遺伝子の情報を読み取ってタンパク質を製造する三〇兆個の細胞である。体は文字通りそれ自体が一個の世界であり、個々の細胞はその世界に暮らす極小サイズの小人《こびと》のようなもの。それぞれが周囲から情報を取り込み、複雑な遺伝子ネットワークを通じてその情報を処理している。しかも、入力された情報に応じて自らのなすべきことを変えてもいる。細胞の一個一個が遺伝子一式を抱えもち、それぞれに特有の遺伝子発現（つまり特有のタンパク質の製造）を行い、独自の生理学的反応とふるまい方を有している。にもかかかわらず細胞同士が協力し合うというのだから、驚くよりほかない。三〇兆個の細胞が寄り集まっているのに、ばらばらの目標をもったばらばらの存在であるようにはいっさい思わせないだなんて、いったいどうすれば可能なのだろう。私はこんなにたくさんの細胞でできているのに、これほどまとまりのある一個の存在として感じられるのはなぜなのか。

進化生物学の切り口から考えると、ひとつの答えが見えてくる。私たちは「協力し合う細胞共同体」となるように進化してきた、ということである。自分がまとまった一個の存在として感じられるのは、そう感じられるふるまいをするよう進化が私たちを形づくったからだといっていい。ヒトは多細胞生物として、一〇億年近い歳月をかけて進化を遂げてきた。結果として私たちの細胞は、この細胞共同体の全体（つまり多細胞から成る一個の体）の生存と生殖に役立つふるまいをするに至った。細胞は自分勝手な増殖を抑え、仕事を分担し、資源の使用量を調節する。しかも全体の利益のためなら自死も厭わない。個々の体内で繰り広げられているこの大掛かりな協力は、人類が一度も成し遂げたことのない規模のものだ。私たちの細胞のふるまいはまるで理想郷のサクセスストーリーである。

しかし、細胞の協力体制はうまくいかなくなるときがある。そうなると、進化と生態系にかかわるプロセスが体内で始動し、最終的に細胞による究極の裏切り行為へとつながる場合がある。それが、がんだ。がんとは、細胞が全体のために協力・連携するのをやめたときに生じるものである。がん細胞は資源を濫用し、共有のものであるはずの環境を破壊して、無秩序に数を増やし始める。そんなことをすれば、自らの属している体の健康を損ない、体が生き延びる見込みを減じかねない。にもかかわらず、体内ではこうした掟破りの細胞のほうが、生存と繁殖において正常な細胞より有利になる。

いくら自分が一個の個体であるように感じられても、私たちの本質はそうではない。確かに進化のおかげで、多細胞生物として信じがたいほどうまく機能する体を手に入れた。だが、実際には個々の細胞が集合した存在にすぎず、その事実から逃れることはできない。体をつくり上げる細胞は膨大な数にのぼるため、体内では自ずと進化のプロセスが起きる。そう、体内の細胞も自然界の生物と同じように進化する能力をもつのだ。こういう見方で自分自身を眺めたことがあるだろうか。私たちは一個の存在ではなく、いくつもの存在である。年齢とともに細胞の集団は進化を続け、ともすると私たちをがんのリスクにさらす方向へと向かっていく。

細胞はもちろん私たちの一部ではあるが、それぞれが単独の存在といえる面をいくつももっている。細胞は遺伝子を発現し、情報を処理する。また、移動し、資源を消費し、細胞の外に組織構造などを築く、といったふるまいもする。そのうえ、複雑な生態環境の中で集団として進化の途上にある。体の一部としての細胞と、体の内側で進化しつつある独自の存在としての細胞。私たちはこの両方の視点をもたなくてはならない。

体にしてみれば、がんは健康と生存を脅かすものだ。しかし細胞にしてみれば、がん細胞も地球上のすべての生物と同じことをしているにすぎない。つまり、自分の置かれた生態系の状況に呼応して進化している。それがときに、自らを含む系全体に害を与える方向に進むというだけにすぎない。この結果、一見すると矛盾したふたつの進化のシナリオが立ち現れる。ひとつは、生き残るうえではがんをうまく抑制できる体が有利だということ。もうひとつは、体の内側では、がんのような特徴（増殖速度の速さや代謝の高さなど）をもつ細胞もまた生存と繁殖において有利になるということである。

このふたつがどうすれば並び立つのか。進化が一方ではがんの抑制を好み、もう一方ではがん細胞を有利にするなどということがどうして起きるのだろうか。それをこの先、本書で少しずつ説き明かしていきたい。

先ほども触れたように、体内では信じがたいほどの規模で細胞同士が協力し合っている。だがそれ以上に驚くべきは、細胞の裏切りに直面しても人体が簡単には屈しない点だ。がんに脅かされても、健康に生き続けられる仕組みを私たちはもっている。多細胞生物の体は、数十億年かけて様々ながん抑制メカニズムを発達させてきた。それがあるからこそ、細胞の裏切りを手に負えるレベルに抑えておくことができる。多種多様な生物を眺めてみても、やはりこのメカニズムがいろいろなかたちで強力に働いているのがわかる。こうした生物からは、人間のがんにさらに効果的に対処するためのヒントや気づきが得られる。奇形サボテンががんに似た異常な細胞増殖と何十年も共存できるように、私たちもまたがんと共に生きることができるかもしれない。

進化の視点から捉えるようになるまで、がんは私にとってあまり面白味のない病気のひとつでしかなかった。かつての私は研究を通して、生命の進化に関する深遠で根本的な疑問に取り組んでいた。たとえば、集団で暮らす生物がこれほど多いのはどうしてか。あるいは、いわゆる《裏切り者》（英語の「だます(cheat)」から「チーター(cheater)」とも呼ばれる）に搾取されるおそれがあるにもかかわらず、集団内の協力が不安定にならないのはなぜか、といった問いである。それまではいつも、理論レベルでの疑問に惹かれていた。だから、果てしなく続く事実の羅列を暗記しなければならないうえに、その事実をまとめ上げる枠組みが存在しないようなテーマは敬遠していた。がんはまさしくそういうテーマに思えていた。理論の基盤がないままに、あのメカニズムこのメカニズムに関する膨大な数の研究が行われているのみ。その根底には基本原理が見当たらない。もちろん、人間の健康にとって重大な意味をもっているので、研究する価値は間違いなくある。ただ、自分でやってみようという気にはならなかった。

転機が訪れたのは、アリゾナ大学に移って博士研究員として働くことになり、ジョン・ペッパーと一緒に研究を始めたときである。ペッパーは、当時としては新しい分野だった「がんの進化」におけるパイオニアのひとりである。そのとき気づいた。がんは自分がすでに研究してきたことを細胞レベルで体現しているのだ、と。つまり、進化の途上にある大規模な系において、《裏切り者》に脅かされながらいかに協力を維持するか。がんとはそういう問題にほかならなかった。

がんに対する私の見方は変わり始めた。がんは私たちの体という生態系の中で、急速に進化しつつある生命だったのだ。進化する系や生態系がかならず従う規則は、がんにも等しく当てはまる。進化という枠組みの中にがんを位置づけることが、その複雑さをつかむための出発点となった。

二〇世紀の偉大な進化生物学者であり、進化という視点から考える先駆者であったテオドシウス・ドブジャンスキーは、こんな言葉を残している。「進化を考慮に入れない限り、生物にかかわるいかなる現象も理解することはできない(12)」。以前の私にとって、がんが腑に落ちない存在だったのはこのためである。ドブジャンスキーが現代に生きていたら、さしずめこんな言葉を吐くのではないか。「進化を考慮に入れない限り、がんにかかわるいかなる生物学的現象も理解することはできない」。がんは複雑な存在であり、絶えず変化しながら私たちに大きな影響を及ぼしている。進化、生態系、そして協力理論を出発点にすれば、それがなぜなのかが見えてくる。ひいては、人間自身の本質に対する理解を深めることにもつながるに違いない。そして、がんが人間だけでなくあらゆる多細胞生物の特徴を方向づけてきたことも、そして今なお方向づけ続けていることも明らかになる。

先にも述べたように、がんという存在は、進化に関してふたつの異なる切り口から捉えることができる。まずひとつは、私たちの体の細胞のあいだでは進化が起きており（これは「体細胞進化」と呼ばれることが多い）、それががんにつながるということである。生存と繁殖に関する有利不利は細胞によって度合いが異なり、たとえば増殖するスピードや、生きる長さなどに違いがある。結局、より速く増殖してより長く生きる細胞が次世代で数を増やしていき、最終的に集団内で大多数を占める。これが自然選択であり、自然界で生物進化の原動力となってきたプロセスと何ら変わるところはない。

進化論の視点からは、なぜがんが今なお地球上に生き残っているのかも理解できる。生物は長く生きて多くの子を残すために、気の遠くなるような時間をかけてがんを抑制する（つまり体細胞進化を抑える）方法を発達させてきた。そういう仕組みがあるからこそ、そもそも多細胞生物として生存することができている。ただし、このがん抑制メカニズムは完璧ではない。進化の見地からいって、がん化のおそれのある細胞を一〇〇パーセント制御するのは不可能だからである。

なぜ生物はがんを完全に抑え込む進化をしてこなかったのか。その理由は多岐にわたり、いずれもそれ自体として興味深いものばかりである。ひとつは、子孫を残すうえで有利になる別の形質とトレードオフ（何かの利益を得ると別の何かが犠牲になるような相容れない関係）になっていること。たとえば繁殖力などがそうした形質のひとつだ。一部のがんについては、がんのリスクが低いことと繁殖力が低いこととのあいだに関連性があり、がん抑制メカニズムを発達させようとする生物にとってはその点がネックになる。理由はそれだけではなく、たとえば過去の環境と現在の環境のミスマッチがある。現代人は遺伝子変異を誘発する要因（タバコの煙など）に取り巻かれているうえ、生活習慣が変化している（身体活動レベルの低下など）せいもあって、昔よりがんにかかりやすくなっている。もっと奇妙な理由もある。じつは、私たちの体をどれだけ大きくするかをめぐって、父親からの遺伝子と母親からの遺伝子が胎内で攻防を繰り広げているのだ。父親由来の遺伝子の一部が成長と細胞増殖を促すために、がんのリスクを高める結果につながっている（以上の理由に関する詳細は第4章で）。このような理由により、細胞が体細胞進化を通じて体内で進化しているにもかかわらず、体のほうはその体細胞進化のプロセスを完全に抑制する進化を遂げることができない。がんというものが存在するのは、このふたつのレベルで進行するふたつの進化のプロセスがうまく噛み合わないところに原因がある。

がん細胞が体内でどんな環境に置かれているかによって、がん細胞予備軍が死滅するか、あるいは生きながらえて繁栄するかは大きく左右される。がん生物学では、一個の腫瘍の周囲にある環境を「腫瘍微小環境」と呼ぶ。これはいわばその腫瘍にとっての生態系に等しく、自然界の生態系と似た面が多い。腫瘍の生態系は、腫瘍内の細胞の生存と健康のために必要な資源を提供する。その一方で、資源が枯渇したり、老廃物が溜まったり、免疫系ががん細胞を餌食にし始めたりすると、逆にその生態系が細胞の生存を脅かすおそれがある。がん細胞はグルコース（ブドウ糖）などの資源を大量に消費するので、自らの環境を変えてしまうことがある。たとえば、周囲の細胞への資源の供給を減らし、乳酸のような老廃物を蓄積させるのもそのひとつだ。しかし、こうした環境の変化はがん細胞の生態系を損ないかねず、そうなればがん細胞が生き延びて数を増やすのは難しくなる。微小環境が破壊されると、がん細胞には移動を促す選択圧（自然選択の力）がかかる。それに呼応してその場を離れ、体内のよりよい環境に移ることのできる細胞が生き残り、そうでない細胞より多くの子孫細胞を残す。こうして、がん細胞が浸潤性と転移性を獲得する方向に進化の拍車がかかる。生態系は、がんがどのように現れてどう進展（がんが広がることを「進展」という）するかの鍵を握っている。自然界の生物の進化を理解しようと思うなら、周囲の環境についての知識が欠かせない。それと同じように、がんがなぜ、どのように進化するかを解明したいなら、一個のがん性腫瘍の内外に作用する生態系の動的な力を知る必要がある。

　がんに関しては、戦争で使うような言い回しがよく用いられる。たとえば患者はがんと「闘い」、「勝つ」か「負ける」かする。確かに戦争の比喩には大きな影響力と強い説得力があるので、がん研究に対する支援を取りつけるうえでも、人類を共通の目標に向けて団結させるうえでも効果はあるかもしれない。その反面、誤解を招く表現だともいえる。本質的に自らの一部であるものを、完全に根絶やしにすることなどできない。そういう攻撃的なアプローチが名案に思えるのは、私たちが「滅ぼすべき敵」としてがんを捉えているからである。だが実態はどうかといえば、多様な細胞からなる集団が、私たちから浴びせられるあらゆる治療法に呼応して進化している。それががんの本当の姿にほかならない。そういう見方をしない限り、私たちはひとつのリスクを冒すことになる。実際にはもっと攻撃性の低い治療法が存在するのに、それを軽視するか完全に無視してしまうかするおそれがあるのだ。

　戦争の比喩は攻撃的な姿勢を助長し、それは別の結果にもつながりかねない。ひとつには、抗がん剤の大量投与でがんを治療すると、それに抵抗性のある細胞の進化を促してしまうことである。このため、長い目で見たときに腫瘍の制御がうまくいかなくなる危険性が生じる。末期がんの場合、最大耐量の抗がん剤で攻撃する戦略は望ましいといえないケースが多い。もうひとつの結果は、攻撃的な姿勢のせいで予防に悪影響がもたらされることである。がんについての情報が戦争の比喩で提示されると、禁煙などの予防行動を取る人の数が減ることが報告されている。[13] さらには、治療に関して攻撃的な言葉を用いることで、患者と家族のストレスレベルを高める懸念もある。[14]

がんは一般的な意味での「敵」とは違う。よく組織された同質な細胞の軍団が、宿主を破壊すべく一致団結しているわけではない。むしろ、統制の取れていない雑多な細胞の集まりが、私たちの治療に激しく反応している。私たちは「がんと闘う」といいながら、実際には人間の手では如何ともしがたいプロセスと闘っている。つまり、進化というプロセスだ。それを遅らせたり、道筋を変えたりすることはできるかもしれない。しかし、進化自体を止めるのは不可能である。

がんとは進化そのものだ。進化が形を得た存在、それががんである。この惑星に多細胞生物が存続する限り、がんが消えてなくなることはない。その真実を受け入れるのが早ければ早いほど、自分たちの知見を活用してがんをうまくコントロールできるようになる日は近づく。

進化を相手に闘っても勝利など望めない。これは体内の生態系が変化するプロセスであり、労せずして利益を得ようとする細胞が多細胞間の協力体制をいいように利用するプロセスである。だがそこに影響を与えて、私たちへの害を少なくするように方向づけることならできる。がんの本質を見抜き、戦略を立てることで、がんの害と脅威を減らすことは不可能ではない。要は共に生きられる存在に変えればいい。

敵を殲滅《せんめつ》する以外に道はないという姿勢でがんと対峙することと、がんの弱みを利用して封じ込め作戦を実行すること。このふたつは、ギリシャ神話に登場するふたりの戦いの神、アレスとアテナの対照的な戦い方を思い起こさせる。私はギリシャ系が中心の家系で育ち、初めはアテネで、のちにシカゴ郊外で暮らした。子どもの頃、ギリシャ神話は私の中で大きな位置を占めていた。よく面倒を見てくれた祖母は名をアテナといった（私の名前はこの祖母から取ったものである（「アシーナ」は「アテナ」の英語読み））。当然ながら幼い私は、自分の名前の由来となったアテナ神のことが知りたくて仕方なかった。アテナは知恵と戦いの女神だが、どんな戦い方でもいいわけではない。アテナは戦略の女神である。荒々しい力で勝利をもぎ取るのではなく、何のための戦いかを明確にしたうえで敵の弱みを把握する。そして相手の弱点を利用し、最小限の力で、しかも周辺に無用の被害が及ばないようにしながら勝利を手にする。それにひきかえ、アレス神は圧倒的な攻撃力で戦いに臨み、いかなる犠牲を払おうとも敵に最大限の損害を与えることを目指す。

がんに対して取るべきはどちらの道だろうか。がんについてわかっていることを踏まえるなら、アテナのやり方のほうが患者の余命を延ばし、生活の質を向上させる見込みが大きいのは明らかだろう（自分の名前の由来だから肩をもつわけではない）。

私たちが生きている以上、がんというプロセスを止めることはできない。それは個人としてのこれまでの人生においてもそうだったし、多細胞生物としての過去においても同じである。本書では、人類がたどってきた進化の道のりを土台にしてがんの正体に迫っていく。また、なぜがんが誕生したのか、どうすればよりよい方法で治療できるのかを探っていく。それを通して、がんがただの疾患ではないことも示していこうと思う。がんは生命の起源を覗き見る窓であり、大掛かりな協力体制が直面する難題であり、多細胞生物ならではの特性でもある。がんは進化のプロセスそのものなのだ。

2　がんはなぜ進化するのか

ここでひとつクイズを出してみたい。がんについての説明で、正しいのは次のうちどれだろうか。


一．私たちががんにかかるのは、それが人口を抑制する役に立つからである。

二．私たちががんにかかるのは、体にもっと気をつけなければいけないというメッセージをがんが送っているからである。

三．私たちががんにかかるのは、お荷物になる前に早く死んだほうが子孫のためになるからである。

四．私たちががんにかかるのは、体内で生き延びて短時間で増殖する細胞のほうが子孫細胞を多く残せるからである。


どれももっともらしいが、正しいのは最後の「四」だけだ。上の四つの文は、それぞれ異なる次元に理由を求めているところに注目してほしい。「一」は種としての人類の利益に目を向けており、「三」はそれが個人の利益。「三」は血縁者の利益となっていて、「四」は個々の細胞の利益にかなうようにがんが進化するとしている。

進化とは、ひとつの集団の中で時間とともに遺伝子頻度（特定の遺伝子が集団内でどれくらいの頻度（割合）で現れるか）が変化することをいう。私たちの体の場合でいうと、様々な遺伝子変異がどれくらいの割合で広まっているかは、一個の細胞が分裂したり死滅したりするたびに変わっていく。細胞も生物とまったく同じように、生存と繁殖の機会を求めて互いにしのぎを削っている。体内の環境に最も適応した細胞（つまり生き延びて複製する能力が一番高い細胞）が、細胞集団の中で最終的に数を増やす。そうするための方法のひとつが、細胞の増殖と生存を制限する規則を無視することだ。その規則さえ守られていれば、がんは発生せずに済むわけだから、私たちにとっては不幸としかいいようがない。

がんがひとつの進化のプロセスであるという見方は、今に始まったものではない。一九七〇年代、アメリカのがん研究者ピーター・ノーウェルはがんのことを、遺伝子変異が蓄積することによる進化のプロセス、と表現している[1]。同じく七〇年代にはイギリスの医師にして分子生物学者でもあるジョン・ケアンズが、がんが体内で進化するのを防ぐメカニズムが人体には備わっているはずだ、と指摘した[2]。ケアンズの発想のもとをたどれば、さらに古い時代のいくつかの考え方に行き着く。ひとつは、体内では発生の過程で競争が起きているという説（一九世紀後半にドイツの発生学者ヴィルヘルム・ルーが提唱）。もうひとつは、細胞の変異は細胞が「利己的」にふるまうことにつながり得るという説（二〇世紀の初めにドイツの生物学者テオドール・ボヴェリが提唱）。そして、がんの「段階的進展説」である（二〇世紀半ばにイギリスのがん研究者レスリー・フォールズが提唱[3]）。一九九〇年代の終わりから二〇〇〇年代の初めにかけては、がん生物学者のメル・グリーヴズ[4]、進化遺伝学者のレナード・ナニー[5]、計算進化生物学者のカーロ・メイリー[6]など大勢の科学者が、進化生物学の技法と枠組みを用いてがんを研究するようになり、この研究分野は発展し始めた。

私はとても恵まれていた。というのも、私ががんの進化について研究を始めた二〇〇〇年代半ばは、ちょうどこの分野が長足の進歩を遂げている最中だったからである。このような進歩が実現したのは、ゲノム科学の分野で新しいツールや手法が誕生したためだ。おかげで研究者は、腫瘍内に働く進化の力を調べたり、がんの進展とともにいろいろな系統のがん細胞が数を増していく（これを「クローン増殖」と呼ぶ）さまを追跡したりすることができるようになった。クローンとは、同じ一個の祖先細胞に由来し、同一の遺伝子変異をもつがん細胞の集団のことである。すでに見てきたように、体内の環境のもとで増殖して成長できる細胞が、最終的により多くの子孫細胞を残す。これがクローン増殖を生む。つまり、周囲より増殖能力や生存能力の高い細胞で構成されているために、（自然選択によって）そのクローンの数が増加する。ただし、偶然の結果としてクローン増殖が起きる場合もある（これを「遺伝的浮動」という）。

体内の細胞に遺伝子変異が生じると、細胞分裂の速度が上昇したり生存能力が向上したりする場合がある。すると自然選択により、細胞の集団内でその遺伝子変異の現れる頻度が大きくなって、がんへのお膳立てが整う。言葉を換えれば、様々な形質をもった細胞集団の内部で繁殖力や生存能力に差が生まれることにより、時間とともにその集団自体の性質が変化する。それが自然選択のプロセスだ。しかし、どの遺伝子が広まるかが偶然によって決まる進化の仕方もある。それが遺伝的浮動であり、生物や細胞などの集団が小さい場合に起こりやすい。そういう集団内では、生存や繁殖に対して有利不利をもたない形質が、ただの偶然から選択されて広まったり減少したりすることがある（たとえば国によって血液型

（前行末からの注記）浮動の結果と考えられている）。体内でがんが進化するうえでは、自然選択と遺伝的浮動の両方のプロセスがかかわっている。だが、本章においても本書全般においても、私は自然選択に主眼を置こうと思う。なぜならそのほうが、がんの進化にまつわる重要な矛盾のひとつを理解しやすくなるからである。その矛盾とは、なぜがんは自らの宿主を滅ぼす進化を遂げる場合があるのか。まさにその宿主に自らの生存がかかっているというのに？

がん細胞は体内でどのように進化するか

私たちの体はひとつの広大な世界であり、その中でがん細胞の集団が進化する。進化というと、何千年もの時間を要するゆっくりした現象だという考えに私たちは慣れている。遺伝子にランダムな変異が起き、それがその変異をもつ生物を有利にするものだった場合は、集団内に徐々に広まっていって集団全体を変容させる。結果的にその集団は、自らの環境によりよく適応できる進化を遂げる。このようにスピードの遅いプロセスとして捉えがちであるために、体内の細胞も進化しているということが私たちにはなかなか呑み込めない。長い長い時間をかけて進行するはずなのに、人間の一生のあいだにがん細胞に有利な進化が起きるなどどうすればあり得るのか、と。答えをひと言でいえば、自然界と体内では進化の時間軸がまったく異なるということだ。一個のがん細胞の世代時間（つまり一個の細胞が分裂して二個になるまでの時間）は非常に短く、たいていは一日ほどにすぎない。しかも数十億個という単位の巨大な集団であるために、進化はきわめて速いペースで進む。何を隠そう、ひとりの人間の一生のあいだに繰り広げられる細胞の進化の数は、人類の進化の歴史全体を通して生じたものより多い。

とはいえ、私たちが死んだらがんの進化はどうなるのだろう。がんが最終的に自らの宿主の命を奪うのなら、それを本当に「進化」と呼んでいいのだろうか。行く先に身の破滅が待っているのなら、その生物は進化したといえるのか。もちろん答えはイエスである。恐竜が結局は絶滅したからといって、「進化しなかった」などといい張る者はいない。何かの生物が進化の袋小路にはまり込んだとしても、それまでの進化がなかったことになるわけではない。

進化の果てに滅びる生物がいるように、がん細胞の集団も体内で進化したあげくに進化の袋小路に入り込む。こうした現象全般を進化生物学では「進化的自殺」と呼ぶ。進化的自殺が起きるのは、生物の集団が進化によって獲得した何らかの形質が、最終的に種全体を絶滅へと向かわせるときだ。たとえば、資源を消費する能力が高くなりすぎて、未来の世代に何も残さないケース。あるいは、求愛のための性的装飾が凝ったものになりすぎて、集団全体が悲惨なほど捕食されやすくなる、などがそれにあたる。(7) もっとも、がん細胞がかならず進化の行き止まりに突き当たるわけではない。のちの章でも取り上げるように、がんは個体から個体へと移って集団全体に広がる場合もある。これを「感染性がん」といい、これまでにイエイヌ、タスマニアデビル、数種の二枚貝など、いろいろな生物で確認されている。これらの生物では、一個の個体の体内にあったがん性細胞がそこを離れ、新しい宿主の体に入って成長する。こうなると、がんはもともとの宿主の寿命を大きく超えて存続できるようになるうえ、がん細胞の集団全体に対しても進化の力が通常よりはるかに長いあいだ作用し続けることになる。とはいえ、感染性をもたないがん細胞であっても、進化しないわけではない。がん細胞の圧倒的多数は宿主と一緒に終わりを迎えるにせよ、その日が来るまでは自然選択と遺伝的浮動を通じて進化を続ける。進化の途上にあるどの生物集団とも何ら変わるところはない。

がん細胞の集団が自然選択によって進化するためには、自然界のどんな生物集団の場合とも同じく一定の条件を満たす必要がある。それは、多様性、遺伝可能性、そして適応度の差だ。平たくいうと、まず集団内の細胞間には形質の違い（多様性）が存在しなくてはならない。その形質は細胞が分裂するときに娘細胞《じょうさいぼう》に譲り渡せるものである（遺伝可能性）とともに、細胞が生き延びて次世代にどれだけ子を残せるか（適応度）に影響を与えるものでなければならない。がん細胞は間違いなくこの三つの条件をクリアしている。種々雑多な性質をもつ細胞の集団であり、形質の違いによって細胞間で適応度に差があるうえ、その形質は次世代に遺伝する。では、ひとつひとつの条件についてもう少し詳しく見ていこう。

まずは「多様性」である。ヒトはたった一個の細胞から出発する。その細胞は分裂を繰り返し、そのたびに自らのDNAをコピーして、最終的には遺伝的にまったく同一の三〇兆個の細胞が体をつくり上げる――そう教わった人は大勢いるだろう。だが、この説明はあまり正確とはいえない。確かに体を構成する細胞はほぼ同一であり、それぞれがDNA一式をもっている。そしてそのDNAが、多細胞生物にふさわしいふるまいを調節している。しかし、DNAは細胞分裂のたびに複製しなければならず、その複製プロセスは完璧ではない。分裂とコピーが行われるたびにエラーの起きる余地が生まれるし、場合によっては遺伝子の「校正過程」でエラーが発見も修正もされないおそれがある。こうして遺伝子変異が生じるおかげで、体内の細胞は同一ではなくなっている。

では、どれくらい違うのだろうか。その差異は想像以上に大きい。ＤＮＡの複製エラーはもちろん、紫外線や化学物質にさらされるなどしたせいで、体内のほとんどの細胞にはその細胞ならではの遺伝子変異が起きている。こうした遺伝子の塩基配列（ＤＮＡを構成する四種類の塩基、A（アデニン）、G（グアニン）、C（シトシン）、T（チミン）の並び方）の多様性に加えて、エピジェネティクス（遺伝子のオン・オフの制御を行うメカニズム）の多様性もある。つまり、遺伝子の発現の仕方が細胞によって異なる。個々の細胞内で、ＤＮＡはヒストンという小さな球状のタンパク質に巻きついている。ＤＮＡのどこか一か所でこの巻きつきが「ゆるむ」と、そこから遺伝子の情報を読み取ってタンパク質をつくれるようになる。ＤＮＡの別の箇所で巻きつきが「きつくなる」と、読み取り作業は行われずにタンパク質も製造されない。こうしたエピジェネティクス的な差異があるからこそ、細胞のふるまい方が違ってくる。たとえば、ある細胞は移動し、ある細胞は資源を消費し、ある細胞は周囲にシグナルを送るといった、役割の違いが生まれる。このように、私たちの体内の細胞は遺伝子の面でもエピジェネティクスの面でも多様であり、その多様性が原動力となって体細胞進化が起こる。

次は「遺伝可能性」だ。これは要するに、親の形質と子の形質がどういう関係にあるかを示すものである。仮に遺伝可能性がいっさい存在しなければ、親の生存と繁殖に有利に働く形質があっても子にはひとつも与えられない。では、遺伝子の多様性とエピジェネティクスの多様性は遺伝可能なのだろうか。もちろんである。細胞が分裂するたびに、その細胞のＤＮＡの変異はそのまま複製されて娘細胞に渡される。遺伝子発現の仕方の違いもコピーされうるので、やはりそれも細胞分裂のたびに受け継がれる。こうしたプロセスを考えると、私たちの体は一本の巨大な細胞の系統樹であるかに思えてくる。木の幹に相当するのは、最初の細胞である受精卵だ。枝の一本一本は細胞分裂を表し、その過程で親細胞の様々な特徴が娘細胞に譲り渡される（図2－1参照）。遺伝子変異も、この細胞の系統樹の中で親から子へと伝えられていく。

最後の条件が「適応度の差」である。これは、特定の形質をもつ個体が、それをもたない個体より多くの子を残すという概念を表している。体内の場合も、個々の細胞から生まれる子孫細胞の数は同じではない。そもそも私たちが胎内で形を取り始めたときから、細胞が分裂する速さや分裂範囲の広さには差異がある。ある種の組織はほかより盛んな細胞増殖を示し、その組織の中でも細胞によって増殖のスピードは異なる。こうした違いが生じるのは、エピジェネティクスの特徴（つまり遺伝子発現の仕方）がどの細胞でも同じわけではないという理由によるところが大きい。これはまったく正常なことであり、この違いがあるからこそ私たちはまともな発達を遂げることができている。そうでなければ、足指、耳、臓器等々の様々な部位をもった多細胞生物にはならず、適切に機能することができない。このように、エピジェネティクスの差異は私たちの正常な発達にとって不可欠な一方で、それがあるせいで私たちががんにかかりやすくなっている面もある。

細胞の増殖に影響を与える要因はほかにもある。DNAの塩基配列のうち、分裂の時期を「決定する」領域に変異が起きた場合だ。分裂回数を多くするような遺伝子変異が生じると、その細胞は集団のなかで数を増やし、その子孫細胞もまた過剰増殖の「遺産」を受け継いでいく。すると、先ほどの細胞進化の系統樹の中に、ひときわ生い茂った枝が現れる。その枝では、増殖率の高い細胞が過剰な

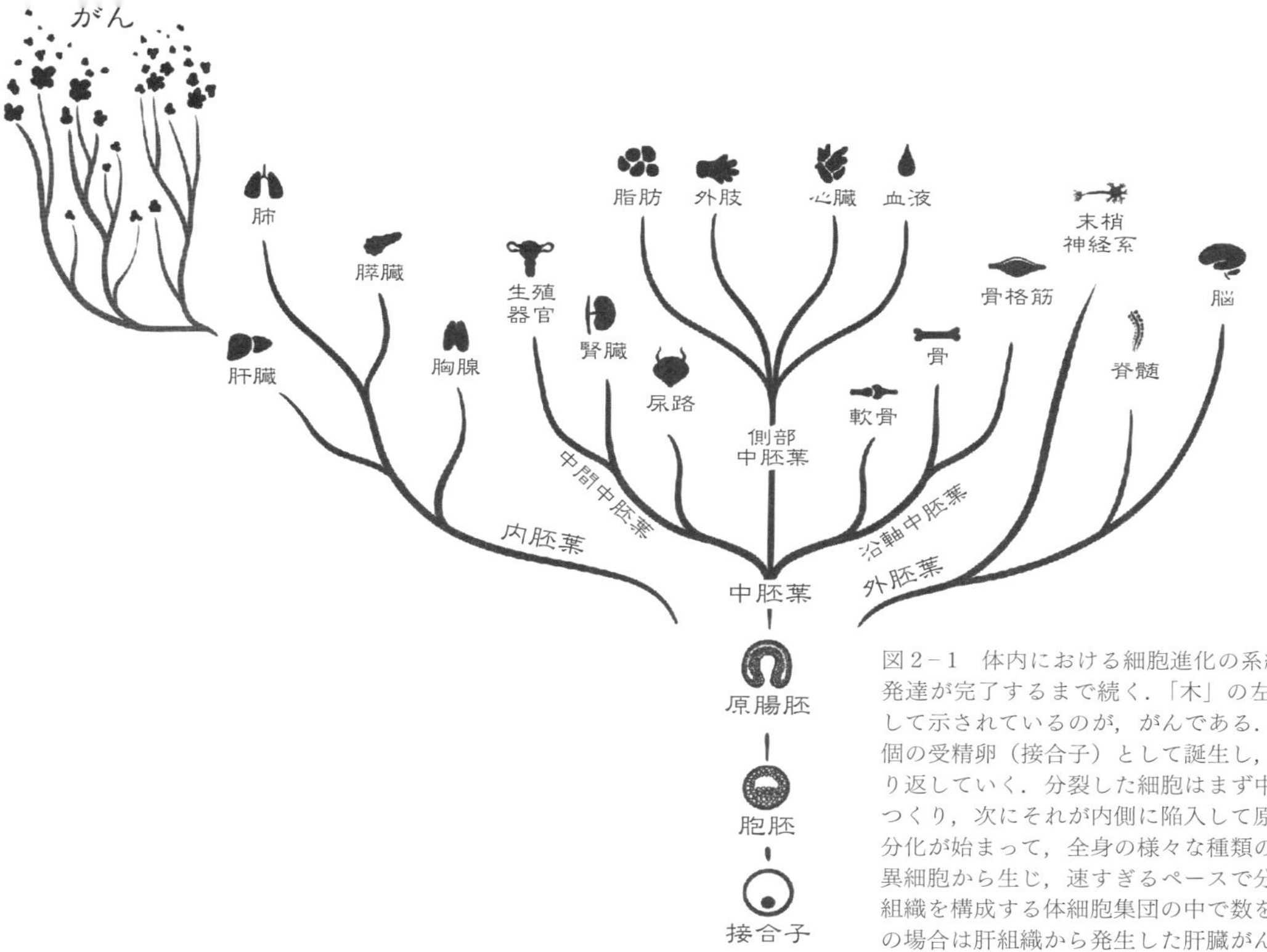

図2−1　体内における細胞進化の系統樹．受胎から始まり，発達が完了するまで続く．「木」の左で「生い茂った」枝として示されているのが，がんである．私たちの体はたった一個の受精卵（接合子）として誕生し，それが何度も分裂を繰り返していく．分裂した細胞はまず中空の球状体（胞胚《ほうはい》）をつくり，次にそれが内側に陥入して原腸胚となり，そこから分化が始まって，全身の様々な種類の細胞になる．がんは変異細胞から生じ，速すぎるペースで分裂しながら，私たちの組織を構成する体細胞集団の中で数を増やしていく．この図の場合は肝組織から発生した肝臓がん．

子孫細胞を生み出し、それらがまた過剰な子孫細胞をつくり出し……と続いていく（図２－１参照）。生存能力も繁殖力の違いを生むうえで大きな鍵を握っていて、生存能力を高める形質をもつ細胞のほうが、死滅しやすい細胞よりも多数の子孫を残す。

進化生物学では、生物の生存や繁殖を助ける形質のことを「適応」という。自然選択が起きるための条件が満たされると、生物は適応を獲得できる。ヒトの場合の適応には、食料を探し出す能力、危険を避ける能力、配偶者を見つける能力などがある。がん細胞の場合は、資源の消費速度が速い、免疫系による捕食を回避する、体内で急速に増殖するといった性質が適応となり得る。こうした細胞レベルでの適応の中には、私たち生物レベルでの適応とは相容れないものがある。たとえば、体内で生き延びて力強く成長するのはがん細胞にとっては成功でも、それは生物としての成功とは真っ向からぶつかり合う。

ここで、本章の冒頭で抱いた疑問に戻ろう。つまり、がんには何らかの働きがあるといえるのか、という点である。これまで見てきたように、がん自体の利益に資するもの以外にがんの働きというものはない。がんの仕事は自らを複製して体内で生き延びることだけであり、宿主となる生物のためになることはいっさいしない。生物のレベルで見た場合、がんに関連する機能はがんを抑制することのみ。自分たちの適応度を下げないように抑え込んでおくというのが、がんに対して人間のもつ適応のすべてである。

がんの視点で考える

がんの視点から世界を眺めたら、いったいどう見えるのだろうか。敵の目線で考えるというのは、古くからあるきわめて有効な戦略である。古代中国の兵法書『孫子』には、敵を知らずして戦いに臨むべからずという主旨のことが記されている。[8] 実際、敵を熟知することで、平和のうちに共存する道を見出せるかもしれない。相対する両方の側を理解すれば、勝ち目のない戦いを延々と続けずに済む。

私は前章で、戦争の比喩を使ってがんを語るのには問題があると指摘した。それは、相手を徹底的に破壊しようという心理を生むからである。いくらそうしたくても、がん細胞の集団は治療への抵抗性を獲得してしまうため、結局は破壊などできないことが多い。完全なる殲滅以外に勝利への道はないと考えるのは、拙い戦略にほかならない。もっと優れた戦略を立てたければ相手の立場から戦いを眺め、その弱みをよく知ることである。多大な犠牲を払ってまで戦争を拡大させるのを避け、相手の脅威を弱める方法を見つけるのが肝心だ。

がんとの闘いにおいては、明白な勝利を収められるケースもある。ある種の小児がんや、遺伝的に均一ながんの初期段階に関しては、研究者や臨床医のおかげで非常に有効な治療法が開発されてきた。だが、がんが進行しすぎているなどの理由で一〇〇パーセントの勝利が望めないにもかかわらず、委細構わず全力で攻撃したらどうなるか。体は闘いの巻き添えを食い、治療の毒性によるダメージを受ける。しかも、抗がん剤を大量に投与するような過剰に攻撃的な姿勢で臨むと、腫瘍に対するコントロールを失う結果につながりやすい。私たちの治療法に対して、がん細胞が抵抗性を発達させてしまうからだ。しかし、がんの視点に立って物事を捉えるようにすれば、腫瘍を制御するためのよりよい戦略を編み出す道が開ける。

では、がんは世界をどう見ているのだろうか。一個のがん細胞にとって私たちの体は、自由に消費できる原材料であり、自らの複製をできるだけ多くつくるために使用していい物質である。免疫細胞は避けるべき捕食者。様々な組織や臓器は、新たなコロニーを築くための新世界だ。がん細胞にとって体は消耗品である。がん細胞は、宿主を滅ぼさないように自分たちのふるまいを連携させるすべをもたない。がん細胞はあらゆる宿主の体内で、行き当たりばったりの試行錯誤を繰り返しながら一から進化を始める。その結果として適応（増殖速度や代謝の高さなど）を獲得し、それが宿主の生命を脅かすおそれを生む。場合によっては、進化を続けた末に自らを袋小路に追い込むこともある。

すでに述べたように、がん細胞は体内で自然選択を通じて進化することができ、自然選択は適応を獲得することにつながる。適応というものを考えるうえでは、次のような問いを投げかけるのがひとつの手だ――「この形質、この特性、あるいはこのふるまいは、この存在の生存能力や繁殖力をどのように高めている可能性があるか」。進化生物学においては、こうした見方をする立場を「適応主義」と呼ぶ。生物がなぜ、どのようにして今ある姿に進化を遂げたのか。それを解き明かす新たな仮説を組み立てるうえで、強力なツールとなるのが適応主義である。がん細胞が体内でどう進化するかを理解する際にも、適応主義的なアプローチを用いることができる。

生物の視点に立った場合、次世代に遺伝子を譲り渡すうえでどんなことが有利に働くかという考えに私たちは走りやすい。だが、そういう考え方はあくまで、生物のふるまいとその理由を推測するのを助けてくれるというだけである。生物は、「あたかも」次世代に遺伝子を残すことを意図しているかのようにふるまう場合がある。それをうまく成し遂げる生物が、自然選択において有利になるのを私たちは知っているからだ。だからがん細胞についても、あたかも次世代に遺伝子を残すという目標をもっているかのように思いたくなる。だがそれは、体内でがんがどう進化するかを理解しやすくするための思考上の方便にすぎず、その点を忘れてはいけない。

この種の考え方は目的論的思考と呼ばれる。ひとつの出来事が生じた理由をその結果から判断しようとするとき、私たちは目的論的な物の見方をしている。何か絶対的な目的があるという視点で物事を捉えたくなるのは、まったくもって自然なことである。それに、事が起きたあとで理由を探そうとするときに、目的論的な見方が役立つケースは少なくない。その一方で、目的論的思考のせいで私たちが完全に間違った結論に導かれかねないのもまた事実である。本章冒頭のクイズを覚えているだろうか。不正解のひとつを選びたくなったとしたら、それは目的論的思考に陥っているせいだ。人類や、私たち個人や、私たちの血縁者に与える結果と関連づけて、がんにかかる理由を推し量ろうとしている。目的など存在しない状況に目的を見出してしまうことが、目的論的思考の落とし穴といえる。

とはいえ、目的論的思考がつねに誤るわけではない。何らかの目的（より高次の目的とは限らない）にかなうから何事かが起きているということは、実際にある。たとえばがん細胞は、資源の消費と増殖のペースが通常の細胞より速い。それは、そういう特徴をもつことが細胞レベルでの適応度（つまりどれだけ子孫細胞を残せるか）を高める方向に働くからである。その意味で、がんの目的は単に自らの数を増やすことといっていい。

そういうわけで、進化生物学において適応主義的な物の見方をするうえでは目的論的思考も重要な位置を占めており、生物について仮説を立てる際にはそれが助けになる場合がある。たとえば、生物のひとつの形質がどんな結果をもたらしているかに目を向けて、「その形質が進化したのは、次世代に遺伝子を残しにくくなるような問題を解決するためだろう」と結論づけるような場合だ。なぜシマウマには縞模様があるのか？　おそらく捕食者を混乱させるため。なぜ樹木には葉がついているのか？　光合成を通じて太陽のエネルギーを捉えるため。ひとつの形質がどういう役割を果たしているかを把握していれば、その形質を生むに至った進化の圧力について理解が深まる。もっとも、生物の適応度を高めるという理由で何らかの形質が生じたのだとしても、そこに意識的な意図がかかわっていたという意味ではない。シマウマの祖先が体を縞模様にしようと意図したわけではなく、ただ単に縞のような模様が外被に多くついた個体が生き残ったというだけである。

適応主義という枠組みにおいて、目的論的思考は仮説を組み立てて検証するための有益な出発点になってくれる。だが、下手をするとそれが行きすぎ、実際には適応ではないかもしれない形質にまで進化における役割を与えてしまいかねない。がんについても、がん細胞のもつあらゆる形質や特性を適応とみなさないよう注意が必要だ。自然選択とも適応とも関係なく、単に遺伝的浮動の結果として偶然に誕生したものも存在するからである。

目的論的思考が度を越すと、まったく関係のない次元にまで進化における役割があるように思ってしまう弊害もある。がんが発生するのは、生物としての私たち個人や人類全体に利益を与えるためではないし、その適応度を高めるためでもない。細胞レベルの視点に立つことは、私たちががんになる理由をそのような間違った次元に求めるのを避ける一助にもなるはずである。

また、細胞レベルの視点は、自然選択による進化をさらに小さいスケールから考えるための近道でもある。つまり、遺伝子中心の見方だ。生物は遺伝子を次世代に伝えるために自然選択によってつくられた「乗り物」にすぎない、という考え方である。[9] これはイギリスの進化生物学者リチャード・ドーキンスの著書『利己的な遺伝子（*The Selfish Gene*）』（日高敏隆［ほか］訳、紀伊國屋書店）によって広まったもので、進化生物学の根本となる姿勢である。ドーキンスの主張を簡単にまとめると次のようになる――自分たちの乗り物の生存能力と繁殖力を高める遺伝子が、次世代で数を増やす。ところが話はこれで終わりではない。自然選択は「利他的」な遺伝子も好む。利他的な遺伝子には、その同じ利他的な遺伝子をもつほかの乗り物の生存を助ける役割がある。ヒトの場合でいうなら、利己的な個人だけでなく、自分の血縁者の世話をする個人も自然選択において有利になり得るということだ。がん細胞の場合もけっして利己的な細胞だけでなく、仲間の細胞に利益を与える細胞が選択される可能性がある。

このように「利己的な遺伝子」という見方には、それによって利己的な乗り物がつくられるという面と、協力的な乗り物がつくられるというふたつの面がある。がんが体内でどう進化するかを明らかにするうえでは、じつはこの両方の視点が助けになる。「利己的な遺伝子」は本書の中核をなす考え方だ。つまり、がんは本質的に多細胞間の協力を裏切る細胞だということである。しかし、裏切りが進行している最中に何が起きているかを理解するには、がん細胞同士が協力的なふるまいを進化させていることに注目するのも重要である。のちの章では、宿主を搾取する能力を高めるために協力し合うがん細胞のほうが、自然選択において有利になっている可能性を取り上げる。だがまずは、多細胞間の協力を裏切る進化に目を向け、がんがそれをどのようにして成し遂げるのかを詳しく見ていこう。

3　細胞同士の協力を裏切る

自分の務めを果たさない人と同じ空間を共有する――これほど不快なことはない。何かを使ったあとに掃除や片づけをせず、そのことを話し合おうとしても聞く耳をもたない。そんなルームメイトと暮らした経験があれば、相応の貢献や協力をしない人と共存するのがいかに難しいかがきっとよくわかるだろう。これを体内のがん細胞に置き換えてみよう。がんが悪性度を増して進展していく様子は、さながら悪夢のようなルームメイトの登場するB級ホラー映画である。初めのうちは、人の食料を食べたり、洗い物をしなかったり、汚れた洗濯物やゴミを山積みにしたりする程度にすぎない。だがしだいにもっとひどく、はるかに悪質になっていく。ある日あなたが帰宅してみたら、ルームメイトが怠惰な友人をひとり招いていて、その友人はいっこうに帰る気配を見せない。翌日になると、それぞれがさらにひとりずつ怠け者の友人を呼び寄せて家に居座らせ、また翌日には……とどんどん続く。家の中では、怠け者のルームメイトの数が急速に膨れ上がっていく。彼らは家の部屋という部屋を乗っ取り、目にしたものを手当たりしだいに食い尽くす。しまいにはもう空きスペースがなくなった。それなのに、恐ろしいルームメイトの群れはひたすら数を増していく。あなたはといえば、この無茶苦茶な状況に対処できているふりをどうにか続けようとするものの、その虚《むな》しい努力はルームメイトたちに踏みにじられる。

多細胞生物の体は、複雑でありながら統制が行き届いている。そんな体の中で暮らす正常な細胞にとって、がん細胞は悪質なルームメイト集団以外の何物でもない。完璧な秩序の保たれた文明を群れをなして襲い、破壊をもたらす存在である。やがて、努力を惜しまぬ共同体だったはずの多細胞の体は、搾取と強奪と対立のはびこる荒地へと姿を変えてしまう。がん細胞は分裂して数を増し、しだいに広がっていく。それにつれて、ただの厄介なルームメイトだったものは、細胞の共同体の根幹にある基本的な構造そのものを脅かしていく。その構造があるからこそ、私たちは多細胞生物として生きることができているのに。

もっとも、厄介なルームメイトがかならず害をなすわけではない。なかには、単にわけもわからず居候《いそうろう》をし、怠惰なせいで、あるいは自らの悪影響に気づいていないせいで、結果的にあなたを利用しているルームメイトもいる。作家のジェイコブ・ブローガンは甲状腺がんと診断されたとき、そのがんを物静かなルームメイトになぞらえた。ずっと一緒に暮らしてきて、ときどき食器を洗わずに流しに残しておくことがあっても、たいていは自分の邪魔になることがなかった存在として、である。「私たちはがんの宿主になるというより、知らず知らずのうちにがんと賃貸契約を結んでいるといったほうがいい」(1)。ブローガンはそう書いている。この比喩は実際の生物学的現象とも合致する。物静かなルームメイトのようながんを抱えもっていることが、私たちには実際によくあるからだ。それはときに何十年もたってから、自らの存在を明らかにする。

この「ルームメイトの比喩」は（そのルームメイトが怠惰なのか破壊的なのか、ほとんど沈黙しているのかにかかわらず）「戦争の比喩」に代わるものであり、むしろこちらのほうに当てはまるがんのほうが多い。自分の役割を果たさないルームメイトは、多細胞の体の一員として働くのをやめてしまったがん細胞。あなたの食料を食べ尽くすルームメイトは、手に入る資源を使い果たすがん細胞。そして怠け者の友人を招いて泊めてしまうルームメイトは、手のつけられないほどに増殖して体に負担をかけるがん細胞である。

厄介なルームメイトがそうであるように、がんもまたかならず破壊しなくてはいけないわけではない。殲滅を図るのではなく、闘わずに共に暮らす道を模索できる（心穏やかとはいかないにせよ）ケースはいくつもある。もっとうまくがんとつき合うすべを学べば、共に生きていきやすい疾患へとつくり変えるのも不可能ではない。

本章では、体内にすむ厄介なルームメイトとしてがんを捉えていく。人間が他者と同じ空間を共有する際には、いかに行動すべきかに関する明白な規則と暗黙のルールがある。なのに裏切り者はそれを守らない。同様にがん細胞もまた《裏切り者》である。自らが次世代に多くの子を残すために共通の規則を破ることを、本章では（さらに本書全般においても）「裏切り」と定義したい。

ただし、がん細胞が意図的に規則を破っているといっているわけではない。単にがん細胞が規則に従わない進化を遂げるということであり、そうするほうが子孫を残すうえで有利だからである。前章でも示したように、自然界の生物も体内のがん細胞も、自然選択の結果としてあたかも目標や意図があるかのように見えることがある。がん細胞は進化の末に他者を搾取するようなふるまいをし、多細胞が協力するうえでの規則を犯し、宿主である生物の体を犠牲にして自らの利益を図る。《裏切り者》という表現は、そのことを簡便にいい表したものにすぎない(2)。

さて、比喩の基本的な意味を明確にしたところで、まずはこれまでがんがどのように定義されてきたかに目を向けよう。そのうえで、様々な定義やがんへのアプローチが、この「細胞の裏切り」という枠組みでどう説明できるかを見ていきたい。

がんとは何か

がんは治療しにくいだけでなく、それが何物かを明確にするのもひと筋縄ではいかない。浸潤性の腫瘍と定義されることがある一方で、医療の場では非浸潤性の腫瘍も「がん」と呼ばれる場合がある。正常な組織構造の失われていることががんの決定的な特徴とされることもあれば、ある種の重要な遺伝子変異の有無が焦点になることもある。私の立場は、世界に多細胞生物が誕生したことにがんの起源を求めるとともに、多細胞間の協力体制を「裏切る」進化を遂げる存在としてがんを見るものだ(3)。このように《裏切り者》としてがんを捉えると、遺伝学や細胞生物学だけでなく、比較生物学に根差した定義をもカバーできる。

がんの定義はじつに多種多様である。がん生物学者、病理医、臨床医、比較腫瘍学者に話を聞けば、それぞれががんの異なる要素に目を向けて違った説明をする。がん生物学者なら、がん細胞のもつ形質や特性に注目するだろう。そして、無限に複製する、独自の増殖因子（細胞の分裂や発生・分化を促すタンパク質の総称）を分泌する、アポトーシス（あらかじめプログラムされた細胞死）を回避する、といった能力を獲得しているかどうかを考える。がん生物学では、この三つを含むいくつかが「がんのホールマーク（典型的特徴）」とみなされている。つまり、そうした特徴が様々な種類のがんに繰り返し確認されていることであり、これらは今ではがんの特徴を表す信頼に足るものとされている（補足3－1参照）。じつは、がん細胞による裏切りをいくつかの種類に分類すると、それらがこのホールマークとうまく対応することがわかる（図3－1参照）。これについてはのちに詳しく見ていきたい。

しかし、がんを捉える切り口はホールマークのリストだけではない。がんとは何かを病理医に尋ねたら、きっと顕微鏡で覗いたときの外見が決め手になると答えるだろう。とくにポイントとなるのが、細胞構造に異常をきたしている点と、細胞が適切に分化していない点である。

臨床医であれば患者をじかに治療する立場として、浸潤性と転移性こそががんを決定づける特徴だと語るに違いない。予後を考える際に一番重要なのはそこだからである。では比較腫瘍学者（様々な生物のがんを研究する人）はどうだろうか。まずは、どんな生物にも共通するがんの定義を見出すのがいかに難しいかを嘆きそうである。組織の基本的な生物学的特徴が生物の種類によって異なるためだ。その点を指摘したうえで、浸潤と転移を基準にがんかどうかを判断するのは妥当ではないと答えるのではないだろうか。というのも、がんに似た形態があっても、その組織構造のせいで浸潤も転移も起こりにくい、もしくは起こり得ないような生物が実際にはたくさんいるからである。

このように、がんの定義やがんに対するアプローチはじつに様々である。ところが、がんの本質や、なぜそういうふうになったのかについては、どの説明からも本当の意味では伝わってこない。どのように見えるか、どのようにふるまうかを説明しているだけで、がんの正体については何も語っていない。裏切る細胞という視点が力を発揮するのはこの場面である。

《裏切り者》の細胞としてがんを眺めると、がんに対する多種多様な見方をひとつにまとめ上げることができる。しかも、多細胞生物の進化と協力体制の進化に矛盾が内在することが、がんの性質とどうかかわっているかもこの視点からなら浮き彫りになる。先ほども触れたように、がん生物学者はしばしばがんのホールマークに目を向ける。だが、これらのホールマークがそもそもなぜ表に現れるのかといえば、本来なら多細胞生物の性質であるはずの細胞間の協力が裏切られたからだ。

臨床の現場では、浸潤性と転移性をもってがんとみなすことが多い（ただしいくつか例外もあって、非浸潤性乳管がん［DCIS］などはまだ浸潤性を獲得していなくても「がん」とされる）。臨床医がこの二点に注目するのは理解できる。どちらも、その病気が患者の健康を脅かすおそれのあることを示す重大な目印だからである。だが、生物全体を眺め渡した場合、浸潤性と転移性に目を向けるのはかならずしも妥当とはいえない。帯化したサボテンがそのいい例であり、臨床医の考えるがんの特徴の多くをもたない。サボテンには膜に包

補足3－1　がんのホールマークと細胞の裏切り

「がんのホールマーク」は，がん生物学者のダグラス・ハナハンとロバート・ワインバーグが2000年の画期的な論文の中で示したものである[(4)]．ふたりは論文の中で6つのホールマークをあげたが，10年後に最新版を発表し，新たに明らかになってきたホールマークふたつと，ホールマークへとつながる特性ふたつをつけ加えた[(5)]．細胞死に抵抗する，無制限な複製によって不死化する，細胞エネルギー代謝が異常になる（つまり資源の使用量を増やす），正常な組織構造を破壊することによって転移を可能にする，などがこのホールマークに含まれる（図3－1参照）．

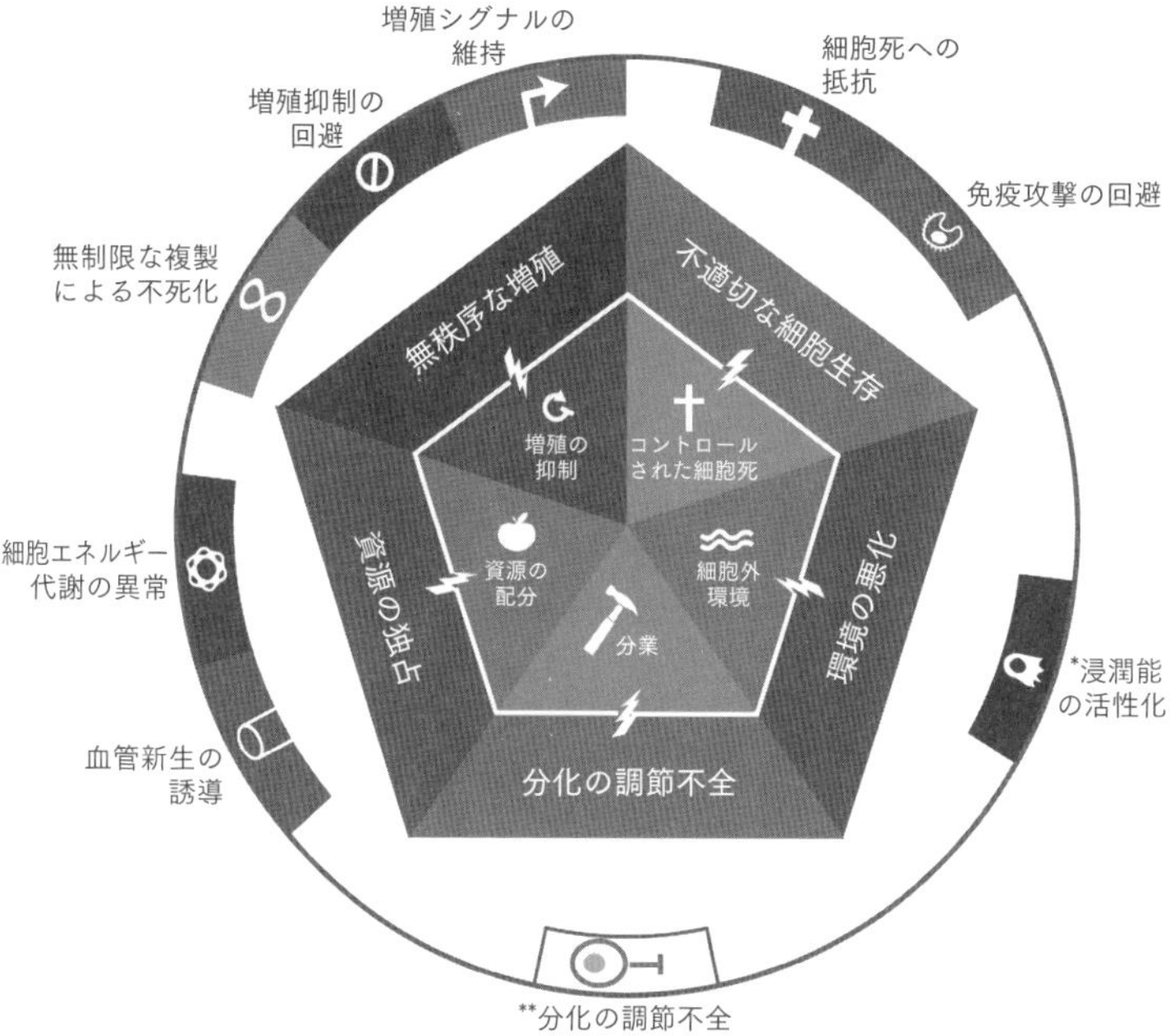

図3－1　がんのホールマーク[6]は，細胞の裏切りの5つのカテゴリーと合致する[7]．外側の円に沿って示されているのががんのホールマークであり，一番内側の五角形が多細胞間協力の根本原則である．裏切りの5つのタイプ（無秩序な増殖，不適切な細胞生存，資源の独占，分化の調節不全，環境の悪化）が外側の五角形に記されている．この5つのそれぞれががんのホールマークと対応している．「浸潤」に星印が1個ついているのは，複数の根本原則を裏切る必要があるためだ．また，「分化の調節不全」に星印が2個あるのは，これが現在ではまだホールマークとみなされていないためである．しかし，細胞の裏切りという枠組みで考えれば，ホールマークのひとつに入れてしかるべきかもしれない（病理医は分化の調節不全をがんの重要な特性のひとつとして捉えている．その点からも，これをホールマークのリストに加えるべきではないかと思われる）．図は許可を得て転載（Aktipis 2015, CC BY 4.0 により使用許可）．

まれた臓器がないので、そこにがん細胞が入り込んで膜が破れるということはない。また、私たちのような循環器系も存在しないため、がん細胞が血流に乗って別の組織に転移することもない。つまり、浸潤性と転移性をもってがんとする考え方は、サボテンには意味をなさないことになる。様々な生物におけるがんを比較したいなら、どんな多細胞生物にも当てはまるひとつの定義、ひとつのアプローチが必要である——たとえば「細胞の裏切り」という枠組みのように。

たいていの病理医が目を向けるのは、正常な組織構造が崩れている点と、細胞が脱分化（すでに分化した細胞がその特徴を失って未分化の状態に戻ること）している点である。別の言い方をすれば、多細胞の体の一員としての務めをもはや果たしていない細胞、ということだ。組織構造の崩壊と細胞の脱分化は、多細胞間の協力体制においてふたつの重要な側面が破綻をきたしていることを表している。そのふたつとは、細胞外環境の世話をすることと、分業である。脱分化はとりわけ体細胞進化に影響を与える。なぜかというと、分化を終えた細胞であれば、数回の細胞分裂を経たあとで正常な組織の一部となる（そしていずれ死滅・脱落する）のに対し、分化していない細胞は分裂し続けることができるからだ。

細胞間の協力体制がどのように破綻するかという側面に着目すれば、研究分野の垣根を越えた枠組みをつくることができる。しかも、あらゆる生物についてがんの発生しやすさを比較・対照できるようにもなる。

協力が進化するという不思議

協力するより裏切るほうが見返りが大きいのなら、なぜ自然選択によって協力という性質が進化するのだろうか。がんが裏切る理由を理解するには、そもそも協力がどのようにして起こり、ほぼ安定した状態をどうやって保っているのかという、もっと大きな問いに目を向ける必要がある。

協力理論を研究する学者は、この問いに対して様々な説を提起している（互恵性、罰の存在、リスク分散、血縁者のみとの協力など）。また、何百というコンピュータモデルを通して、答えになりそうなものを探ってきた。それらは多岐にわたるものの、おおむねふたつのカテゴリーに大別される。ひとつは、個体同士の相互作用が繰り返されることを前提とするもの。もうひとつは、遺伝的な近縁関係にあることを前提とするものである。

まず、個体同士が相互作用を繰り返す状況であれば、もちつもたれつで協力することが有利になってもおかしくない（互恵性）。協力すればのちに利益を得られる可能性があるし、裏切ればマイナスの影響をこうむるおそれがあるからだ。こういった状況では、協力と裏切りのもつ見返りの大きさが変わり、全体として協力のほうが優れた選択肢となる。[8] 非協力的なパートナーや集団から個体が離れることができる場合（もしくは何らかのかたちでパートナーを選ぶことができる場合[9]）、協力戦略を取ることの利点は大きくなる。裏切りよりも協力が有効な戦略になるのは、協力する集団のほうが安定していて長く続くからであり、(10) 協力することの利益を回収できる見込みが結果的に大きくなるからである。これを多細胞生物の誕生に当てはめて考えると、協力的な細胞同士が頻繁に相互作用したことが進化の初期段階にひと役買った可能性がある。しかし、単細胞から多細胞へと移行するときに協力が進化した主な理由としては、遺伝的な近縁性のほうがこれまで注目されてきた。

遺伝的な近縁性は、裏切りという問題を解決する助けになる。協力をもたらす遺伝子に協力の利益が返ってくるので、協力が得策となるような状況が生まれるからだ。たとえば、原初の池の中で単独の細胞（多細胞生物の体に属していない細胞）がひしめき合っているところを想像してみてほしい。一部の細胞は《生産者》であり、周囲の細胞すべての適応度を高めるようなもの（資源の代謝を助ける酵素など）を分泌することができる。ほかの細胞は《ただ乗り》（「フリーライダー（free rider）」や「フリーローダー（freeloader）」とも呼ばれる）である。これは、公益にかなう貢献をしない個体を指して研究者がよく使う用語であり、自分では何も生まずに《生産者》のつくり出すものの恩恵だけを頂戴する。この池の中で個体同士の相互作用がランダムに起きているだけだとすると、《ただ乗り》のほうが多くの資源を手にし、酵素を生成するコストを負担することもない。繁殖の機会も増え（より多くの資源を得ているから）、集団内で多数を占めるようになる。最終的には《ただ乗り》の細胞が池を占領し、協力的な細胞は死に絶える。これは古典的なタイプの裏切りの典型例であり、協力の進化を裏切りが阻むことを如実に示している。

しかし、原初の池の中で起きていたのがランダムな相互作用ではなかったとしたらどうだろうか。《生産者》同士が固まり、《ただ乗り》とはいっさいかかわらずに自分たちの中だけでやり取りをするとしたら？　そうなれば《生産者》が何かをつくり出したとき、その利益はほかの《生産者》にのみ渡ることになる。《ただ乗り》を養ってやるのではなく、《生産者》は自らの同類にだけ利益を与えられる。こうすれば、生産能力をコードする（つまりDNAの塩基配列として符号化する）遺伝子は、細胞集団の中で数を増すことができる。

同様に、細胞集団内の細胞がすべて遺伝的に同一なクローンだとしたら、細胞間の協力をつかさどる遺伝子は「血縁選択」を通じて次の世代に広まっていく。多細胞の体の中で、細胞間の協力がきわめて高度に発達した理由のひとつは、細胞が遺伝的におおむね同一だからだ。遺伝的な近縁関係が答えのすべてではないものの（これについては次のセクションで）、それによって細胞同士の協力が進化しやすくなるのは間違いない。細胞集団内の近縁度が高ければ、《ただ乗り》を見つけ出してそれに対処するメカニズムを発達させる道も開ける。

細胞のクラスター（小集団）を構成する細胞同士が遺伝的に近いことが、協力の進化を容易にし、多細胞生物が誕生するお膳立てを整えた。だが、そもそも多細胞生物になることがどうして戦略として優れているのだろう。細胞は単体として繁殖する能力を捨ててまで、なぜ自らの適応度を細胞集団の適応度より下に位置づけるような真似をしたのだろうか。

多細胞の体は協力を具現化したもの

自分のクローンがいたら生活がどんなに楽になるかと、考えたことはないだろうか。ひとりが仕事に行き、ひとりは家で食器洗いと洗濯をし、もうひとりは電子メールをチェックする。なんなら三人にとどめる必要もない。多数からなるクローン軍団をつくって、やるべきことを全部片づけるのはどうだろう。

地球上の生命が単細胞から多細胞へと飛躍を遂げたのは、まさにこれが理由だった。つまり、生きることが前より楽になるからである。この惑星の歴史が始まってほどない頃は、藻や細菌などの単細胞生物が生命のすべてだった。それらは炭素や窒素といった資源を利用しながら自らを複製し、単細胞としての暮らしを送っていた。ところが、一部の細胞が新しい戦略を試み、分裂してもふたつの細胞に分かれずに結合した。やがてその細胞の塊は、個々の細胞がもつゲノムを調節し、仕事を分担する能力を獲得した。ある細胞は、その細胞の塊全体を移動させる仕事に専念し、ある細胞は食物の消化に特化する。そしてまたある細胞は繁殖を専門に行う。こうした分業を通じて、多細胞生物は単細胞生物より格段に効率的な暮らしを送れるようになった。

いうまでもないが、今のは多細胞生物の進化をごくごく単純化して説明したにすぎない。細胞が寄り集まって多細胞となることには、ほかにもいろいろな利点があった（捕食を避けられる、資源を共有・貯蔵することによってリスクを分散できる、など）[11]。ともあれ、自分たちのふるまいを連携させて集合体として生きることのできた細胞が、生き延びて繁栄したわけである。多細胞という形態で協力することがじつに優れた戦略だったため、多細胞生物は繁栄を遂げて地球上の様々なニッチへと進出していった。ついには深海から高山まで、そしてその中間のあらゆる場所へと広がった。

こうして生命が初めて多細胞になったことで、最終的にヒトのような複雑で大型の多細胞生物が進化する道が開けた。多細胞生物としての自らを生かし続けて健康を保つ（そして繁殖に成功する）という共通の目標に向けて、膨大な数のクローン細胞の共同体が努力する。そのおかげで生物は大々的な分業体制を敷き、かつてない距離を移動できるようになった。また、複雑な神経系を発達させて、情報の処理と情報への反応を迅速に行えるようにもなった。今まさにあなたがこの本を読みながらそうしているように。

多細胞の形態を取ることにはこれだけの利点がある反面、問題もある。しかも重大な問題が。細胞の共同体が大きくなればなるほど、それを搾取しようとする存在から狙われやすくなるのである。具体的にいえば、裏切ることで得をする細胞だ。これは古典的なタイプの裏切りであり、協力する系に災いをもたらす。だが、この問題に対処する方法はいくつかあり、そのひとつが遺伝的な近縁性である。たとえば、生物学的な血縁者同士が、同じ「協力の遺伝子」（公益にかなうものを生産する遺伝子など）を分かちもっているとしよう。すると、その遺伝子は協力の恩恵を受け、次世代で数を増やす結果につながる。先ほども説明した通り多細胞の体も、この遺伝的な近縁性をひとつの手段として細胞の裏切りを回避している。私たちの体は一個の受精卵から出発して、おおむね遺伝的に同一な細胞で構成されている。だからこそ、細胞間の協力をコードする遺伝子と、裏切りを抑制する仕組みをコードする遺伝子が存続できる。

しかし、協力と連携を確実に行うには、遺伝的な近縁性だけでは足りない。あなた自身のクローン軍団のことを思い浮かべてほしい。責任者はどのクローンだろうか。ほかのクローンはきちんと従う？　いくつもの仕事をどうやって調整して割り振ればいい？　目標達成のためにどうすればうまく情報を共有できる？　ひとりのクローンが不正を働いたり、不親切だったり、単に怠け者だったりしたらどうなるだろう。あなたもあなたのクローンも、その目標と利害はたぶん一致しているはずだ。体内の細胞にしてもそれは同じである。だが、共通の目標があるからといって、様々な活動を系統立てて連携させる作業が楽になるわけではない。おまけに、クローンのあいだで仕事の技量ややる気にばらつきがあるとしたら、そのうちのどれが《ただ乗り》かを見極めるのは容易ではない（そもそも《ただ乗り》がいるかどうかも定かではないし、いたとしてもどう対処すればいいのか）。クローンの共同体を調整し、連携させ、監視する。多細胞の体はまさしくそれと同じように、大きく複雑な構造へと成長して長く生きるにはどうすればいいかという問題を解決しなければならなかった。

多細胞の体をつくる細胞は、込み入ったシグナル伝達システムと遺伝子ネットワークを介して自分たちのふるまいを調節し、連携させている。それがあるおかげで、共同体全体に害をなさずに済んでいる。体内のどの細胞も（ほぼ）同じＤＮＡをもっているので、ふるまいを調節・連携させる仕組みも共通だ。この仕組みはいわば、多細胞生物として生きるための「ルールブック」のようなものである。ルールブックには、個々の細胞の一瞬一瞬のふるまい方が厳密に定められているわけではない。その代わり、様々な状況に応じてどう反応すればいいかが、いくつかの選択肢と指針で示されている。

多細胞間の協力を効果的に行えるかどうかは、細胞レベルでのいくつかの基本的なふるまいにかかっている。それがなければ、体は適切に発達して機能することができない（図３－１参照）。共同研究者と私はこれまでの論文の中で、このふるまいを「多細胞間協力の根本」と表現してきた。[12]だが、本章で解説するうえでは「ルールブック」の比喩を使おうと思う。そのほうが、協力的な性質というものがじつは多細胞生物を成り立たせているふるまいであるという点が明確になるからである。

では、その多細胞ルールブックには何が記されているのだろうか。

一．**無秩序に分裂してはならない。**一個のまとまりある多細胞の体として発達し、適切に機能するためには、細胞は勝手な増殖や分裂を抑えなければならない。このルールがなければ、多細胞生物としての構造や機能は損なわれ、際限なく大きくなり続けてしまう。

二．**集団への脅威となったら自らを破壊せよ。**細胞は、多細胞の体の生存能力を脅かす場合がある。細胞が遺伝子変異を起こして無秩序に分裂するというのが、そうした例のひとつである。あるいは、たとえば胎児の手指・足指のあいだにある水かきの細胞も、そのまま残っていたら正常な発達の妨げになる。アポトーシスというかたちで自死するメカニズムがあるからこそ、邪魔者の細胞がひそかに自らを消し去ることができる。

三．**資源を共有し、輸送せよ。**多細胞生物の体が二、三ミリより大きくなると、拡散（濃度の高いほうから低いほうへ物質が移動すること）だけでは酸素や栄養素が内側の細胞にまで行き渡らない。資源を能動的に輸送するための何らかの仕組みが必要になる。(13) たとえば、私たちの消化器系と循環器系は複雑な資源輸送システムである。これがあるおかげで体内の細胞は栄養を手に入れ、生き続けるのに必要なすべての仕事をこなすことができる。

四．**与えられた仕事をせよ。**多細胞間の協力体制を支える柱のひとつが分業である。体内の細胞は数百種類に及び、それぞれが異なる仕事をしている。肝細胞は血液を解毒し、心臓の細胞は血液を送り出し、神経細胞は電気信号を伝達する。細胞が仕事をやめたり、仕事を正しくこなせなくなったりすると、多細胞の体にとっての脅威となり得る。間違ったときに間違った遺伝子を発現させ、広範な調節システムを大混乱に陥れかねず、そうなると多細胞の体はうまく機能することができない。

五．**環境の世話をせよ。**私たちの体はそれ自体が一個の世界だ。細胞は組織構造をつくってその中で暮らし、老廃物を蓄積させないように集めて除去するシステムをもっている。細胞は発達の過程でそうした内なる世界を築いていき、私たちが生きているあいだじゅうそれを維持しながら、構造を保持して老廃物を取り除き続けている。組織構造があるおかげで、細胞は（周囲の組織に侵入することなく）本来の場所にとどまりやすくなっている。また、それによって個々の細胞は遺伝子発現の状態をあるべき姿に保ち、正しいタンパク質を製造して適切に自らの仕事を実行することができている。

以上の五か条が多細胞ルールブックの基本的な規則だ。いずれも多細胞生物が健康に生きるための根本となるものであり、これらの規則が乱されるとがんへの扉が開かれる。では、多細胞間の協力が崩壊するとどういう状態になるのだろうか。

多細胞ルールブックの根底にある遺伝子のメカニズムは、ときに壊れることがある。原因は、DNAの塩基配列が変異したり、エピジェネティクスの変化（遺伝子発現の異常など）が生じたりするためであり、それによって細胞が異常をきたし、多細胞としての約束事に従わなくなる。すると、協力のルールをきちんと守っている細胞をいいように利用し、生存と繁殖において自分だけが得をする場合がある。ひとつ指摘しておくが、普通であればそういうことはめったに起こらない。異常のせいで細胞の生存能力は低下するうえ、仮に何らかの利益が生まれる（増殖速度が上がるなど）にしても、その異常性が標的にされて破壊されるケースが多い。体には、がん化のおそれのある細胞を見つけ出して取り除くメカニズムが備わっている。このメカニズムのおかげで、変異した細胞が利益を得るおそれがあっても排除されるのが普通だ。にもかかわらず、変異した細胞のほうが正常な細胞よりも生き残るうえで有利になることがある。どういう場合か、いくつか例を見てみよう。

細胞の増殖をコントロールすることは、多細胞間で協力するために欠かせない要素である。それができるからこそ多細胞の体は一個の生物としてのまとまりを保ち、安定し、がんのない状態を望むことができる。細胞の急速な増殖は、がんのホールマーク（典型的特徴）の中でも中心をなすもののひとつである。慢性骨髄性白血病では、「転座」と呼ばれる染色体異常がしばしば起きている。これは、ひとつの染色体の一部分が別の染色体上に位置を変えることを指し、こうなると多細胞ルールブックが「書き換えられ」てしまう。この転座によって誕生するのが*BCR*－*ABL*という融合遺伝子だ。この融合遺伝子は、「*BCR*」遺伝子のプロモーター部分（遺伝子の転写（タンパク質を製造するためにDNAの情報をmRNAに写し取ること）開始を告げる遺伝子領域）に、「*ABL*」遺伝子が結合したかたちになっている。*ABL*遺伝子からは、増殖にかかわるシグナル伝達に重要なタンパク質（免疫系内の細胞増殖をつかさどる）がつくられる。[14] このため、細胞がこの融合遺伝子の配列を読み取ると、「増殖を続けろ」という指令を受け取る。結果としてこの変異をもつ細胞は、正常な細胞なら増殖しないときにも増殖を止めない。変異のせいで、ほかの細胞が守っている規則に従わないのである。この裏切りによって、変異細胞はほかより多くの子孫細胞を残す。

アポトーシスを調節する遺伝子に変異が生じた場合も、結果としてがんが発生する。その代表的な遺伝子が*TP53*である。*TP53*はがん抑制遺伝子であり、本書にはこの先も繰り返し登場する。*TP53*遺伝子の役割は、細胞のDNAが修復不能なまでに変異したときに細胞死を起こさせ、体が害を受けるのを防ぐことだ。しかし、*TP53*遺伝子自体に変異が生じてしまえば、たとえDNAに重大な損傷を負っていても細胞は生き続けて増殖する。このように、アポトーシスをつかさどる遺伝子に変異が起きると、多細胞ルールブックの二番目の規則に逆らうことになる。結局、その裏切りのできる細胞のほうが、規則に従う細胞より生存と繁殖において有利になる。

多細胞ルールブックの規則が破られてそれががんにつながるのは、増殖の抑制とアポトーシスが正常に機能しなくなったときだけではない。ほかの規則（資源利用の調節、分業、細胞外環境の維持）が守られない場合も、がんへとつながるおそれがある。がん細胞では、資源利用を調節する遺伝子に変異が起きていることが多い。具体的には代謝経路に異常が生じているために、その細胞は規則を守る細胞よりはるかに多量の資源を消費する。また、仕事の分担が正常に行われないせいでがんへと至るケースもある。細胞が適切な種類に分化しなかったり、脱分化を起こしたり（つまりどんな細胞にもなれる幹細胞のような状態に戻ったり）すると、体は甚大な被害を受け、組織構造が変わり、臓器の機能が損なわれる。しかも、自らの仕事をきちんとこなしていないとき、細胞が消費するエネルギーは少なくて済む。つまり、多細胞の体の生存能力を脅かすふるまいをすることに、プラスアルファの資源を振り向けられるようになるということだ。そうしたふるまいのひとつが、自分勝手な増殖である。さらには、体内の環境を大事にするのを怠ったり、進んで破壊したりもする。その手段のひとつが、代謝の副産物として乳酸をつくり出すことであり、がん細胞はこの乳酸を細胞外に放出する。すると細胞外基質が分解されて組織構造が破壊され、周囲の組織にがん細胞が浸潤しやすい環境がつくられる。

第2章でも触れたように、がんの進化を理解しにくい理由のひとつは、自然選択がふたつのレベルで進行していて、それぞれの起きる空間と時間軸が異なるためである。ひとつは体内の細胞のレベルであり、生物の一生という比較的短い時間で自然選択が生じる。もうひとつは自然界の生物のレベルであり、非常に長い時間をかけて自然選択が進む。がん細胞は体内で進化する。その一方で、がんを抑制する能力の高い体（つまり細胞の裏切りをうまく見つけて排除できるメカニズムをもつ体）のほうが、生存率が高いうえに子孫を多く残すという事実もある。同じ生物でも、細胞と体という複数の（マルチの）レベルで自然選択が働いているわけだ。これを「マルチレベル選択」という（古典的な「群選択説」を現代的に改良した考え方）。がんの不可解な側面を理解するには、マルチレベル選択の視点に立つことが欠かせない。

がんとは、《裏切り者》の細胞が進化するプロセスであるが、がんを抑制する能力もまた進化している。それは、細胞の裏切りを抑え込んでおける生物のほうが長く生きる見込みが大きく、その分、繁殖の機会も多いからだ。こうしたマルチレベル選択において協力と裏切りに何が起きているかを理解するために、古典的な「社会的ジレンマ」の事例を考えてみよう。社会的ジレンマとは、個人にとって最適の戦略が、集団から見た最適の戦略と一致しない状況をいう。似たような現象はがんの場合にも見られる。細胞レベルにとっての最適なふるまい（多細胞間の協力を裏切ること）と、生物レベルにとっての最適なふるまい（多細胞ルールブックの規則に従って協力すること）が異なっているのである。

まず、《協力者》と《裏切り者》からなる集団を思い浮かべてみてほしい。合計一〇〇人が、一〇人ずつ一〇のグループに分かれているとしよう（このような集団は一般に「メタ個体群」と呼ばれる）。スタートの時点では、集団全体の約半数が《協力者》で約半数が《裏切り者》であり、それぞれが一〇のグループにランダムに振り分けられている（図3－2参照）。ランダムなので、《協力者》が過半数を占めるグループもあれば、ほとんどが《裏切り者》のグループもあり、両方が同じくらいずつ混じり合っているグループもある。各グループは「公共財ゲーム」をする。どういうものかというと、各人が自らの元手を削って公益のために投資するか（《協力者》の行動）、いっさい出資しないか（《裏切り者》の行動）を選ぶことができるというものだ。各人の拠出する金額がいくらであっても、投資の結果として得られた利益は全員に均等配分される。こういう公共財ゲームでは、《協力者》がグループのためにもてるものを提供するのに対し、《裏切り者》は身銭を切らずにメンバーの協力のおこぼれにあずかる。

次に、自然選択による進化という要素をこのシナリオに加えてみよう。つまり、手元に残った金額と配当金の合計の大きい個体ほど長く生きて繁殖する可能性が高く、自らの複製を多く次世代に残すというルールである（図3－2参照）。ということは、個々のグループ内では《裏切り者》が《協力者》をしのぎ、《裏切り者》が次世代で数を増やす。このプロセスはがんの場合によく似ている。

ところが、グループ間の状況に目を向けると、矛盾とも思えるじつに興味深い現象が現れている。

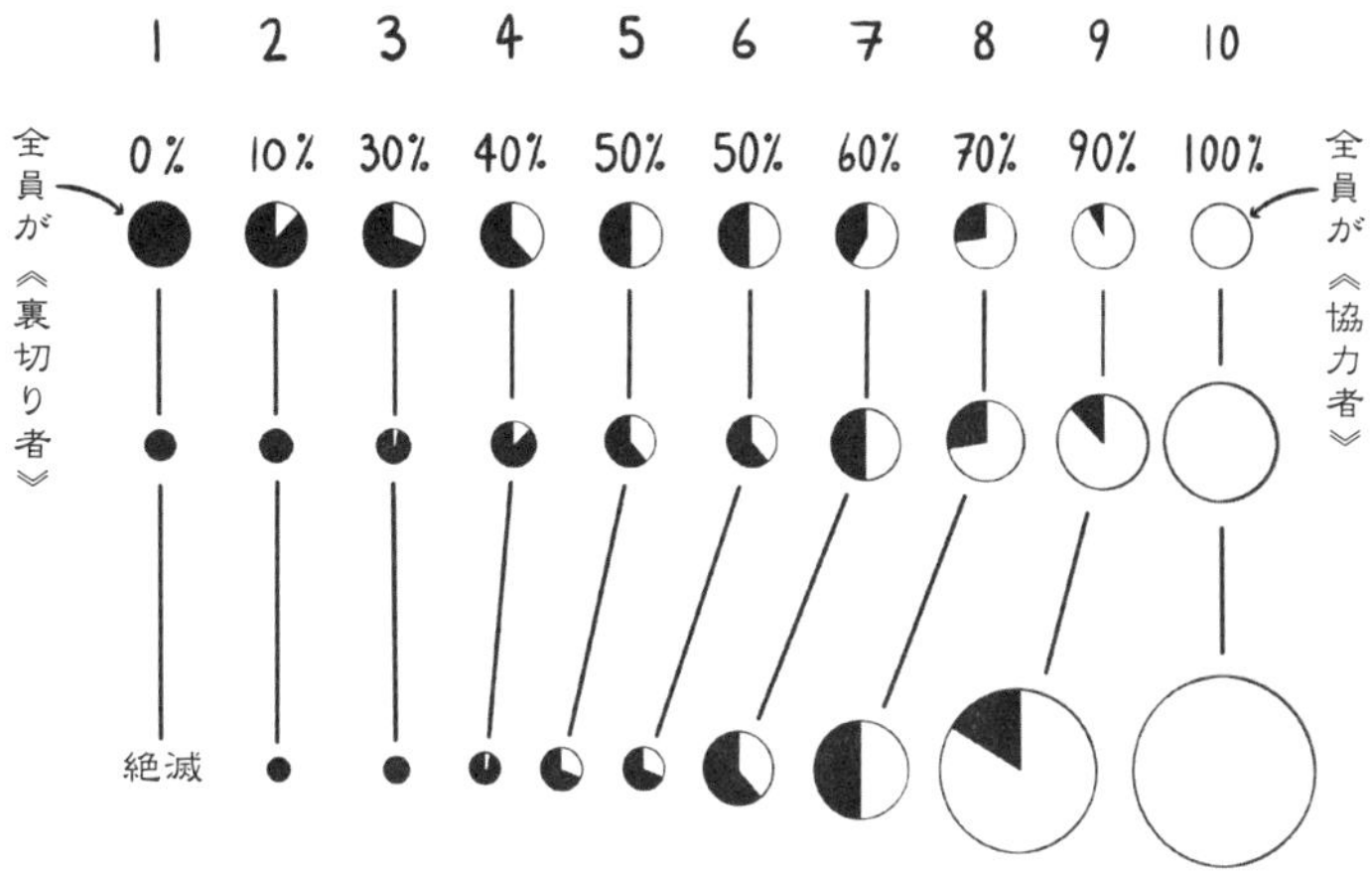

図3－2　母集団の中がいくつかのグループに分かれているとき，全体で見ると《裏切り者》より《協力者》のほうが成功を収める結果につながる．最上段は，各グループの最初の個体数構成を示しており，下に向かうにつれてグループごとの個体数数と構成が変化していく．ほとんどないしすべてが《裏切り者》として出発するグループ（左）は，時とともに個体数を減らしていく．逆に，ほとんどないしすべてが《協力者》として出発するグループ（右）は，個体数を増やしていく．たとえ個々のグループ内では《裏切り者》の頻度が高まっていっても，母集団全体で見ると時間とともに協力行動が増加していく．これは一見すると矛盾に思える．だが，《裏切り者》の多いグループより《協力者》の多いグループのほうが，短期間で個体数が増加するからだと考えれば納得がいく．

個々のグループ内では《協力者》より《裏切り者》のほうが明らかに有利で、ゆっくりではあるが確実に自分のいるグループを乗っ取っていく。にもかかわらず、一〇のグループに分かれた集団全体を眺めてみると、《協力者》の多いグループが拡大し、《裏切り者》の多いグループは縮小している。したがって、どのグループをとってみても内部では《裏切り者》より《協力者》のほうが不利な立場にあるのに、集団全体で見たら《協力者》が勝利するというのはあり得る。[15] 結果的に《裏切り者》の少ないグループほど多くの子孫を残すことになる。

多細胞生物の集団も、いってみればメタ個体群だ。個々の生物というグループに分かれ、その中に約三〇兆個の細胞が存在している。それぞれの多細胞生物の体内に注目すれば、自然選択は《裏切り者》の細胞に有利に働く。だが多細胞生物の集団全体で見ると、《協力者》細胞の多い生物のほうが勝利を収め、より長く生きて多くの子孫を生み出す。結局、生物のレベルで見た場合に自然選択で有利になるのは、多細胞協力のルールをよく守り、内部の裏切りを見つけて抑制する能力の高い細胞で構成された個体ということになる。言葉を換えれば、より優れたがん抑制メカニズムをもつ個体が選択されて生き残る。

このように、自然選択はまったく異なるふたつのレベル（生物のレベルと個々の細胞のレベル）に作用しているだけでなく、まったく異なるふたつの時間軸で起きてもいる。生物は数億年の時をかけて選択圧を受けながら、細胞間での協力能力とがん抑制能力を高めてきた。その一方で、私たちの一生という短い時間のあいだにも体内の細胞には選択圧が作用し、《協力者》より《裏切り者》の細胞のほうが子孫を残すうえで有利になる。

がん細胞と多細胞の体にマルチレベル選択が当てはまることは、事実として受け入れられている。ただ、忘れずに指摘しておきたいのだが、この種のプロセスが生物集団としてのヒトの特徴を形づくってきたのかどうかは、研究者の見解が今も定まっていない。とくにヒトの進化の過程で、《裏切り者》のグループより《協力者》のグループのほうが有利だったのかについては異論もある。しかし、がん細胞がどのように進化するのか、また、そのがんを抑制する仕組みを多細胞の体がどう発達させるのかを考えるうえで、マルチレベル選択が重要な鍵を握っているのは間違いない(16)。本章でマルチレベル選択説を取り上げたのは、そこに最も大きな理由がある。

裏切る細胞を見つけ出す

子孫をつくることにかけて、生物は未来永劫、がん細胞にかなわない。細胞は生物より桁違いに速く増えることができるからである。細胞が二、三日おきに分裂できるのに対し、私たちのような多細胞生物が子をつくれるようになるには二〇～三〇年かかる。つまり、進化を通して変化を起こすスピードに関しては、とうていがん細胞にかなわない。ただし、私たち生物にも有利な点がひとつあり、それはがんを抑制するために複雑な戦略を編み出していることだ。私たちの体は長い長い時間をかけて、がんの発生を予期できる進化を遂げてきた。おかげで、がん細胞予備軍を見つけ出して抑え込む「武器」が私たちには備わっている。DNAの修復メカニズムから細胞分裂の制御システムまで、さらには免疫による監視まで、素行不良の細胞を大人しくさせておくために人体は幾重もの取り締まりメカニズムを発達させてきた。

細胞の良心

細胞は、自らのふるまいを律するメカニズムをもともともっている。いわば細胞の「良心」のようなものだ。このメカニズムは、細胞内部の状態を監視して異常なふるまいが起きていないかをチェックし、多細胞生物の体全体の完全性と生存能力を脅かしていないかどうかを確認する。こうした仕組みがあるからこそ、細胞は自らが多細胞の体の一員として適切にふるまっていることを把握できる。もちろん、細胞が「意識」をもって監視をしているわけではない。単に、自らが抱えもった遺伝子ネットワークを通して情報を処理しているだけだ。この高度な情報処理システムを用いると、細胞は内部の異常なふるまいをインプットとして受け取り、問題があればアウトプットとして遺伝子ネットワークの別の部分に警戒シグナルを送る。

こうした情報を運ぶ遺伝子ネットワークのひとつが、がん抑制遺伝子*TP53*を中心とするものだ。*TP53*などのがん抑制遺伝子と、そこに情報を送り込む情報ネットワークは、DNAの損傷や異常なタンパク質を発見するためにつくられている。また、細胞が何らかのかたちで正常な状態を逸脱し、もはや多細胞の体全体の適応度を高める役に立っていない場合も、そのことを示すシグナルを検出する。細胞内の情報が織り成す広大なネットワークにおいて、*TP53*は中心的な中継点ともいうべき存在であり、細胞版の中央情報局よろしく細胞の動向に目を光らせている（図3－3参照）。さらには、細胞内と周辺から来るありとあらゆるシグナルをまとめ上げ、個々の細胞の運命がどうあるべきかを「決定」する。このことから、がん研究者は*TP53*を「ゲノムの守護者」と呼んできた。でも私は「ゲノムの《裏切り者》発見器」として捉えたい。*TP53*遺伝子は活性化されると、細胞の複製を止め、ただちにDNAの修復を開始させる。そして、細胞の損傷が大きすぎる場合は、アポトーシス（プログラム細胞死）のプロセスを始動させる。

第5章で様々な生物のがんについて見ていくときに、またこの*TP53*を取り上げようと思う。生物

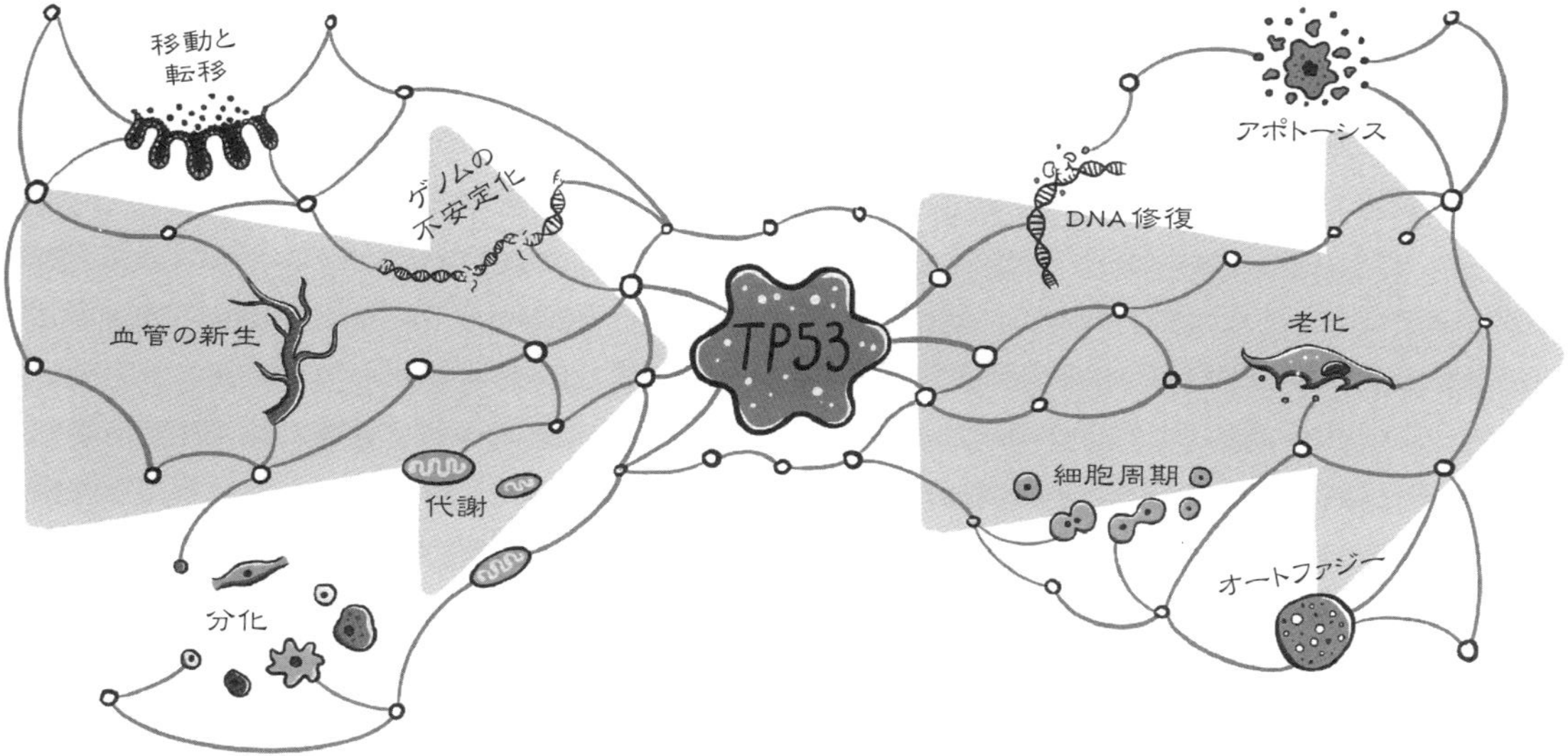

図3-3　がん抑制遺伝子 *TP53* は遺伝子ネットワークの中心的な中継点であり，特定の細胞が生物の生存能力を脅かすかどうかを「判断」している．p53 タンパク質を製造することにより，細胞機能の様々な側面から情報を集め，細胞の裏切り（代謝の異常，ゲノムの不安定化，不適切な移動など）の徴候が確認されたら細胞周期を停止したり，DNA を修復したり，必要であればアポトーシス（細胞の自死）を誘導したりもする．

によってがんの発生しやすさには違いがあり、その差を生むうえで*TP53*のようながん抑制遺伝子は大きな鍵を握っている。たとえばゾウは*TP53*遺伝子のコピーを多数もっており、それがゾウをとりわけがんにかかりにくくしている理由のひとつと見られている。[17] あいにく、*TP53*のような細胞固有のがん抑制メカニズムは（ゾウでもネズミでもヒトでもどんな生物でも）うまく機能しなくなる場合があるため、DNAが損傷したままの細胞が結果的に生き続けて増殖しかねない。そうなったら、体は第二の防衛線へと移らなくてはいけない。それが、周囲からの監視である。

ご近所の目

住民が近隣の様子に目を光らせるように、細胞も隣接する細胞のふるまいを監視している。この監視があるおかげで、細胞は自分たちの「地区」の只中で脅威が発生するのを防ぎ、周囲の細胞が多細胞の体の中で適切にふるまえるようにしている。具体的には、隣接細胞の遺伝子の発現状況を感知して、異常の起きた形跡がないかを確認しているのであり、そうした異常のひとつが細胞の裏切りである。

通常、細胞は周囲から発せられるシグナルに対してきわめて敏感だ。ニューヨークのスローン・ケタリング記念がんセンターのセンター長クレイグ・トンプソンは、この極端なまでの敏感さを次のようにたとえた——あなたの体内の細胞という細胞が毎朝目覚めるたびに自殺を考えるが、周囲にうるさく説得されて思いとどまっているようなものだ、と。実際、隣接する細胞間ではまさしくこれに似たようなことが起きていて、細胞同士は「生存せよ」というシグナルを絶えず交わし合っている。しかし、近くのいずれかの細胞から「気に食わない」とされたら、自死のプロセスを開始することができる。どこかの細胞が隣の細胞の急速な増殖に「気づいた」ら、その細胞は隣に向けて「生存せよ」の信号を送るのをやめたり、自死を促すシグナルを発したりする場合もある。こうした周辺監視システムも、がん細胞予備軍から全身を守る一助となっている。

体内の警察隊

細胞内部や近隣の監視メカニズムでは細胞の裏切りを抑え込めない場合、体には頼るべきもうひとつの防衛線がある。免疫系だ。免疫細胞は体内を巡回しながら全身のあらゆる領域に絶えず目を配り、異常な遺伝子発現がないかどうかを探している。それにより、細胞が正しくふるまっていないことを示す徴候（過剰増殖、過剰消費、不適切な細胞生存など）を間接的に監視している。免疫細胞が具体的に標的にするのは「腫瘍抗原」である。腫瘍抗原とは、がん細胞が遺伝子を発現したときに生じるタンパク質のことだ。これが存在すると、細胞が不適切なふるまいをしている可能性があることに免疫細胞が「気づく」。腫瘍抗原タンパク質は、正常な細胞周期（細胞増殖においてＤＮＡ複製と細胞分裂が繰り返される周期）が乱されたり、隣接する細胞との結合が断たれたり、細胞のストレス応答が起きたりしているときにも分泌される[18]。免疫系は、あらゆる組織系、あらゆる器官系での細胞のふるまいに関する情報を集め[19]、何らかの不具合を示すしるし（この腫瘍抗原の存在など）を見つけたら、その場所に免疫細胞を動員する。多細胞の体に害をなすものは何であれ、免疫細胞の捜索・破壊ミッションの対象となる。がん細胞も例外ではない。がん細胞を発見したらそれを排除する能力が免疫系にはあり、そうすることで体をがんの脅威から守っている。

このようにがん抑制メカニズムは三重になっていて（細胞固有、周辺監視、全身監視）、それらが連携してがん細胞予備軍の発見と制御にあたっている。うまく機能すれば何もいうことはないし、実際にこれで《裏切り者》の細胞が見つかって抑え込まれるのが普通である。だが、こうしたメカニズムは遺伝子にコードされており、がんの進展する過程でその遺伝子自体が異常をきたす場合があるため、一〇〇パーセント確実とはいかない。しかも、がんのような腫瘍がいっさい見られない「正常な」組織の中でも、がん抑制遺伝子の多くは変異している。

遺伝子変異が起きると、がん細胞の集団は進化を遂げ、抑制メカニズムをすべてすり抜けるようになる場合がある。たとえば、がん抑制遺伝子の*TP53*が変異すると、細胞に本来備わっているがん抑制メカニズムが機能しなくなる。細胞間の情報伝達をつかさどる遺伝子が変異をきたせば、細胞は周囲からのシグナルに注意を払わなくなる。さらには、免疫系のがん細胞発見能力も、がんの進化につれて徐々に削られていく。がん細胞が進化の末に、自らの表面にあるタンパク質を変化させて免疫系をあざむいたり、免疫シグナルを乱したりするようになるからだ。これは、自然界の動物が捕食者から逃れる能力を高めるべく、つねに進化の途上にあるのと変わらない。がん細胞の集団も絶えず自然選択の圧力を受けて、私たちの防衛システムを回避すべく進化している。

細胞の情報活動

私たちの体は細胞シグナル伝達系という広大な情報処理ネットワークをもち、それを使って多細胞の体の「治安を維持」している。情報は処理され、細胞間で伝達される。だがそれだけではなく、細胞の内部にも遺伝子ネットワークが存在しており、*TP53*を中心にしたものなどがそのひとつだ。ヒトのような大型生物は、細胞レベルや遺伝子レベルの情報処理能力を利用できるように進化した。その能力を用いることで細胞の裏切りを発見し、それに対処している。

情報処理能力を活用するという見地から考えると、*TP53*の進化をめぐる謎がいくらか理解しやすくなる。とりわけ不可解な謎は、*TP53*はがんの抑制においてこれほど重要なのに、なぜその機能に支障をきたしやすいのか、という点である。*TP53*は不思議な存在といえる。体をがんから守るうえで非常に大きな役割を果たしていながら、私たちはそのコピーを両親からひとつずつしか受け取らない。いずれかのコピーが失われたり変異したりすれば（のちの章で取り上げるリー・フラウメニ症候群ではまさにこれが起きている）、体はきわめてがんにかかりやすくなる。しかも*TP53*は細胞内の遺伝子ネットワークでも大事な中継点として働いているので、仮に損傷したら、細胞分裂とアポトーシスを調節する機能は壊滅的な打撃をこうむりかねない。だとすれば、幾重にもバックアップのついたもっと堅牢なシステムでないのがどうにも腑に落ちない。どうしてこれほど多くの情報を*TP53*に経由させるのだろうか。分散型のシステムのほうが理にかなっているのではないか。

この難題を解く鍵となりそうなのが「信号検出理論」（ノイズ（雑音）とシグナル（信号）を正しく区別するプロセスをモデル化したもの）と、進化医学者のランドルフ・ネシーがいうところの「煙感知器原則」[20]である。煙感知器原則とは、火事に確実に気づくには煙感知器の感度を高く設定しておくのが大事、という考え方だ。実際は火事でもないのに警報が作動するかもしれないが、それもある程度は致し方ないとする。がん抑制の場合でいえば、数百万個に一個程度の割合で「悪者ではない」細胞を犠牲にしてしまうとしても、がんから体全体を守るためならそれは些細な代償なのである。

いうまでもないが、煙感知器が誤った警報を発したら私たちは迷惑をこうむる。けたたましいサイレンの音で叩き起こされ、睡眠時間を奪われ、場合によっては建物から避難しなければならないかもしれない。*TP53*が誤った警報を出した場合も同じで、それなりの代償を伴う。たとえば、細胞にがんの脅威が見当たらないのに*TP53*が「警報を鳴らす」と、細胞の早期老化につながりかねない[21]（詳しくは第4章で）。アポトーシスが起きている領域で、炎症が過剰に引き起こされることもある。あるいは、自死した細胞に置き換わるべく細胞が増殖する過程で、がん化につながる遺伝子変異が新たに生じるおそれすらある。

では生物のレベルではどうすべきなのか。がんかもしれない細胞を野放しにしておくのか、それとも健康な細胞をいくらか死滅させて体に害をこうむるのか。それを生物はどうやって「決めれば」いいのだろう。信号検出理論では、前者（がん細胞を生かしておく）を「見逃し《ミス》」、後者（必要もないのに健康な細胞を殺す）を「誤警報《フォールス・アラーム》」と呼び、この二種類のエラーは根本的なトレードオフの関係にあるとしている。つまり、どちらかのエラーを減らそうと思えば、もうひとつのエラーがどうしても増える、ということである。とはいえ、その二者択一になるのを避ける方法はつねにある。もっと効果的な情報活動をして、情報の精度を上げればいい（つまり判断材料とするための情報の量と質を高める）。信号検出理論は、情報の曖昧な状況で意思決定をするための大ぐくりな枠組みを提供するものだ。この理論によると、いくつもの情報（「手がかり《キュー》」と呼ばれる）を組み合わせることで情報の精度を向上させれば、たった一個の情報をもとにするより優れた決定を下すことができる。がんと*TP53*の場合でいうなら、遺伝子ネットワークの様々な構成要素から情報を集めればいい。そうすれば、一個の細胞にがん化のおそれがあるか否かを「より的確に判断」できるようになる。

　複数の出所からの情報を統合できれば、見逃し《ミス》と誤警報《フォールス・アラーム》が起きる確率は共に下がり、結果として信号検出システムは正確さを増す。そのための一番単純な方法は、ひとつの基準だけでなくふたつの基準で異変を捉えることである。たとえば、煙のみならず熱も感知する火災報知器にすれば、人命を救うことにつながるに違いない。なぜなら、本物の火事であることを検出しやすくなる（つまり見逃し《ミス》が減る）うえに、迷惑な警報（誤警報《フォールス・アラーム》）の頻度も少なくなるからだ。[22] 複数の基準で総合的に判断することにより、ノイズを拾って何度も誤警報《フォールス・アラーム》を発するのではなく、正しいシグナル（この場合なら火事）に気づけるようになる。このように複数の基準を用いることは、あらゆる意思決定システムの精度を向上させるのに役立つ。誤警報《フォールス・アラーム》の代償が大きい場合、複数の情報をもとに決定を下せば過剰反応に伴う損害を減らすことができる。もっとも、火災警報における過剰反応であれば、実際には何も燃えていないのに警報を鳴らすだけで済む。それに対し、私たちのがん抑制メカニズムにおける過剰反応は、実際にはがん化していない細胞を殺すことを意味する。

　複数の情報をもとに決定するのだとしたら、複数の基準を比較検討してどう考え合わせるかも明確にしておかないといけない。たとえば、煙と熱で感知する火災報知器の場合であれば、煙と熱の両方が基準値を超えたときに警報を鳴らすのか、それとも一方の値が十分に高ければそれだけで作動すべきなのか。このように、基準が二個しかない意思決定システムであっても、どう警報を発するかについては規則が非常に複雑になる。しかも、判断の精度を高めてそこから利益を得るには、情報が一元化されて統合されなければならない。

　では、いくつもの情報を統合するがん抑制遺伝子のほうが、たった一個の情報で判断するがん抑制遺伝子よりどう優れているのかを具体的に考えてみよう。たとえば、がん抑制遺伝子の受け取る情報が細胞の分裂速度のみで、しかもがん細胞予備軍を見逃さないように基準値が低く設定されていたらどうなるか。傷を治すために細胞が急速に増殖しているだけでも、「警報を発する」おそれがある。基準値をもっと高くすればこの種の誤警報《フォールス・アラーム》は避けられるものの、実際にがん化しつつある細胞の急激な増殖を見逃しかねない。一個の基準しかもたない遺伝子ネットワークは、この見逃《ミス》しと誤警報《フォールス・アラーム》の二者択一しかない状況に陥る。

　だが今度は、ふたつの基準で判断する遺伝子ネットワークを考えてみよう。ひとつは細胞の増殖速度、もうひとつは周辺細胞が分泌する増殖因子の濃度である。環境中の増殖因子の濃度が低いにもかかわらず細胞が急速に分裂していれば、それは細胞ががん化の徴候を示していることを如実に物語っている。それに対し、細胞が急激に増えているときに周囲の増殖因子の濃度も高ければ、細胞はおそらくその増殖因子に反応して増殖しているだけだろう。傷の治癒を助けるためかもしれないし、発達の過程で体を大きくするためかもしれない。いずれにしても、体全体の役に立っている可能性が高い。このようにしてふたつの基準に着目することで、一個の細胞が体に対してもつ脅威をより正確に判断でき、本当にがん化のおそれのある細胞だけを排除できる。

ふたつといわず三つ以上の基準で判断できれば、がん抑制遺伝子を中心とする遺伝子ネットワークはなおさら正確になる。たとえばその遺伝子ネットワークが、増殖速度と増殖因子だけでなくＤＮＡの損傷度と細胞の代謝、それから生存因子（他細胞から送られる「生存せよ」のシグナルに相当するタンパク質）の存在も考慮すれば、判断の精度はさらに高まる。つまり、参考にする基準の数が多ければ多いほど、通常とは異なる状態にあるだけの正常な細胞と、不届きなふるまいをするがん細胞との区別が概してつけやすくなる。ただし、そのためには個々の情報が「賢い」やり方で組み合わされることが前提となる。

*TP53*を中心とする遺伝子ネットワークがこれほど複雑なのも、また、細胞を働かせているほかの複数の遺伝子ネットワークとつながっているのも、いろいろな情報を統合して判断の精度を上げるためだと考えれば納得がいく。このようにして複数の遺伝子ネットワークが相互に接続されているからこそ、がん抑制遺伝子は細胞のシステム全体の動きを追うことができるし、細胞の仕事と生理機能の様々な側面から情報を取り入れてまとめ上げることができる。

以上の点を考えると、*TP53*がこれほど中心的な存在でありながらこれほど壊れやすい理由が見えてくるのではないか。*TP53*が遺伝子ネットワークの中心に位置しているのは、そうでないと「煙」と「熱」の両方を感知して正常か異常かを判断することができないからだ。煙か熱のどちらかだけで作動する火災報知器では使い物にならない。煙と熱の値の組み合わせが、火事を思わせるレベルに達しているかいないかを検出できなくてはいけない。とはいえ、仮にいくつもの基準を参照できたとしても、それだけでは不十分である。火事なのかそうでないのか、有罪なのか無罪なのか、あるいはがんなのかがんでないのかを正しく見極める意思決定システムを構築するのは、やはり非常に難しい。なにしろ、複数の手がかり《キュー》の組み合わせが本物の危険を告げているときにのみ反応し、システムが正常ないし安全であることを示唆する組み合わせは無視しなくてはいけないのである。あらゆる情報にアクセスできるだけでは足りない。潜在的な脅威かどうかを的確に判断するためには、その情報を処理する仕組みが必要になる。

　生物の構造が複雑になればなるほど、*TP53*のような調節システムによる細胞の「意思決定」が求められる場面は増える。細胞がどうふるまい、どう相互作用するかを定める規則の数が多くなれば、細胞の裏切りシグナルを検出するシステムも複雑にならざるを得ない。ところが、調節システムが複雑化すると、かえって規則の抜け道を見つけられやすくなる場合がある（税法がいい例だろう）。事実、がん細胞は絶え間なく進化しながら、がん抑制メカニズムの抜け穴を探している。このため多細胞の体には、がん化しそうな細胞の発見・排除を行う遺伝子ネットワークの「計算能力」を高める方向に選択圧がかかる。

　ここで、*TP53*をめぐる例の謎へと立ち戻ってみよう。つまり、どうしてバックアップのある分散型システムではないのか、という疑問である。それは、一元化されていることこそが*TP53*の強みと考えられるからだ。もっと分散型のシステムで処理されていたとしたら、《裏切り者》の細胞につけ入られやすくなる。なぜなら、その細胞が「有罪」であることを示す情報が断片的に存在したとしても、それが複数のネットワークにまたがって散らばってしまうからである。*TP53*という中心的な中継点に情報処理のすべてを集約するおかげで、それが細胞の無害な過ちなのか、がん化の徴候なのかを識別しやすくなっている。そして、いくつもの基準を総合してその判断を下すことで、見逃し《ミス》と誤警報《フォールス・アラーム》のトレードオフをある程度は回避している。

このように私たちのがん抑制メカニズムは複雑であり、*TP53*などを中心とする遺伝子ネットワークの内部では精緻な情報処理が行われている。その点を考えると、私たちは細胞に対する認識を根本から改める必要があるのではないか。細胞は何かを入れて何かを出すだけの単純な機械などではない。実際は複雑な情報処理装置だ。いくつもの情報を集めたりシグナルに反応したりしながら、次に何をすべきか（分裂すべきか、DNAを修復すべきか、自らを破壊すべきか、あるいはまったく別のことか）を「決めて」いる。しかも個々の細胞は「近所の」細胞や免疫系とも連携し、絶えず情報を共有しながらがん予備軍の細胞をうまく抑え込んでいる。

私たちは協力が服を着て歩いているようなものだ。だがそれと同時に、情報活動を具現化した存在でもある。細胞は一ミリ秒たりとも休むことなく、情報を処理し、かつ情報に反応している。そうやって私たちをあるべき姿にするとともに、がんのない状態を保っている。体も、その中の細胞も、私たちが思っている以上に賢い。この細胞の情報活動は、私たちが受精卵となった瞬間から活動を始める準備ができており、その後も一生のあいだ働き続ける。細胞の裏切りを絶えず監視し、それに対処していかなければ、私たちは正常な発達を遂げることができない。ましてや生殖年齢まで生きるなど無理な相談である。進化の袋小路にはまり込む運命から逃れるために、多細胞の体には細胞の裏切りに気づくシステムが欠かせない。

多細胞の体が実行している協力の度合いに比べたら、人類の達成したことなどその足元にも及ばない。確かに私たちはきわめて協力的な生物であり、大勢の力を結集して科学技術や工学の分野で数々の偉業を打ち立てることができる。しかし、私たちが何を成し遂げようと、細胞が駆使する生体工学と情報科学技術の前では色褪せる。なにしろ多細胞の体を構成する細胞は、片時も休むことなく複雑な細胞間の協力体制を維持し、私たちを生かし続けているのだから。細胞は体をつくる（そして絶えずつくり直す）ために増殖し、遺伝子を発現してタンパク質を製造している。そのタンパク質は、「私たち」という存在の物理的な「インフラ」（細胞自体と細胞間の細胞外基質）はもちろんのこと、体を適切に機能させるための情報インフラをも築いている。

私たちの細胞は一種の「集合的知性」をもっていると考えていい。アリのコロニーはアリ同士の相互作用を通じて、巣内の温度や餌探しを調節している。それでいて、個々のアリは一匹としてコロニー全体の目標を理解してはいない。それと同じで、体内の細胞も体温や摂食行動を調節していながら、個々の細胞はどれひとつとして生物の目標を「知って」いるわけではない。私たちの細胞は集合的知性を用いて、日々驚異的なレベルの協力を成し遂げ、同時に災いの芽を摘んでいる。多細胞間の協力と、《裏切り者》細胞を検出するシステムの土台には、この細胞の集合的知性がある。そのおかげで私たちは、受精卵として誕生した瞬間から力強く生き続けて生涯をまっとうすることができる。

4　がんは胎内から墓場まで

私たちはがんと共に生まれ、がんと共に生き、がんと共に死ぬ。胎内から墓場まで、がんは私たちの生命の一部である。別の疾患で命を落とすとしても、死の床についているときにはごく小さな腫瘍をおそらくどこかに隠しもっているはずだ。それでも大勢の人が、日々がんを抱えて暮らしながら長く幸せな人生を送っている。今の時点で運よく腫瘍ができていなくても、がんにつながる遺伝子変異や前がん性の腫瘍はいつなんどき生じてもおかしくはない[1]。

手の甲の皮膚を眺めてみてほしい。何が見えるだろうか。皮膚はムラなく同じ色？　それともしみが点々と散っている？　この本を読むほどの年齢に達している人なら、おそらく手の甲には前がん性の遺伝子変異が生じているに違いない。しみ、ほくろ、いぼのような突起、さらには傷痕までもが、すべて前がん性の遺伝子変異を起こしている（がん抑制遺伝子*TP53*の変異のように）。前がん性の遺伝子変異をもつ細胞であっても、見た目は正常な皮膚細胞と変わらないことが多い。日光を浴びている正常な皮膚（四人の被験者のまぶたから採取）のDNAを調べた研究によると、一見すると健康そうな細胞でありながら一〇〇万塩基対あたり二〜六個の変異が発見された。これは、様々ながんで確認されている変異率に近い[2]。この研究では、「正常そうな」細胞全体の四分の一あまりに、がんにつながりかねない遺伝子変異の発生していることがわかった。だが、そういった細胞も正常な細胞のようにふるまい続け、表皮としての機能を保っていた。多数の遺伝子変異が現れている点と、細胞集団として拡大しつつある点を除けば、がんらしき様子は認められなかった。別の研究では、露出している正常な皮膚（七人の被験者の前腕部から採取）が、*TP53*遺伝子の変異を多数抱えもっていることを見出した。その結果を踏まえて計算すると、日光にさらされている表皮細胞のうち、一年間でその約〇・二四パーセントが*TP53*遺伝子の変異を獲得していると考えられる[3]。だとすれば、車を降りて玄関まで歩くほんの数秒のあいだにも、両手で数えられるより多くの*TP53*遺伝子変異が起きていることになる。

前章でも触れたように、がんを抑制しようとすると早期老化のようなコストを伴うおそれがある。生物ががんを完全に封じ込める進化を遂げてこなかったのは、そこに理由の一端があった。しかし理由はそれだけではない。じつは、私たちを生かし続け、健康に成長させ、子どもをつくれるようにしている数々の形質と、私たちががんにかかりやすいことにはつながりがある。その形質とはたとえば、生殖能力、治癒にかかわる能力、感染症と闘う能力などだ。そうしたつながりが存在するために、遺伝性のがんリスク（乳がんの原因となる*BRCA*遺伝子が生殖細胞内で変異するのもそのひとつ）が今なお人類から消えてなくなることがない。健康と長寿を損なうものだというのに。

本章では、生物レベルの進化と細胞レベルの進化が、一生の様々な段階でどのように相互作用しながら私たちをがんにかかりやすくしているかを見ていく。生物レベルでの自然選択は、がんのリスクを排除してこなかった。それは、いろいろな制約があるうえに、ほかの形質とのトレードオフが存在するためである。また、体内の細胞間には発達の過程を通して自然選択の力が働き、私たちがどういう人間になるか、また、どれくらいがんの脅威にさらされやすくなるかを方向づけている。まだ胎児のときから体内の細胞は競って進化しつつあり、それが小児がんのリスクを生んでいる。一方、細胞の競争と進化を抑制する能力は人生の終わりが近づくにつれて衰えるものの、それが完全に失われることはない。

混沌の地獄 vs. 停滞の沼

これから自分が綱渡りをするところを思い浮かべてほしい。あなたの右下には「混沌の地獄」が大きく口をあけ、熱に沸き立って大混乱の様相を呈している。あなたがそこに落ちれば、際限なく膨れ上がる塊へと姿を変える。左下に待ち受けるのは、冷たく淀んだ「停滞の沼」だ。沼はあなたを凍えさせ、生きたまま呑み込む。じつはあなたは、自分では気づかないうちに無事この綱を渡り終えている。たった一個の細胞から三〇兆個の細胞になるには、そうする必要があった。そうでなければ胚はきちんと発達を遂げることができない（この胚の発達の初期段階は「発生」と呼ばれるが、本書では一般になじみのある語である「発達」を用いる）。

胚の発達という綱渡りの最中に、バランスが乱れて右に傾きすぎればどうなるか。胚は混沌の地獄に落ち込み、それは細胞の自由度が大きくなりすぎることを意味する。こうなるとあなたは、増殖と浸潤を繰り返す無秩序な細胞の塊となり果てる。逆に左に倒れすぎたら何が起きるか。胚は停滞の沼にはまり込み、それは細胞のふるまいが抑制されすぎる結果を招く。発達の過程で細胞の増殖や移動ができなければ、体は神経系も生殖器系もない小さな球のままで終わる。

がんの根源となるのはこの細胞の自由度だ。細胞に自由がありすぎると、《裏切り者》の細胞がわが世の春を謳歌する。そして《裏切り者》が繁栄すれば正常な細胞より多くの子孫細胞を残し、集団内に占める割合を高めていく。自然選択が《裏切り者》の細胞に有利に働くのはすでに見た通りである。私たちのがん抑制メカニズムは、細胞のふるまいを制御するのを助け、体細胞進化に待ったをかける。細胞へのコントロールを強めれば、細胞の裏切りが起きる機会は少なくなるものの、それには代償が伴う。

*TP53*遺伝子のようながん抑制メカニズムを通して、細胞の自由を抑え込む力を今より強めたらどうなるだろうか。《裏切り者》を有利にする進化のプロセスを遅らせたり、場合によっては完全に停止させたりすることも不可能ではない。しかし、コントロールが強すぎると、私たちの健康や生存能力が損なわれるおそれがある。なぜかといえば、健康に生きることを助けてくれる重要な仕組みの多くは、細胞が「がんのように」ふるまうことを求めるからだ。急速に数を増やし、体内を動き回り、組織の中に入り込むといったふるまいがそれにあたる。たとえばどこかに切り傷ができたとしよう。傷を治すには細胞が増殖し、移動して傷をふさがなくてはいけない。細胞のふるまいを制限しすぎたら、切り傷は治癒しなくなる。それだけではない。あとで見るように生殖能力が低下し、加齢とともに組織を再生するのが不可能になるうえに、感染症にかかりやすくなるという結果にもつながる。

細胞をコントロールしすぎると不利益が生じることは、すでに胚の発達過程からはっきりと見て取れる。そもそも胚が無事に生育していけるかどうかは、細胞の増殖と移動にかかっている。そのため胎内では、細胞が無秩序に複製しないように抑制する必要がある一方で、適切な発達のためには細胞に相応の自由を与えて動き回れるようにしてやらないといけない。こうした綱渡りを考えると、たったひとりでも生きて子宮を出られることが奇跡に思えてくる。

受精卵が初めて分裂してからは、細胞分裂が起きるたびにDNAに変異の可能性が忍び寄る。生命が胎内に宿ったばかりの段階では、細胞は絶えず分裂を繰り返し、発達中の体内を動き回っては既存の組織に入り込んでいる。この組織への浸潤が起きるからこそ、神経系、循環器系、生殖器系といった、生物として機能するために必要なすべてのシステムがつくられる。これだけ急速な細胞増殖と浸潤を経験しながら、なぜ私たちは生まれてくる前にがんにならずに済んでいるのか。また、ほとんどの人間は生殖可能な期間にがんにかからず、がんのない状態を高齢まで続けられることも少なくないが、それはどういう仕組みによるものだろう。

発達中の胚は、自然選択が起きる三つの条件（第2章参照）をすべて満たしている。まず、遺伝子の面でもエピジェネティクスの面でも多様な細胞の集団であること（多様性）。また、その細胞間の差異は親から子へと遺伝するとともに（遺伝可能性）、それが細胞分裂の速度の違い（適応度の差）を生んでいることだ。私たちがたった一個の細胞から分裂を開始し、複数個の細胞の小集団として発達中の体をつくり始めるとすぐに、細胞のあいだには進化のプロセスが始動する。一部の細胞は死に、一部は生き残り、また一部はほかより多くの子孫細胞を生み出す。それにつれて細胞の集団は変化していく。私たちが正常な発達を遂げられるのは、がん抑制メカニズムが胎内で働き始めるからである。この重要きわまりない時期にそのメカニズムが体細胞進化をコントロールするおかげで、組織系や器官系が正常に発達する方向へ進むことができる。

胚の発達は制御された進化のプロセスとして進行していき、協力し合う多細胞共同体として帰結するのが理想だ。個々の細胞内のゲノムには指令が記されていて、それをもとに三〇兆個からなる細胞の社会を築き、維持し、統治する。発達途上の体の中では、細胞が成長し、分裂し、組織され、多細胞が協力し合う驚異の世界をつくり上げる。ところが、この細胞の共同体が大きくなって成熟していくにつれ、内部から裏切られるという厄介な問題に直面する。すでに見てきたように、《裏切り者》の細胞は多細胞間の協力体制につけ入り、細胞集団の中で勢力を拡大しやすい。それがときにがんへとつながる。

受精卵が誕生したばかりの時点で胎内を覗くことができたら、受精卵（胚）が急速に分裂しながら子宮内膜に向かっていくのが確認できるに違いない。胚はまもなく子宮内膜に食い込んで定着し（これが「着床」）、母体から血液を供給してもらえるようになる。胚はまだごく小さな細胞の塊であり、分裂と分化を繰り返すあいだは無防備で傷つきやすい。この段階で働くがん抑制メカニズムは、胚をがんのない状態に保てる程度には強力でなくてはならない。だがその一方で、胚が胎児へと生育していけるようにするには、細胞のふるまいをある程度は許容してやる必要もある。あの綱渡りのたとえ話を思い出してほしい。「停滞の沼」に落ちずに済むだけの自由を得ながらも、自由すぎて「混沌の地獄」へと真っ逆さまにならないようにする。胚はこの危ういバランスを維持しなくてはならない。

細胞に対する制約と許容のバランスが崩れたらどうなるか。成長できない、成長が速すぎる、あるいは組織が間違った場所につくられる、といったことが起きる。細胞の進化を許しすぎれば、生まれもしないうちからがんに屈する。といって、細胞の増殖と移動を制限しすぎれば、同じくらい手痛い代償を払う羽目になる。つまり発達が止まったり、正常に発達できなくなったりするわけだ。

たとえば、とある一個の細胞の中で、細胞周期をコントロールする*TP53*遺伝子のコピーがふたつとも（母親由来のものも父親由来のものも）変異を起こしたとしよう。するとその細胞は野放図に分裂を繰り返し、その子孫細胞も無秩序な分裂を続ける。結局、胚が正常に発達できる望みをすべて消し去ってしまう。受胎しても失敗に終わる確率は五〇パーセント近くにのぼると見られる。しかも、そうした事例の八〇パーセントは、標準的な臨床的手段で妊娠が確認できない段階で起きている。(4) 発達が失敗する主な理由としては、減数分裂や受精の最中に染色体異常が生じることである。しかしときには、がんへとつながる遺伝子変異のせいで発達に支障をきたすケースもおそらくあるのではないか。のちにも取り上げるように、細胞が様々な種類の細胞や組織に分化していく過程では、染色体の構造が変化してしまうことがある。そうなると、ある種の白血病のような小児がんが発生しやすい。

発達のごく初期の段階では、細胞の急速な増殖や浸潤が手に負えないレベルになるとがんへと至る。だから、がん抑制メカニズムは最大限の警戒態勢を取らなくてはいけない。がんを抑制するのは、生まれて成長してからよりも胎内にいるときのほうが圧倒的に難しい。大人になった体を維持するのであれば、がん抑制の仕事はかなり落ち着いたペースでこなすことができる。ところが、胚が発達していく際には、体が急成長を遂げているさなかにがんらしきプロセスだけを止めなくてはならない。かといって、細胞のふるまいに制約をかけすぎても発達はうまくいかない。増殖と浸潤を抑えすぎれば発達を妨げ、胚が生育不能の状態に陥るおそれがある。これだけの難題に囲まれていることを思うと、胎内で過ごす月日はまさしく危険と背中合わせだ。なのに私たち全員がそれを切り抜けてきたのだから、驚くよりほかない。

もう一度、綱渡りの光景を思い浮かべてほしい。あなたはバランスを取るために長い棒を一本手にしていて、その両端には一個ずつバケツが掛けられている。バケツの中には何かが詰まっているが、正体は判然としない。ただ、あなたから見て右のバケツのほうが重ければ混沌の地獄のほうに体が振れ、左のほうが重ければ停滞の沼のほうに傾き始めることはわかっている。その中間で絶妙なバランスを保たなければ、無事に綱を渡りきることはできない（図4－1参照）。

バケツの中身を空けてよくよく眺めてみれば、それが遺伝子産物だとわかる。遺伝子産物とは、遺伝子からつくられるタンパク質のことで、体内で様々な仕事をする（ここでおさらいを。遺伝子の役割は、遺伝子産物、つまりタンパク質を生成して、細胞内や体全体で数々の仕事をさせることにある。遺伝子からタンパク質を生むプロセスを遺伝子発現という）。右のバケツには、細胞の増殖と移動を促す遺伝子産物が入っており、たとえば増殖因子や生存因子などがそれにあたる。これらはがんの原因になるおそれがあり、バランスを混沌のほうに傾ける。左のバケツには、細胞の身勝手なふるまいを抑える遺伝子産物が詰まっていて、たとえば（前章でも取り上げた*TP53*遺伝子からつくられる）p53タンパク質などがそのひとつだ。p53のような遺伝子産物は細胞を監視し、道をそれていることに気づいたら説き伏せて元に戻す。また、度を越してしまっているようなら自死のプロセスを誘導する。胚が生き延び、がん

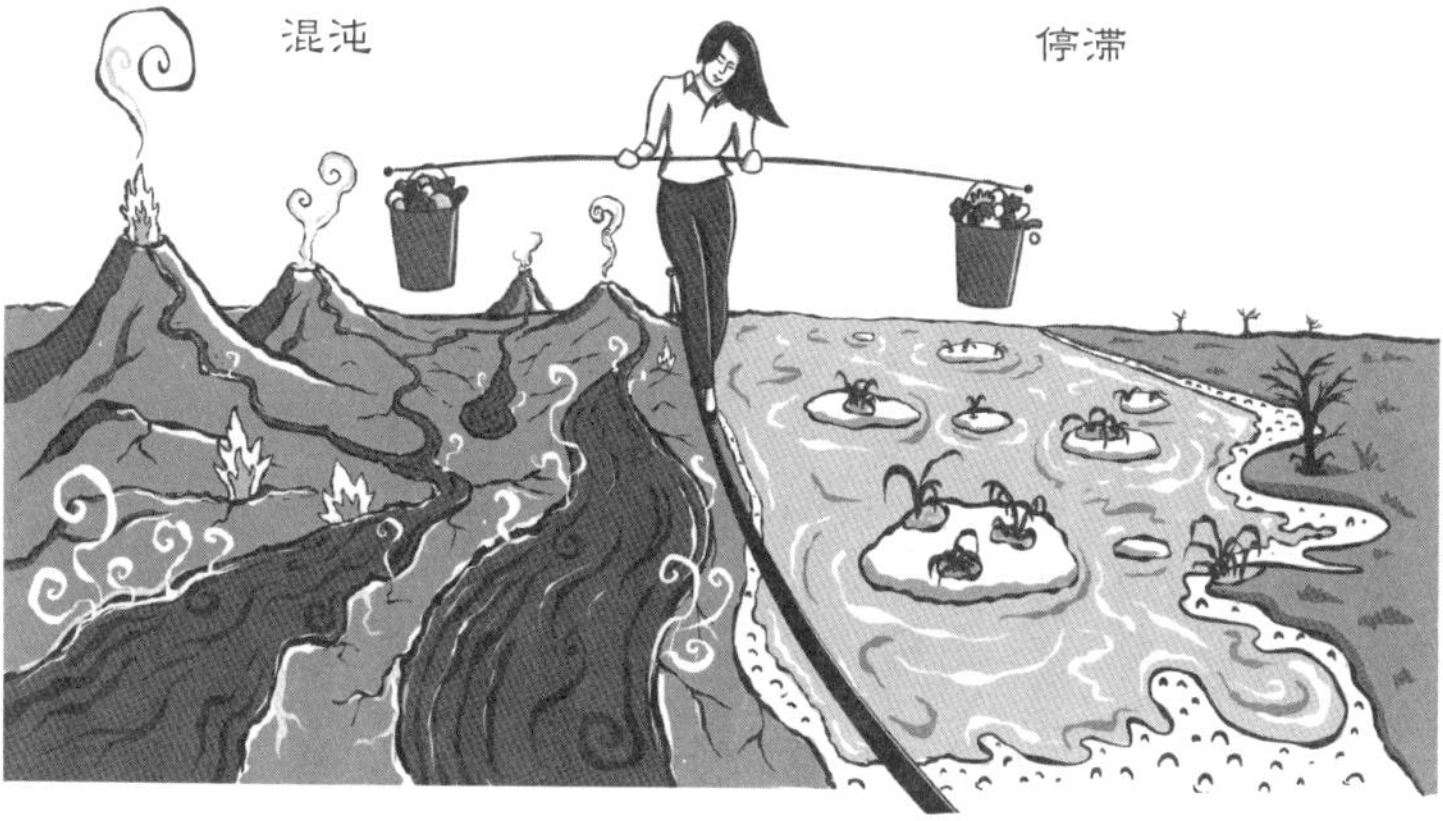

図4－1　適切な発達を遂げるには，細胞の行動を抑制しすぎないこと（発育が停滞・失敗するおそれがあるため）と，細胞を自由にしすぎないこと（がんにつながるおそれがあるため）のバランスを取る必要がある．発達の過程は，長い棒をもって綱渡りをするようなものだ．棒の両端にはバケツが1個ずつ掛けられている．片方には，細胞の抑制の方向にバランスを傾ける遺伝子産物が詰まっていき，「停滞の沼」（図の向かって右側）に落ちるリスクを高める．もう片方のバケツに入っていく遺伝子産物は，細胞の自由度を高める方向にバランスをシフトさせ，がんが生じかねない「混沌の地獄」へと落下するリスクを高める．

化を防ぎながら正常な生物へと発達していけるかどうかは、この遺伝子産物が正しいバランスになっていることがひとつの大きな鍵を握る。

二個のバケツを提げて綱渡りをするというイメージは、適切な発達とはどういうものかを理解する役に立つ。要は、がんを抑える遺伝子の発現と、細胞の増殖と浸潤を促す遺伝子の発現を、いかに適切なバランスに保つかの問題といえる。さらにこのイメージからは別のことも見えてくる。私たちががんにかかりやすい大きな理由は、水面下で様々なトレードオフが起きているせいだという点だ。実際には単純な「左か右か」ではなく、遺伝子産物が互い同士や周囲の細胞と相互作用しながら複雑なネットワークをつくっている。

そのネットワークでは、正のフィードバックループと負のフィードバックループがいくつも絡み合うことで、すべてのバランスを取っている。とはいえ、発達の過程でどのようにがんのリスクが形成されるかという点においては、綱渡りのイメージは理解の大きな助けになる。がんが発生しやすいことも、がんが抑制されていることも、いろいろなトレードオフの上に成り立っていることが明確になるからだ。

あなたの母親と父親はあなたの体の中で攻防を繰り広げている

一個の細胞から数十兆個の細胞をもつ成体へと発達を遂げるあいだ、体内ではあなたの生物学上の母親と父親があらゆる細胞の中で静かな闘いを繰り広げている。何かというと、母親由来の遺伝子の一部は成長の抑制につながる因子（タンパク質）をつくり、細胞を自由にさせない方向にバランスを傾ける。それに対し、父親由来の遺伝子の一部は成長に拍車をかける因子を生み出し、バランスを少しだけ無秩序寄りに変える。

なぜ母親由来の遺伝子と父親由来の遺伝子が相反する目的に向けて働くのだろう。それに、両者が体内でそれほど違ったふるまいをするようなことが、そもそもどうすれば起こり得るのだろうか。

私たちの個々の細胞内には、二三本でひと組の染色体がふた組存在している。それぞれ遺伝的な両親から受け継いだものであり、通常はそのどちらもが発現する。ところが驚くべきことに、この染色体上の遺伝子には、自らが母親と父親のどちらから来たのかを「覚えている」ように見えるものが少なくない。これを「ゲノム刷り込み」という。この刷り込みはエピジェネティクスを通じて行われている。エピジェネティクスとは、ある種の分子がＤＮＡに結合したり離れたりすることによって、特定の遺伝子のスイッチを切ったり（発現を抑制したり）入れたり（発現を可能にしたり）する仕組みのことだ。刷り込みのある遺伝子の場合、母親由来か父親由来かのどちらかの遺伝子からしかタンパク質がつくられない。母親由来の刷り込み遺伝子は、発達過程で成長を抑制するタンパク質を製造するものが多く、父親由来の刷り込み遺伝子は、成長を促すタンパク質を生成するものが多い。

体が胎内で発達途上にあるときは、成長を促す因子と制約を課そうとする因子をただでさえ正しいバランスで生み出さなくてはならない。そのうえ、母親由来の遺伝子と父親由来の遺伝子のつくり出す因子が、いつなんどきその危ういバランスを崩すかもわからない状況にある。綱渡りのバランスが乱れれば、混沌の地獄か停滞の沼へと落ちて発達は失敗に終わる。

どうして胎児の発達過程で、それぞれの遺伝子が別々のふるまいをするのだろうか。できる限り健康な子をつくるために、どちらも協力し合うべきではないのか。母親からの遺伝子産物と父親からの遺伝子産物が争うような、その対立の根源はどこにあるのだろう。

それを理解するには、進化生物学におけるひとつの基本的な考え方に立ち戻る必要がある。「親の投資理論」だ。あなたの生物学的な母親と父親は別個の存在であり、遺伝子の面ではまったくつながりがない。だとすれば、子を残すうえでの利害が完全に同じものになるはずはない。確かに利害が「おおむね」合致するからこそ、自分たちの共通の子であるあなたを産む。しかしそれは完全な一致ではない。母親と父親のこの利害の対立のもとをたどると、ヒトが（進化生物学的な見地からいって）完全な一夫一婦制ではないという事実に行き着く。生物が完全な一夫一婦制であれば、親はどちらもほかのパートナーと子をつくることがない。だから、両者の利害は一〇〇パーセント一致する。だが、ヒトの場合は配偶や婚姻の仕方が様々だ。同時期に複数の配偶者をもつこともあれば（一夫多妻制や一妻多夫制など）、生涯のあいだに複数の配偶者を得ることもあり（現代の西洋社会で一般的な連続一夫一婦制など）、かと思えば一生配偶者を変えないケースもある。(5) したがって、ヒトの進化の歴史をさかのぼれば、親はすでに誰かと別の子をもうけていることが少なくなかったし、将来的に別の相手とのあいだに子ができる可能性もあった。こうした多様な配偶システムをもつことが、私たちの生物としての特徴を形づくってきた。妊娠時の生理学的現象しかり、がんへのかかりやすさもしかりである。では、完全な一夫一婦制ではない有胎盤哺乳類として進化の道のりを歩んできたことが、胎内でどのように利害の対立を生み、がんを生じやすくする遺伝子発現につながったのか。それをさらに詳しく掘り下げていこう。

ミルクセーキと一夫一婦制

ひと言でいえば、これは母親の資源をめぐる対立である。それがどのような仕組みで起きているのか、昔懐かしいミルクセーキを例に引いて考えてみたい。一九九〇年代、オーストラリアの理論進化生物学者デイヴィッド・ヘイグがひとつの仮説を提唱し、それはのちに「ミルクセーキ・モデル」と呼ばれるようになった。このモデルでは、母親がミルクセーキを買ってきて子どもたちに分け与える、という設定を用いている。(6) 本セクションではこのモデルを少しアレンジして、胎内で利害の対立が生まれる理由を進化生物学の切り口から説明していきたい。

さて、ひとりの母親が比較的大きな容器に入ったミルクセーキを一本買ってきたとしよう。家ではおなかをすかせた子どもたちが待っている（話の便宜上、子どもたちの父親は同一ではないことにする）。母親はまず一番上の子にミルクセーキをあげ、その子はひと口すする。次に二番目の子、それから三番目の子と続き、子どもたち全員に味わうチャンスを与えてやるようにする。一番下の子の番になったとき、ミルクセーキはどこまで減っていると思うだろうか。あるいは、子どもたち全員が飲み終えたあとに母親の分はどれだけ残っている？　もちろんそれは、ひとりひとりがどれくらい欲しがるかによって違ってくる。子どもというのはえてして、何のありがたみも感じずに際限なく飲み食いしたがるものなので、おそらく残りはほとんどないだろう。しかし、子どもたちがそれぞれもっと自制し、ほどほどの量で我慢して次の子に回せばどうなるか。どの子にも十分に行き渡るだろうし、ひと口やふた口なら母親もありつけるかもしれない。

母親からすると、子どもたちが節度をもって公平に分け合ってくれるのが一番である。それにひきかえ子どもたちは、ほかのきょうだいが死なない程度にとどめはするものの、自分の取り分をなるべく増やしたいと思う。ヘイグのモデルによると、子どもたち（男でも女でも）が少しでも多くを欲しがるのは、子孫を残すうえでの父親の利害が働いた結果である。そして、子どもが自制してあとのきょうだいに十分な量を回すのは、子孫を残すうえでの母親の利害がその背景にある。こうして利害の対立が生じる。

何度か妊娠するあいだに胎内で起きているのは、まさしくこのミルクセーキのジレンマである。ミルクセーキは、母親の資源の蓄え（胎児の発達を左右するが不足しやすい栄養素など）を意味している。また、それを子どもたちが順番に飲んでいくさまは、複数の子が胎内で胎盤を介して母親の資源を利用することを指している。そして、個々の子どもが貪欲か控えめかは、資源を引き出そうとする激しさと、胎児が成長する速さを表している。

完全な一夫一婦制の生物であれば、すべての子に栄養を摂らせるうえでひとりの母親の資源に頼るしかない。その場合、父親の考え方と母親の考え方は一致する。つまり、子どもが飲めるミルクセーキはたった一本しかないということだ。しかし、完全な一夫一婦制ではないとしたら、父親は自分の子に資源を与えるのにひとりの女性だけを当てにしなくてもいい。要するに、父親の子が口にできるミルクセーキは二本以上ある。父親が複数の生殖パートナーをもつことができる場合、仮にミルクセーキが底をついても父親のこうむる代償は母親ほど大きくない。

一夫一婦制ではない生物では、子孫を残すうえでの利害が母親と父親とで異なる。こうした利害の対立が存在するせいで、自らの資源を子にどのように「投資」するかが一致しない可能性がもち上がる。一種の綱引きだ。母親は、父親がもっとあなたのために資源を投資するのを望む。そうすれば、将来の子のために自分の資源を多く残しておけるからである。一方の父親は、母親がもっとあなたのために資源をつぎ込むのを期待する。そうすれば、将来の子のために自分の資源を少しでも多く取っておけるからだ。もっともこれは、母親なり父親なりが相手からもっと資源を引き出してやろうと意図しているという意味ではない。単に適応主義（第2章参照）の考え方を当てはめているにすぎない。つまり、現在観察される生物の特徴は、自然選択を通して適応度（つまり次世代に残す子の数）を高める方向に進化した結果だと見ている。そういう見方をすれば、適応度をめぐる母親と父親の利害の対立が、この複雑な状況でどう働いているかがわかりやすくなる。

ひとりの子どもの遺伝子がどのように発現するかによって、その子がどれくらい激しく、そして速く母親の資源を引き出すかは変わってくる。母親にとっては、健康な胎児であってはほしいものの、自分の資源が搾り取られすぎるのは困る。ところが父親にしてみれば、少しくらい搾取しすぎる胎児であっても構わない。なんといっても、資源に飢えた子どもを身ごもるコストを負うのは自分ではないからである。驚くのは、たった一個の細胞から胎児が発達していく過程で、その子の体内のあらゆる細胞内でこの対立が繰り広げられていることだ。

対立が始まったのはおよそ一億年前。体内で妊娠する能力を哺乳類が獲得したときである。以後、有胎盤哺乳類が進化を遂げていくあいだずっと、その対立は続いてきた。ヒトのような哺乳類には、胎児が母親の資源を引き出すためだけに用いる使い捨ての器官がある。それが胎盤であり、いってみれば先がいくつにも枝分かれした巨大なストローのようなものだ。それが母親の子宮内膜に食い込み、成長中の胎児がそこから資源を吸い上げる。遺伝子の面で見ると、胎盤は胎児の一部である。胎盤は、受胎産物（受精卵に由来する細胞群の総称のことで、胎児や胎児の体の外につくられる構造を含む）と同じ細胞から発達する。だが、最終的に胎盤をつくり上げる細胞は、受胎産物のほかの部分とは異なっている。胎児の発達という、見事な振り付けのなされた舞いには加わらずに別の道を進むのである。受胎産物内のあらゆる細胞の中で最初に分化するのがこれらの細胞であり、分化した細胞は栄養膜（「トロホブラスト」とも）となって胎盤の主要な機能を担う。栄養膜は子宮内膜に侵入して、資源移送基地ともいうべきものを築く。発達中の胎児は、この基地を通して母親の血流から栄養を取り込む。当然ながら、父親由来の刷り込み遺伝子は、胎盤の大きさと浸潤性を高めるようなタンパク質を発現する。それに対し、母親由来の刷り込み遺伝子は、胎盤による浸潤を抑制しようとする。

胎盤という構造は、先に生まれる子にとってかなり有利だ。胎児は母親の資源をより多く引き出して、将来のきょうだいの分を減らすことも可能になる。だからといって、きょうだいの胎盤のほうが小さくなるという意味ではない。むしろ、あとのほうの妊娠の際に母親の資源が不足しているとすれば、胎盤は大きさを増してさらにしっかりと食い込み、少しでも多くの資源を取り込もうとすることが予想される。現に、一九五〇年代の研究からは、先の胎児のものよりもあとの胎児の胎盤のほうが大きくなる傾向が確められた(7)。これは、より大きく丈夫な「ストロー」をつくって、残された母親の資源を吸い上げようとしているからだと考えられる。

胎盤という資源移送基地が設置されると、どれくらいの資源を送るのが最適かをめぐって母親と父親の利害は一致しなくなる。利害の対立は具体的にどのようにして起きるのか。それが前セクションで説明した「刷り込み」だ。父親由来の刷り込み遺伝子は、胎児への資源の移送量を増やすようなタンパク質を発現する。一方、母親由来の刷り込み遺伝子は、移送量を減らすようなタンパク質をつくる。異なる目的をもつふた組の遺伝子がこうして押したり引いたりを繰り返すにもかかわらず、胎児は無事に発達を遂げて正常な赤ちゃんとして生まれてくる。

　ほかの動物を対象にした研究からは、綱引きの結果として劇的な変化のもたらされることが確認されている。たとえば、マウス胚のエピジェネティクスを操作して父親由来の刷り込み遺伝子のスイッチを切ると、生まれてくるマウスの体は非常に小さくなる。逆に、母親由来の刷り込み遺伝子を無効にすると、巨大な胎盤がつくられる。(8) このように、遺伝子の刷り込みと胎児の成長に関して現在わかっていることは、マウスの胎盤の研究から得られた部分が大きい。(9)

　この対立について明らかになっていることを踏まえるなら、胎盤内では父親由来の遺伝子発現のほうが優勢になっているはずである。それを垣間見させてくれるのが、ウマとロバの交雑種に関する研究だ。オスのロバとメスのウマを掛け合わせるとラバができ、メスのロバとオスのウマを交配するとヒニー（「駃騠《ケッテイ》」とも）になる。研究者はラバとヒニーの両方について遺伝子発現の状態に注目し、父親由来の遺伝子（ラバの場合はロバの遺伝子、ヒニーの場合はウマの遺伝子）のほうが胎盤で多く発現しているかどうかを調べてみた。すると、胎盤内では（ただし胎児内ではない）その通りであることがわかった。(10) 胎盤の浸潤と胎児の成長が、父親由来の遺伝子によって促されていることがうかがえる。

　父親由来の刷り込み遺伝子が概して成長を促進する性質をもつということは、その遺伝子が発現するとがんの発生しやすい状況が胎内でつくられることを意味する。それだけではない。のちの人生でがんにかかりやすくなることにもつながる。(11) 胎盤内で増殖と浸潤を促す遺伝子は、後年には沈黙して（つまりスイッチが切れた状態で）いなければならないが、がん細胞の中では再びスイッチがオンになっていることが多い。(12) 母親由来と父親由来の刷り込み遺伝子のあいだの緊張関係が、のちのちになって再び浮上してくる場合があるためだ。そのせいで、体の発達はとうの昔に終わっているのに、がんのリスクが高まるおそれがある。

急速な成長と浸潤性は、細胞レベルで現れるがん特有の表現型（形態的・生理学的な特徴や性質）である。どちらも私たちの細胞がもち得る性質であり、自分の適応度を高めようとする父親側の利害の結果として生じている。もっとも、父親が自らの子孫を増やすためにがんを望んでいるというわけではない。ただ、父親由来の遺伝子の利益を叶えようとすると、がんに近い表現型を好む結果につながるということだ。つまり、正常な細胞よりも速く増殖し、浸潤性が高く、宿主から資源を引き出す能力が高いという表現型である。(13)

この利害の対立を通して双方ともが互いに呼応する進化を遂げ、自分にとっての望ましい結果を得るための「努力」をエスカレートさせてきた。こうした状況はしばしば「軍拡競争」になぞらえられる。どちらもが相手に対抗してなんとか勝利を手にしようと、段階を追って自らの資源の投資を増やしてきたからである。母親と父親の軍拡競争の場合、互いに相手を邪魔するような遺伝子産物をつくることになる。それだけの努力をつぎ込んでも、結局は相殺されて無に帰するわけだから、無駄なことこの上ない。たとえば、母親由来の刷り込み遺伝子の中には、父親由来の増殖因子に結合してそれを不活性化する抗体をつくるものまである。(14)理屈のうえでは「軍備」を縮小しても双方ともが同じ成果を、しかも格段に小さいコストで達成できるはずだ。なのにそうしない。胎児自身にとって何が最適かという視点で見ると、この状況はまったく理屈に合わない。しかし、その胎児のすべての細胞の中で、適応度を高めるための母親と父親の利害の対立が繰り広げられていると考えれば、この奇妙な状況にも納得がいく。

成長と抑制の攻防がエスカレートすると、別の結果にもつながる。双方がそれぞれの側のバケツを満たしてきたのは、相手側のバケツもいっぱいになるという「予想」に基づくものだ。そのため、何かがひとつつまずくと、非常に恐ろしい事態がもたらされかねない。仮に母親由来の刷り込み遺伝子に変異が起きて、父親側のバケツに対抗できるほどの遺伝子産物をつくれなかったとしよう。するとバランスが崩れ、母親と父親双方の利害にとってマイナスの影響が及ぶ。父親が勝利を収めそうに思えるが、そういうものではない。遺伝子変異や遺伝子欠失のせいで、どちらかの刷り込み遺伝子の発現がうまく調節できなくなると、様々な症候群につながることがわかっている。たとえば、父親由来の刷り込み遺伝子が（エピジェネティクスの正常な調節を妨げる遺伝子変異のせいで）通常より多く発現してしまうと、ベックウィズ・ヴィーデマン症候群のような疾患を招くおそれがある。この症候群を発症すると、子は胎内で急速に成長し、幼児期にも体が大きく、がんにかかるリスクも高い[15]。

ヒトは生物としてかなりうまく機能できるように進化を遂げてきた。とはいえ、体が多数の細胞で構成されているために、個体レベルでの協力に関しては一〇〇パーセント最適化されているとはいえない。私たちの内側には今なお対立が渦巻いている。細胞間で、だけではない。右で見てきた刷り込み遺伝子のように、細胞内でも対立は起きている。胎児が発達の途上にあるときには、増殖因子を発現することとそれを無効にすることの両方に体はエネルギーを使っている。これは完全なる資源の無駄遣いであるうえに、そのプロセスが乱れて全体のバランスが崩れたら大変なことになるという危うさもある。このように、胎内における成長と発達は、私たち自身の適応度ができるだけ高まるようにという視点で調節されているわけではない。むしろ、子孫を残すうえでの母親と父親の遺伝子の利害が、激しい攻防を繰り広げたあげくのいわば折衷案なのである。

ありがたいことに、この利害の対立は私たちが十分な発達を遂げるにつれて弱まっていく。あなたの体のボディプラン（基本設計のこと）はほぼ完成しており、抑制と自由のバランスを取る作業も時とともに楽になっていく。それでもなお、がんへのかかりやすさという面では様々なトレードオフが私たちの体を待ち受ける。生殖年齢へと向かう過程もそうだし、組織を再生させて新しい状態に保ったり、傷を治したり、感染症と闘ったりする際にもそうだ。生殖能力や、異性を引きつける魅力をもつことまでもががんのリスクに影響する可能性がある。そういった能力は、私たちが生きて健康を維持し、無事に子をつくるうえでなくてはならない。たとえそれががんを発症しやすくなることにつながるとしても、できるだけ多く子孫を残すという観点からすれば利益がコストを上回る。

生まれたあとは別の綱渡りが始まる。今度もまた、相反する働きをする遺伝子産物を両端のバケツに入れたまま、子をつくることに成功するまでバランスを取り続けなくてはならない。ただし今回は、細胞のふるまいを抑制したときに生じるリスクが前とは違っている。胎内で細胞のふるまいを制限しすぎると、発達が止まるおそれがあった。一方、胎内を出てから同じことをすると、感染症にかかりやすくなったり、子づくりに支障をきたしたり、老化が大幅に加速したりする危険性がある。そのため、新たに始める生命の綱渡りではがんを抑えつつも、自分の遺伝子を確実に次世代に渡すうえで必要なことは何でも細胞にやらせなくてはいけない。がんを抑え込む方向に傾きすぎると、適応度を高める形質に悪影響の及ぶ場合がある。

がんへのかかりやすさという点で見ると、成長にしろ発達にしろそれ自体がリスクをはらんでいる。急速な成長ががんのリスクを高めるのなら、体はできるだけゆっくり成長すればいいように思うかもしれない。あいにく、体が大きいことにはいくつもの利点がある。

ひとつには生殖能力が高いことだ。子どもをつくるには、個体の生殖器官が成熟していなければならず、そのためには成長することが必要になる。だが、速すぎる成長には危険も伴う。成長の過程ではDNAの修復が欠かせないのに、その作業がおろそかになりかねないからである。そうなると個体はよりいっそうがんにかかりやすくなる。

DNAの修復には時間がかかるため、急速な細胞分裂とのあいだでどうしてもトレードオフが生じる。*TP53*や*BRCA*のようながん抑制遺伝子は、細胞周期の調節を助けるタンパク質をつくる。それがあるからこそ、細胞はDNA複製と分裂の前に活動を停止し、DNAの修復にいそしむことができる。DNAの修復のために細胞周期を遅らせる（そして最終的には個体の成長速度を遅くする）ことは、成長中の体をがんから守るためにがん抑制遺伝子が行っている仕事のひとつだ。増殖や成長、そしてDNA修復を細胞が適切に制御できなければ、細胞はDNAの損傷を修復してもらえない。そうなれば、変異を抱えたまま数を増やしてしまうおそれがある。がん性変異のある細胞が増殖してがんへと成長するには、何十年もかかる場合がある。[16] したがって、発達の初期段階で変異が起きると、長く続く強力な余波が残りの人生に及びかねない。[17]

発達がすべて完了して成体のサイズに到達すると、私たちの組織は「メンテナンス・モード」に入り、もはや体を大きくするのではなく体を維持することだけに注力する。これにより、急速な成長に伴うリスクがある程度は低減するが、リスクが完全に消えてなくなることはない。というのも、組織を良好な状態に保つには細胞増殖を継続しなくてはならないからである。細胞は絶えず死滅しているので新しいものと置き換える必要があるし、当然ながら傷を治すにも細胞増殖は欠かせない。こうして古い組織が新しい組織と絶え間なく入れ替わっているせいで、成体のサイズに達してもなおがんのリスクは増加し続ける傾向にある。

細胞版「若返りの泉」

私たちが生きているあいだじゅう、細胞は分裂を繰り返して失われたものと置き換わり、様々な組織を再生している。皮膚や胃の内膜のように再生のペースが速い組織もあれば、心臓の細胞や神経細胞のように発達完了後はほとんど（ないしまったく）分裂しないものもある。とはいえ大部分の組織では、細胞が脱落や自死、あるいは別の理由で死滅したら、つねに新しい細胞が補充されている。私たちが急激に老化せずに済んでいるのも、組織が傷ついたときに治癒できるのも、こうした自己再生能力があればこそだ。

自己再生ができるのは主に幹細胞のおかげである。細胞生物学で幹細胞は「未分化細胞」と呼ばれ、要は「多目的な」細胞ということだ。幹細胞もほかのすべての細胞とまったく同じゲノム一式をもっているが、その遺伝子発現は特殊な状態にある。幹細胞は「多能性」を失わないため、様々な種類の細胞になれる。分裂して幹細胞のままでいることもできるし、心臓の細胞、肝臓の細胞、胃の細胞、免疫細胞などのように特殊化した細胞へと分化することもできる。私たちの体内ではあらゆる組織に幹細胞があって、再生や傷の治癒を助けながら私たちを健康に、そして比較的若々しい状態に保っている。幹細胞は単に役に立つだけでなく、私たちにとってなくてはならない存在といっていい。なにしろ、組織の再生を可能にして、私たちの老化の進行を遅らせてくれているのだから。ところが、幹細胞は正常な細胞よりも多く分裂するおそれがあるために、その存在が私たちをさらにがんにかかりやすくしている面もある。

未分化な幹細胞によってがんリスクが高まる例としては、遅い年齢で初めて妊娠する女性の乳がんがあげられる。最初の妊娠のとき、乳房内の幹細胞は妊娠ホルモンに反応して分化し、複雑な乳腺組織をつくる。乳腺組織は、乳汁《にゅうじゅう》を産生する小葉《しょうよう》と、乳汁を運ぶ網目状の乳管でできている（この組織は一度妊娠が終わっても将来の妊娠に備えてそのまま残る）。だが、初めての妊娠より前の時期には、この幹細胞は未分化なままだ。いわば分化へと向かうためのホルモンの合図を待っている状態であり、問題が起きたときに無秩序な増殖を起こしやすい。早い年齢で初めての妊娠を迎える女性は、おそらく乳房内の未分化な幹細胞と共に過ごす期間が短い(18)。こういう女性は、ホルモン受容体陽性乳がん（女性ホルモン（エストロゲン）の受容体が乳がん細胞上に発現していて、その受容体にエストロゲンが結合するとがん細胞が増殖するような乳がん）にかかるリスクが非常に低い(19)のだが、その理由の一端は乳房内ですでに幹細胞が分化していることにある（乳腺細胞のホルモンへの感受性が年齢とともに変化するのがもうひとつの理由）。

未分化だった幹細胞がひとたび特定の種類の細胞に分化し始めると、以後は決まった回数しか細胞分裂を行うことができない。最終的には、それ以上は分裂が「許されない」時点に到達する。分裂できる回数にこうした制約を設けていることが、がん抑制メカニズムの重要な一翼を担っている。

この回数制限がどのようにして起きるかといえば、ひとつには細胞分裂のたびにテロメアが短くなることだ。テロメアは、特徴的な配列をもつDNAとタンパク質からなる複合体で、染色体の両端に位置して保護キャップのような役目を果たしている。保護するだけでなく、テロメアには「数を数える」仕事もある。細胞が分裂を重ねてテロメアが短くなりすぎると、細胞はそれ以上分裂することができない。この状態を専門用語で「複製老化」という。だが、テロメアは長くなることもできる。細胞がテロメラーゼという酵素を生成すればテロメアは伸び、通常なら不可能な回数まで細胞分裂を続けられるようになる。テロメアの短縮はがんを防ぐ一助となっているために、正常な細胞内ではテロメラーゼが過剰につくられないように厳重に制御されている。ところが、おそらく意外でも何でもないだろうが、がん細胞はこの制約をすり抜ける進化を遂げることができる。そして、体にとって望ましくない長さにまで自らの複製寿命を延ばしてしまう。[20]

このように、テロメアは組織の再生とがんの抑制の両方にひと役買っている。それを思えば、老化とがんのつながりにおいても重要な役割を果たしているのは当然といえる。[21] マウスを使った研究によれば、テロメラーゼを過剰に生成するマウスはがんを発症するリスクが高い。ただし、がんで死ななければ通常より長く生きる。[22] 逆に、テロメラーゼをつくれなかったりテロメアが短かったりすると、老化のスピードが速くなる代わりにがんのリスクは低減する。[23] 同様に、がんにかかりやすいマウスのテロメアを短くすると、がんのリスクが小さくなることもわかっている。[24] テロメアは細胞が無限に分裂を繰り返すのを防いでいるわけだから、がんリスクを下げるのを大いに助けてくれる存在だ。ところが、そういうやり方で（綱渡りのバランスを抑制側に傾けて）細胞分裂を抑えると、組織の再生に支障をきたすという短所ももつ。

がん抑制遺伝子*TP53*も、がんリスクと老化とのトレードオフにおいて重要な役割をもっている。前章でも見た通り、*TP53*は細胞にがん化の脅威があるかどうかを「判断」しなければならない。その判断を下すうえでは、次のふたつのエラーのうちどちらかを犯すおそれがある。ひとつは見逃し《ミス》（細胞に問題があるのにそのまま生かしておく）、もうひとつは誤警報《フォールス・アラーム》（健康な細胞を殺す）である（もちろんこれは問題をきわめて単純化している。ただ、根底にどういう構図があるかを理解する役には立つ）。健康な細胞を死滅させてしまったらそれを補わなくてはならないので、組織の再生能力はやがて枯渇してしまう[25]。

実験でマウスの*TP53*遺伝子の活動を高めてやると、このトレードオフが実際にどのようにして起きるかを垣間見ることができる。*TP53*遺伝子を操作してスイッチが「つねにオン」になった（つまり絶えずp53タンパク質を製造している）状態をつくると、マウスががんになるリスクは低減するものの老化のスピードが速くなる。綱渡りのたとえでいえば、p53タンパク質は生物が無秩序（がん）の方向に倒れすぎるのを防いでくれる反面、抑制の方向に傾けすぎる（早期老化）おそれがあるわけだ。面白いことに、マウスに*TP53*遺伝子の余分なコピーをひとつ与えても、それが「つねにオン」ではなく正常な調節がなされている（つまり必要に応じてスイッチが入る）場合には、がんのリスクが下がるにもかかわらず老化の加速は見られなかった[26]。

このマウスの実験は、綱渡りのバランスを保つうえでｐ53の発現を調節することがいかに大切かを雄弁に物語っている。がんの抑制は動的なプロセスであり、細胞内の遺伝子ネットワークを通じて情報の更新と処理を間断なく行うことが欠かせない。がん抑制メカニズムを適切に制御しさえすれば、がんと老化のトレードオフを少なくともある程度は回避できる可能性がこの実験からは透けて見える。がんを抑制しつつ、それに付随しがちな（早期老化などの）悪影響を避けるには、遺伝子ネットワークが賢い調節と賢い「意思決定」を実行するのが肝心だ。

時はあらゆる傷を癒す——ただし、速く癒しすぎるのは考え物

皮膚の表面に切り傷ができた場合、傷をふさいで組織を再建するために、周囲の細胞は増殖して新しい細胞をつくることを求められる。この新しい細胞には移動する能力も必要だ。運動性細胞の最先端となり、接着し合って傷口を閉じるのである。傷を短時間で治すことができれば、正常な機能へ迅速に復することができるし、傷が細菌などに感染するリスクも下げられるので、生物にとっては利益が大きい。

そのため、私たちは進化を通じて傷を速やかに治癒させられるようになった。だが、これには代償が伴う。体が「傷を閉じろ」というシグナルを発したら、細胞はそれに呼応してすぐに増殖・移動しなくてはならないからである。増殖して移動するというのは、がん細胞が成長して体内の新しい場所

にコロニーをつくるときに用いる能力と変わらない。しかもがん細胞は実際に傷が生じたわけでもないのに、傷の治癒を促す「偽《にせ》の」シグナル（炎症反応を亢進させる因子など）をつくり出す。こうなると、多細胞が正常にふるまうためのチェック機能やバランス機能の裏をかけるようになる。がんが「癒えない傷」と称されること[27]もあるのはこのためだ。このように、傷を治すために体がもともともっているメカニズムを、がん細胞は自分勝手な目的に悪用する場合がある。傷の治癒をもたらすシグナル伝達システムがある種のがんに利用されると、組織は絶えず炎症が持続した状態になる。

　私たちの体は、目的に応じて抑制と自由のバランスを様々に変えられるように進化してきた。傷を治す必要があるときには、細胞の抑制を少し弱める方向にバランスを傾ける。ただし、それはあくまで一時的なことにすぎず、傷が治癒すれば元に戻す。ところが、がん細胞は体内で進化を遂げた末に、このバランスをつねに増殖寄りにする因子をつくれるようになることがある。こうなると、体は細胞の不正行為を大目に見やすくなる。しかも、正常な傷の治癒の場合と違って、この状況は一時的では終わらない。がん細胞はその種の因子の生成を続け、細胞を増殖させる方向のままでバランスをとどめてしまう。要は、傷が治癒する際の環境を疑似的に再現する因子を生み出し、それを無限に継続できるようにするのだ。これはがん細胞が生き残るのに有利な環境となる。

体細胞進化で感染症と闘う

皮膚は免疫系において重要な役割を担っている。皮膚というバリアが破られたら、細菌やウイルスなどにはるかに感染しやすくなるからである。ひとたびそれらを体内に入れてしまったら、病原体が子孫を残すための道具として体を利用されかねない。傷が治癒するときには、私たちが生まれながらにもつ「自然免疫」(「先天免疫」とも)が大きな役割を果たす。感染症のおそれが生じたときに、真っ先に反応するのもこの自然免疫だ。自然免疫が体を守るうえで、主な手段となるのが炎症である。そして先ほども見たように、がんはこの炎症反応を不正に操ることができる。

だが、私たちの体はさらに高度な免疫システムをもっており、未来の感染にただちに反応できるように過去の感染を覚えておくことができる。それが「獲得免疫」だ(「後天免疫」や「適応免疫」とも)。免疫応答をかいくぐろうとする病原体との軍拡競争において、獲得免疫ほど優れた武器はないといっていい。獲得免疫はどのようにして働くかというと、まず少しずつ遺伝子の異なる多様な免疫細胞(抗体)を生み出し、それで新しい病原体を識別できるようにする。そうした免疫細胞のうちのひとつが一個の病原体を見つけたら、獲得免疫系はそれと同じ種類の免疫細胞の増殖を許して大量のコピーをつくる。こうして免疫細胞の集団が絶えず変化しながら、その時点で体が直面している特定の病原体の脅威に対処する。獲得免疫のうまくできているところは、病原体(それ自体も進化の途上にある)

と闘ううえでいわば体細胞進化を利用している点である。この仕組みがなかったら、私たちは病原体との進化的軍拡競争で大きく後れを取っていただろう。免疫細胞のあいだで進化が起きる能力を維持しているからこそ、急速に進化する病原体にも免疫応答で迎え撃つことができている。

普段は厳しい統制の敷かれた体内にあって、獲得免疫系はささやかな「細胞の自由の砦」といえる。綱渡りのバランスを細胞増殖の方向にシフトさせ、病原体への対処に特化した細胞集団を急速に拡大させても構わないのだから。とはいえ、そこには絶妙な舵取りが求められる。確かに細胞への制御を強めすぎれば、入って来る脅威に対して体が適切に反応できない。結果的に私たちが感染症で命を落とすリスクは高まる。その一方で、細胞に自由を与えすぎれば、白血病のような免疫系のがんを発症するリスクも増大する。

白血病に罹患する一五歳未満の子どもは、想像以上に大きな割合にのぼる(28)(ただし、小児がんに占める割合は非常に大きいものの、白血病自体は六六歳以上の成人において診断されるケースが大多数(29))。小児白血病は現在ではかなり治療できる病気となっている(がん細胞が遺伝的に均一なことがほとんどであるため、そうでないがんと比べて治療抵抗性を獲得しにくいからかもしれない。このテーマについては最終章でまた取り上げる)。小児白血病の中で、一番多く見られるのが急性リンパ芽球《がきゅう》性《せい》白血病(ALL)だ。ALLは、胎児の発達のごく初期段階で、未分化の免疫細胞(未成熟前駆細胞と呼ばれる)が増殖しすぎたときに発生しやすい。これは胎内で始まるケースが多いものの、生後に特定のパターンで感染症にかかることが発症の引き金になる場合がある。

前章でも触れたように、白血病は往々にして「転座」という染色体異常が原因となる。転座が起きると、本来なら別々であるはずの二個の遺伝子の一部が融合してしまう。白血病の場合、二本の染色体の一部がちぎれて互いに入れ替わるのが一般的だ。このようにして白血病が発生するのは胎内であることがわかっている。というのも、のちに白血病と診断された子どもについて、出生時の血液（フェニルケトン尿のような遺伝子疾患の有無をスクリーニングするためにルーチンとして新生児のかかとから採血したもの）をさかのぼって調べたところ、そこにすでに異常な転座が確認されたからである。[30] 興味深いことに、新生児全体の約一パーセントにこの転座のある前白血病細胞が認められるにもかかわらず、のちに実際にALLを発症するのはそのうちのごくわずかでしかない。[31] だとすれば、ALLは染色体の転座だけに起因するのではないことになる。ほかの要因がかかわっているに違いない。

そうした要因のひとつが、感染症にかかるタイミングが遅れることだ。ごく幼い時期に感染症を経験しないまま感染力の強い病原体にさらされると、子どもがALLを発症するリスクは高まる。進化の観点からがんを研究するメル・グリーヴズは、小児白血病が専門であり、ALLが「集団発生」したケースをこれまでいくつか調べてきた。そのひとつがイタリアのミラノで起きた事例であり、二歳から一一歳までの子ども七人が四週間のあいだに立て続けにALLと診断された。現地ではこれに先立って豚インフルエンザの流行が起きており、ALLの診断を受けた子どもは全員が豚インフルエンザに感染していた。また、七人のうち六人は長子で上にきょうだいがいなかったうえ、生後一年間に保育施設で過ごした経験のある子はひとりもいなかった。つまり、発育の初期段階で感染症全般にかかる機会が（幼い時期に自分以外の子どもたちと接触のあった子と比べて）少なかったわけである。[32] このせいで、免疫系が十分に発達していなかった可能性が高い。その結果、感染力の強い病原体（この場合なら豚インフルエンザウイルス）とついに遭遇したとき、白血病になりやすい状態に置かれていたと考えられる。

白血病に罹患するという状態が淘汰されずに今も残っているのは、獲得免疫をもつことにそれだけ利益があることの裏返しだ。免疫系が体細胞進化を利用できると、子孫を残すうえで非常に有利であるため（私たちを感染症から守ってくれるから）、ALLのような免疫系のがんに多少かかりやすくなるとしても利益が不利益を上回る。

生殖能力ががんをはらむ

以上のように、私たちががんにかかりやすいのは、成長、組織の維持、傷の治癒、感染症の予防といった機能とがんが結びついているからである。だがそれだけではない。がんはまた、進化の究極の目的ともいうべき生殖能力ともかかわっている。細胞増殖の制御とDNAの修復はがんを抑制するうえではプラスに働くものの、生殖能力に悪影響を及ぼしかねない。つまり、がんの抑制は生殖能力ともトレードオフの関係にある。そのことを如実に示す事例が、*BRCA*遺伝子に変異をもつ女性に関する研究から得られている。*BRCA*はDNA修復に関与する遺伝子である。

*BRCA*と総称されるが、実際には*BRCA1*と*BRCA2*というふたつの遺伝子があり、それぞれ一七番染色体と一三番染色体に位置している。どちらもDNA修復タンパク質をつくるだけでなく、

卵母細胞（卵巣内の未成熟な卵細胞）の形成や胚の発達にもかかわっている。[33]生殖細胞系列（大元になる始原生殖細胞から卵子・精子に至るまでの生殖細胞の総称）の段階で*BRCA*遺伝子に変異が生じていると、その細胞から生まれる子は生涯のあいだに乳がんや卵巣がんにかかるリスクが高い。その変異のせいで、DNAの修復がうまくいかなくなるおそれがあるからだ（*BRCA*遺伝子の変異はほかの様々ながんとも関連がある）。[34] *BRCA1*と*BRCA2*はどちらも長い塩基配列をもつ。かなりの長さに及ぶため、いろいろな箇所で遺伝子変異の起きる危険性をはらんでいる。どのように変異するかに応じて、本来つくられるはずのDNA修復タンパク質がどう変化するかは違ってくる。修復タンパク質の製造とその後のDNA修復作業が完全に途絶してしまう場合もあれば、そのプロセスが部分的に乱れたり、逆にタンパク質の製造には何の支障もきたさなかったりするケースもある。このように、*BRCA*遺伝子の変異イコールがんリスクの上昇、と単純にはいうことができない。[35]変異の種類によってがんの発症リスクが変わってくる（とくに民族集団や部分母集団が異なるとその傾向が強い）ために、臨床の現場でどう対応するかにはきわめて難しい判断が求められる。変異があっても健康上の問題が現れるとは限らないなら、変異の保因者というだけで両乳房切除《りょうにゅうぼう》のような極端な予防措置を施すのは適切とはいえないかもしれない。しかし現実には、病的ではない*BRCA*変異の女性に対しても両乳房切除が実施されるケースがある。そうした女性の多くは遺伝子カウンセリングを受けていない。それがあれば、遺伝子検査の結果と自分のリスクをもっと的確に理解する助けになるだろうに。[36]

*BRCA*遺伝子の変異が生殖細胞系列に生じると、親から子へと受け継がれることになる。*BRCA*もほかのほとんどの遺伝子と同じように、多数の塩基対で構成されている。変異を起こす可能性の

ある場所も多く、その変異の一部はがんのリスクを上昇させる結果につながる。[37] 一般的な女性が乳がんになるリスクは全体の一二～一三パーセントであるのに対し、*BRCA*遺伝子変異の保因者ではそれが六五～八〇パーセントにのぼる。[38] *BRCA*変異をもつ女性は、生殖期にがんと診断されるケースが少なくない（保因者が乳がんの診断を受ける時期は四〇歳未満が約二五パーセント、八〇歳未満が約七二パーセント）。[39] *BRCA*の変異は女性だけのものではなく、男性に起きると乳がんや前立腺がんのリスクが上昇する。[40] これだけ有害なのに、なぜ自然選択は人類からこの変異を淘汰してこなかったのか。ひとつ考えられるのは、ある種の*BRCA*遺伝子変異には、適応度を高める何らかの形質も付随している可能性があることだ。たとえば、その変異をもたない場合より多くの子を産める、といったことである。この両者の関係に注目した研究はいくつか実施されていて、*BRCA*遺伝子の変異の状態と、大規模データベースに基づく生殖能力のデータを照らし合わせるという方法をとっている。そうしたデータベースのひとつに「ユタ州人口データベース」がある。このデータベースには、ユタ州内の女性数世代分、合計数百万人の医療記録が保存されている。

ユタ州では、乳がんの診断が下されたらかならず医師の手で「州がん登録」に記録され、その情報はそのほかの記録（家族歴など）と相互に参照することができる（この種のデータベースを利用できるのは研究者だけであり、記録のプライバシーは厳重に保護されている）。家族歴には、その個人の母親と祖母、さらには曾祖母の出生記録までが含まれていることが多い。そのため、データをたどれば、患者の先祖たちの生殖能力と乳がんとのあいだにつながりがあるかどうかを調べることができる。このデータベースの利点は、ホルモン避妊薬が出回る前の時代まで家族歴と医療記録をさかのぼれるところにある。発がんリスクを高める遺伝子と生殖能力とのあいだのトレードオフを研究するうえで、その古い時代のデータはきわめて価値が高い（避妊法を用いている母集団では全体としての生殖能力が低下するので、何らかのつながりがあるかどうかを見極めにくくなるおそれがあるため）。

この素晴らしい情報源を利用すれば、ひとりの女性が産んだ子どもの数とがんへのかかりやすさに関連があるかどうかを確認できる。ある非常に興味深い研究では、*BRCA*遺伝子変異をもつ女性のグループとそうでない女性のグループを比べて、前者はがんと診断される確率が高いうえに生殖年齢後の超過死亡率も高いことを見出した。だがこの研究の本当に注目すべきところはそこではなく、ユタ州人口データベースをさかのぼって、変異のある女性の女性血縁者の生殖能力がどうだったかを調べた点だ。具体的には、ホルモン避妊薬が普及していない時代に生きた女性血縁者に目を向けた（この研究ではそれを一九三〇年より前に生まれた世代と定義している）。その結果、*BRCA*遺伝子変異の保因者の女性血縁者は、非保因者の女性血縁者と比べて子どもの数が平均して約二人多いことがわかった（非保因者グループで子どもの数は平均四・一九人だったのに対し、保因者グループでは平均六・二二人）[41]。この結果は、*BRCA*遺伝子の変異によって生殖能力とがんへのかかりやすさが結びついていることを示唆している。少なくとも、研究対象となったこの母集団に関してはそういえる。

別の研究でも、*BRCA*遺伝子変異が生殖能力に同様の影響を及ぼすことが確認されている。こちらの研究は、約一〇万人が登録されたフランス中部のデータベースを使用した。このサンプルでは、*BRCA*遺伝子の変異保因者の女性はそうでない女性より子どもの数が多く（対照群と比べて一・八人多い）、子どものいない率が低く、流産する割合も小さかった[42]。面白いのは、*BRCA*遺伝子変異のある男性も、そうでない男性より子どもの数が多かった点である。

ところが、*BRCA*遺伝子変異と生殖能力のつながりはあらゆる母集団に当てはまるわけではないようである。たとえば、アメリカとカナダの女性を対象にしたある研究では、この遺伝子変異と生殖能力のあいだに有意な関係が認められなかった。[43] ただ、この研究で使用したサンプルは比較的若い世代で構成されていたため、避妊している女性も含まれていたという難がある。そのせいで、仮に何らかの関連があったとしても、それを見出しにくくなった可能性は否めない。別の研究でも、変異保因者の女性の生殖能力が高いという証拠は見つからなかった。ただし、女児を産む確率については、変異をもつ女性（子ども全体の六〇パーセント近くが女児）のほうがそうでない女性（五〇パーセント強が女児）より高いことが指摘されている。[44] このように結果が首尾一貫しないのは、*BRCA*遺伝子の変異と生殖能力のつながりがそもそもすべてのケースに当てはまるわけではないせいかもしれない。それに、ひと口に*BRCA*の変異といってもいろいろな種類があるわけだから、一部の母集団でのみ生殖能力とトレードオフになっている変異が存在するとも考えられる。また、*BRCA*変異の中には、女性ではなく男性の生殖能力を高めているものもあるかもしれない。今あげたふたつの研究では、*BRCA*と男性の生殖能力の関係には着目していなかった。この分野には究明すべき疑問が間違いなくたくさんあり、現在、盛んに研究が進められている。

ところ変わればがんリスク遺伝子も変わる

*BRCA*遺伝子の変異と乳がん・卵巣がんリスクとの関連は、多数の母集団で確認されている。だが、具体的にどういう変異かは集団によって様々だ。[45] たとえば、アシュケナジムと呼ばれるドイツ・東欧系ユダヤ人のように、ひとりの共通の祖先に由来する同一の*BRCA*変異を有する民族集団もある。このように集団特有のリスク遺伝子が現れるのは、「創始者効果」の結果であることが多い。創始者効果は、何らかの出来事（移住であれ感染症であれ、人の手による大量殺戮でさえも）によって小規模な隔離集団が新たにつくられ、その少数の「創始者集団」が数世代かけて大きく数を増やしていったときに起きる。その集団の構成員の多くは同じひとりの（しかも比較的最近に生きていた）人を祖先としているため、その祖先のもっていた複数の遺伝子を共有している可能性が高い。そうした遺伝子のひとつに、がんを発症させやすくする（加えて生殖能力を高めるかもしれない）ものが含まれている場合があるということである。創始者効果によって特定の*BRCA*遺伝子変異が集団内に受け継がれている現象は、世界の様々な地域で見つかっている。アシュケナジムのほかにも、ノルウェー、スウェーデン、イタリア、日本でそうした集団が確認されてきた。それぞれの集団に固有の*BRCA*変異は、生殖細胞（卵子や精子）を通じて代々伝えられてきたものである。変異の多くは、乳がんや卵巣がんのリスクが高まることと関連性がある。もっとも先ほども触れたように、どういう種類の変異かによ

っても、あるいはどういう母集団かによっても、リスクの度合いは違ってくる。

がんリスクを高める遺伝子変異の種類が母集団によって異なることには、いくつもの理由がある。すでに見たように、がんを生じさせるものは遺伝子の変異だけではない。細胞のふるまいを制御する遺伝子産物のアンバランスもそのひとつである。この遺伝子産物のバランスは、遺伝子発現に影響するような環境からの情報や、ほかの遺伝子の発現状態によっても左右される。つまり、母集団が違うと、成長と抑制の釣り合いを取る「バケツ」の中身（遺伝子産物）も変わってくるということだ。ひとつの母集団に属する個人（たとえばイギリス人女性）にとっては、*BRCA*遺伝子に一か所変異が発生しただけでバランスが傾き、がんリスクを大きく上昇させるのかもしれない。しかし別の母集団にいる誰か（たとえばノルウェー人女性）にとっては、それだけではバランスが崩れないために、がんのリスクにはさして響かない可能性もある。*BRCA*のような「がんリスク遺伝子」に起きる変異は、すべて重みが等しいわけではない。がんのリスクをほとんどないしまったくもたらさない変異もある。

がんは太古の昔から存在する病だが、その特徴のいくつかは進化の歴史の中で比較的最近に現れたものである。すでに見てきたように、進化は私たちを完全にがんにかからないようにすることができない。また、がんは多細胞という仕組みが始まったまさにそのときに登場した。こういう視点に立つと、「がんへのリスクが遺伝する」ということを新しい角度から捉えられるようになる。つまり、*BRCA*のような遺伝子の変異だけをその原因とみなすのでは十分とはいえない。もっと広い視点から、自分たちのゲノムと、多細胞生物として歩んできた長い進化の歴史を考えるべきである。適応度を高める形質と制約する形質とがトレードオフの関係にあるために、実際には地球上に多細胞生物が誕生したときからがんへのかかりやすさは親から子へと伝えられてきた。

言葉を換えれば、がんへのかかりやすさが遺伝するというのは、多細胞生物である以上は避けて通れない負の遺産にすぎない部分がある。また、進化の歴史の中で比較的最近になって獲得された特徴によって、がんへのかかりやすさが新たに生まれた面もある。たとえば、胎盤形成にかかわる遺伝子群は組織への浸潤を促すことから、がんの発生にひと役買っている可能性が高い。だとすれば、地球上に有胎盤哺乳類が登場したときに新たなリスクが生じたことになる。多細胞生物であり、有胎盤哺乳類であることそのものが、太古から連綿と受け継がれてきたがんのリスクなのであり、私たちはひとり残らずそのリスクを背負っている。

にもかかわらず、がんリスクの遺伝という話になると、私たちはえてして*BRCA*のような遺伝子の変異を思い浮かべがちである。だが、その変異は私たち全員がもっているものではない（ヒトのあいだでそうしたばらつきがあるからこそ、その種の変異とがんリスクとのつながりが明らかになるわけだが）。全員が共有しているわけではないのは、進化の歴史の中ではるかに最近になって登場したものだからだ。何らかの理由で集団内の個体数が一度減り、それから繁殖して数が増えたような場合には、特定の遺伝子が集団内に広まりやすい（これを「ボトルネック効果」という）。その種のがんリスク遺伝子の中には、生殖能力を高めるものもあった可能性がある。反面、明らかに人体に有害で、子孫を残すうえでも不利になるリスク遺伝子もある。そういう遺伝子が存在するのは、現れてからの時間が短いためにまだ集団から淘汰されていないからにすぎない。

栄養膜の浸潤

がんと生殖能力を結びつける遺伝子はBRCAだけではなく、KISS1という遺伝子もそうだ。この遺伝子からつくられるタンパク質を「キスペプチン」という。キスペプチンは胎盤の浸潤を制御するとともに、思春期の開始に重要な役割を果たしている。その働きのひとつは、栄養膜が子宮内膜に浸潤するのを抑制するとともに、血管の新生（胎児に資源を与えるための血液供給を生み出すこと）を阻害することである。その一方で、キスペプチンはがんの抑制にもかかわっている。具体的には、乳がんとメラノーマ（悪性黒色腫）の転移を抑えることにひと役買っている。[46] がんの転移と胎盤の浸潤の根底にあるメカニズムにいくつも共通点があることを思えば、これも驚くにはあたらないだろう。胎児の栄養膜（胎盤を構成する細胞）による生殖組織の浸潤が容易になれば、妊娠は成立しやすくなる。胚が着床して母親から資源を引き出し始めるには、子宮内膜に浸潤しなくてはならない。だから、入り込んでくる細胞への耐性が強くなれば、あるいはそれを受容しさえする能力が高まれば、女性の生殖能力は向上する可能性がある。だが同時に、転移性のがん細胞に侵されやすい状態に置かれるおそれも出てくる。

がんのリスクと生殖能力のトレードオフは、男性に存在してもおかしくはない。たとえば前立腺がんのリスクは、男性ホルモンであるテストステロンにさらされる度合いの大きさと関連している。[47] 一方、テストステロン値の高さは、配偶行動への投資が大きいこととつながりがある。つまり、テストステロン値が他者より高いほど、短期的な配偶行動を多数実施しやすい。その半面、一部の研究者が指摘するように、長期的には前立腺がんのリスクが上昇するという相関関係もある。

以上のことから何が見えてくるだろうか。進化の観点に立てば、すなわちできるだけ多く子孫を残すという点からすれば、がんへの防御の最適なレベルは思っているほど高くないかもしれないということだ。がんを防ぎすぎるせいで生存や繁殖に悪影響が及ぶのなら、がんへの防御レベルを下げることが選択されても少しもおかしくはない。同僚と私は、がんリスクと繁殖のこうしたトレードオフに興味があった。そこでコンピュータモデルを作成し、繁殖を取り巻く環境の違いに応じて最適ながん防御のレベルがどう変化するかを調べた。繁殖をめぐる競争が激しく、競争を勝ち抜いた個体のみが繁殖できるような環境で生物が進化した場合、がんの抑制から離れる方向にバランスがシフトするかどうかを見極めるのが目的である。

その結果、こうした環境では最適ながん防御のレベルがかなり低くなることがわかった。具体的には、勝者が配偶相手の「ひとり占め」をする状況に近い場合、がんを防ぐ度合いが極端に低い進化を遂げるとの予想をモデルが弾き出したのである。がんを防御することが利益につながったのは、限られた状況だけだった。具体的には、外因による死亡率が低いうえに、競争の勝敗が繁殖の成功にほとんど影響しない（つまり「勝者がひとり占め」するような配偶システムでは*ない*）場合のみだった。(48)

生物の形質の中には、繁殖機会を直接的に増やすという理由で、もしくは単に異性から好まれるという理由で、進化してきたものが少なくない。これは「性選択形質」と呼ばれ、たとえば他より抜きん出た体の大きさや、枝角《えだづの》のような装飾などがこれにあたる。性選択形質をもつためには、二次性徴や装飾を生み出す際に盛んな細胞増殖が必要となる。結果的に、がんのリスクを高める方向にバランスが傾きやすい（雄ジカの枝角のがんである「アントラローマ（antleroma）」もそのひとつであり、これについては次章で詳しく取り上げる）。美しく色鮮やかな模様や巨大な枝角など、自然界には息を呑むような形状が見られるが、それらの中にはがんのリスクと背中合わせのものもある。細胞増殖の速度を上げる、DNAをきちんと修復しない、あるいは胚の着床が許容されやすい状況をつくるといった形質を備えていれば、繁殖をめぐる競争でその生物は有利になれるかもしれない。だが、そこにはがんにかかりやすくなるという代償がつきまとう(49)。

*KISS1*遺伝子のようなメカニズムにも、生殖における競争力とがんとのつながりが関係している可能性はある。先ほど指摘したのは、*KISS1*遺伝子がふたつの役割をもち、胎盤の浸潤を抑制するとともにがんの転移を防いでいるということだった。じつは注目すべき点はもうひとつあって、*KISS1*はそれ以外にも生殖能力に関連するいくつものプロセスにかかわっている。黄体形成ホルモンと卵胞刺激ホルモンの産生もそのひとつであり、どちらも女性の生殖周期において欠くことができない。

要するに、体が大きく繁殖力が高く、異性から見て魅力的な個体は、繁殖をめぐる競争に勝つために多大な投資をしている。しかしその裏では、がんのリスクが高まるような隠れたコストが生じている可能性がある。ただし、いうまでもないが、がんを発症しやすいほど個体の性的魅力が増して、子どもの数も多くなるということではない。ただ、そういった形質にはトレードオフの関係が存在するということである。

私たちはひとり残らず前がん性の腫瘍と共に生きている

胚は子宮内膜に着床して、胎盤を食い込ませる。そのことからもわかる通り、生物の機能の中にはがんのような浸潤性の高いふるまいを許容しなければ成り立たないものがある。本章でも見てきたように、適応度を高める形質や重要な細胞活動においては、やはりがんに似た現象が必要不可欠なケースが少なくない。たとえば傷を治すときがそうだ。急速な細胞増殖、細胞の移動、組織を再建して栄養を与えるための血管の新生——いずれもがん細胞のもつ特徴である。正常な発達や生存や、生殖を成り立たせている形質はがんとトレードオフになっており、そこに私たちががんにかかりやすい理由の一端がある。もっと体を大きくする、もっと健康になる、もっと多くの子をつくるといった利益を得るために、支払わなければならない代償ががんなのである。

がんの抑制と、適応度を高める様々な形質とのあいだのトレードオフは、私たちの生涯の様々な段階で繰り広げられている。このトレードオフからもわかるように、細胞ががんのようなふるまいをすることを体はある程度許している。そうでないと、生存して生殖するうえで必要なすべてを実行できない。加齢とともに私たちの体には前がん性の腫瘍が蓄積していく。すでに見たように、多少の遺伝子変異が起きたくらいで細胞がすぐにがん化するわけではない。その後も正常なふるまいを続け、適切に機能する健康な細胞として多細胞の体のために貢献できる。

私たちはがんで命を落とさないまでも、がんと共に人生を終えているのはまず間違いない。少なくともがんに似た腫瘍と共に。ほとんどの男性の前立腺には、成長の遅い腫瘍が死亡の時点で（それが死因でなくても）できている。多くの女性の乳房には死亡時に腫瘍が認められ、それは十分にがんとみなせる場合もあれば、そうとまではいえない場合もある。性別を問わずほとんどの人は、微小な甲状腺がんを抱えた状態で息を引き取る。そして私たちの皮膚は、日光を浴びたり、日常の中でごく普通に様々な物質にさらされたり、傷ができればそれを治癒したりしているために、絶えず前がん性の変異を獲得している。私たちは前がん性の腫瘍と一緒に何十年と暮らしていながら、普通は何の支障もない(50)。

私たちの体はがんに似た腫瘍を生じるが、それが局所にとどまっている分には体の厳重な監視下に置かれている。これは、進化を通じて発達させてきたがん抑制メカニズムのおかげだ。ところが、その腫瘍が抑制を振り切って周囲の組織に浸潤し、体の別の場所に転移するようになると、命にかかわるおそれが出てくる。

がんとは、体内で起きる体細胞進化のプロセスである。だが、体は体細胞進化や遺伝子変異を相当程度まで許容でき、それを抑え込みながら正常な機能を維持することができる。体内の細胞が絶え間なく進化を続けていても、私たちはがんに屈することなくその細胞と共に生きていくことができる。

私たちががんにかかりやすいという現象は、生涯を通して起きるごく正常な生理学的プロセスに付随している。しかもそのプロセスの多くは、健康を増進させたり生殖能力を向上させたり、脅威から身を守ったりする働きをもつ。では、私たちが生殖年齢を過ぎて高齢の域に入ったら、がんへのかかりやすさはどう変化するのだろうか。

私たちの体をつくり上げてきた自然選択の力は、加齢とともに弱まっていく。なぜかというと、子孫を残すという観点からすれば、生殖期を過ぎてから何をするかよりも、その前にどうするかのほうが大事だからだ。この原理を盾にして、生殖期よりあとはもはや自然選択ががんの抑制を好まないという議論のなされることがあるが、それは大きな間違いである。実際にはがんを抑制する方向に選択圧は働き続け、高齢になっても完全に消えることはない。ただその力が薄れていくだけである。子に対してきわめて長いあいだ親としての投資を続ける点で、ヒトは他に類を見ない存在といえる（狩猟採集民だった祖先も、自分の子どものみならず孫に対してもおそらく生後何十年ものあいだ投資していたはずである）[51]。親の投資が長期に及ぶということは、高齢になっても自分の子孫の生殖の成功を高めるためにできることがあるということだ。だから人生の後半においても、がんの抑制を促す選択圧が少しは作用している。私は共同研究者のジョエル・ブラウンと一緒に、まさにこのテーマに関する研究を行った。数理モデルを用いて調べたところ、生後も子どもに多大な投資をする（ヒトのような）生物の場合は、生殖期を終えてもある程度の高さに選択圧が保たれ、結果的に高齢の個体でもがん抑制メカニズムをもつほうが有利になることがわかった[52]。

はるかな昔、ヒトの寿命は今より短かったとはいえ、老齢に達するまで生きる祖先も少なくなかった。現代の狩猟採集民に関する研究によれば、祖先と同じような状況で彼らが七〇歳を超えることも珍しくはない[53]。このように生殖期後の人生が長いことは、たとえ祖先が生殖期を終えても、がん抑制メカニズムを促す選択圧が完全には消えなかったことを意味する。にもかかわらず、狩猟採集民だった祖先より現代の私たちは長生きをし、しかもがんにかかりやすくなっているのはなぜか。それは、人生の前半に別の原因（事故や感染症など）で死亡する確率が減っているという理由によるところが大きい。[54]

現代特有の環境要因とがんリスク

私たちが進化を通してがん抑制メカニズムを獲得したとき、世界は現代とはまったく異なっていた。自動販売機もなければエスカレーターもなく、シフト勤務もタバコもない。要するに私たちのがん抑制メカニズムは、狩猟採集民たる祖先のためのものだったのである。狩猟採集民の日常はといえば、果実やベリー類を求めて、あるいは獲物を追いかけて何キロも歩いたり、ハチミツを集めるために崖や木をよじ登ってハチの巣を探したり、塊茎《かいけい》（養分を蓄えた地下茎）を苦心して掘ったりといったことがつきものだった。狩猟採集民が消費するカロリーは、すべて骨身を削って手に入れたものである。これは現代特有の生活とは程遠い。今の私たちは、必要をはるかに超えるカロリーを苦もなく摂取し、狩猟採集民に比べて歩くことが圧倒的に少ない（たとえ目を見張るような数字が歩数計に表示されていても）。

このように私たちは、現代社会の便利さのおかげでただでさえカロリー摂取量が多く、座りがちな生活を送っている。[55] しかも、発がん性の化学物質（最も重要なのはタバコに含まれるもの）に取り巻かれ、[56]

昔より生殖ホルモン値が高い（栄養状態がよくなっているうえに[57]、女性の場合は生涯に経験する排卵回数が増えているため[58]）。さらには、睡眠が乱れやすくもなっている[59]（人工照明、シフト勤務、夜遅くに液晶画面を使用、などが原因）。一生のあいだには、狩猟採集民だった祖先が一度も経験しなかったような多種多様な物質や出来事にも遭遇する。こうした環境の変化があまりに短時間で起きたために、ヒトはまだがん抑制メカニズムを改良することができていない。

がん自体は太古の昔から存在する病だが、現代的な生活習慣のせいで遺伝子の変異率は上昇している。それは、体が発がん性物質にさらされるからでもあるし、例の繊細なバランスが抑制から自由へとシフトするせいでもある。たとえば、生殖ホルモン値が高くなればなるほど、細胞はより急速な増殖へと向かう傾向にある。その際に、ＤＮＡの修復や、がんを防ぐのに役立つ組織の様々な維持管理はおろそかにされかねない。また、現代人は栄養状態がいいうえに優れた医療も受けられるので、祖先より寿命が延びている。つまり、がんが生じてもおかしくない年月が、人生の終盤につけ足されているわけだ。

私たちが胎内で受精卵となった瞬間から、がんのリスクは始まる。しかし、私たちをがんにかかりやすくしている要因の中には、両親が出会うよりも、現代型のホモ・サピエンスが登場するよりも、それどころか胎盤を用いた生殖法が進化するよりも、はるか以前から始動していたものが少なくない。ヒトががんを発症しやすい理由をたどれば、生物として進化を続けてきた遠い過去に行き着く。だがそれだけではない。私たち個人の生涯のあいだにも、体内の細胞が生存闘争を繰り広げているせいでがんは発生しやすくなっている。多細胞生物としての正常な機能を維持するために、細胞は増殖し、移動し、周囲の資源を使用できないといけない。反面、細胞がそうした能力をもつことが、がんのリスクを生んでもいる。がんへの締めつけを緩めてやれば、生物は体を大きくしたり繁殖力を高めたりすることができ、生存と繁殖のうえで有利になれる。このことが、にわかには受け入れがたい結果へとつながる。つまり、生物にとって最適ながんリスクのレベルはゼロではないということだ。がんを完全に封じ込めてしまったら、私たちは子孫を残すうえでとてつもなく手痛い代償を負う羽目になるかもしれない。

5 がんはあらゆる多細胞生物に

ジョシュア・シフマンはバーニーズ・マウンテン・ドッグを飼っていた。その愛犬ががんの診断を受けたとき、シフマンは耳を疑った。シフマンはユタ大学のがん研究者であり、小児腫瘍科医でもある。そのうえ、自身もがんを乗り越えたひとりだ。自分が一〇代に苦しみ、今は研究対象としている病に、一家の最愛のペットが冒されるとは想像もしていなかった。がんは人間だけを襲う病気ではないのだと、シフマンは思い知る。事実、がんは生命の系統樹全体にわたって、様々な生物を脅かしている。

ペットのがんをきっかけに、シフマンはイヌとがんのリスクについてもっと調べてみることにした。すると意外にも、がんへのかかりやすさはヒトとイヌとで共通点が多いことに気づく。たとえば、*BRCA1*や*BRCA2*遺伝子の変異はイヌにもあり、これが起きると乳がんや卵巣がんにかかるリスクが増大する。イヌのがんは*TP53*遺伝子の変異が原因で起きることもある。ヒトの場合、生殖細胞系列に*TP53*遺伝子の変異をもっているとリー・フラウメニ症候群という遺伝性疾患につながり、一生のあいだにがんを発症するリスクが大幅に高まる。慢性骨髄性白血病に罹患したイヌからは、*BC*

$R-ABL$融合遺伝子も見つかっている。これは第3章で触れたのと同じ染色体の転座によるものであり、ヒトの慢性骨髄性白血病の原因として最も多いものだ[1]。

イヌのがんとヒトのがんの類似点は、こうしたリスク遺伝子だけにとどまらない。イヌでもヒトでも、体の大きいこととがんリスクとのあいだには関連性が見られる[2]。前章でも指摘したように、大きなサイズへと急速に成長すると、細胞の抑制と増殖のあいだのバランスが崩れやすい。そうなると、がんのリスクが増加するおそれが出てくる。生物が発達という綱渡りをしているときには、抑制しすぎても自由にさせすぎてもいけない。適切なバランスを取らないと正常な発達を遂げられないし、成体になったときにうまく子を残せなくなる。したがって、ほかの条件がすべて同じなら、体の大きい生物のほうががんにかかりやすいように思える。

しかし、ほかの条件はすべて同じではない――少なくともゾウに関しては。ゾウは私たちの一〇〇倍近い数の細胞をもっているにもかかわらず、ゾウががんを発症する割合はヒトよりはるかに低い[3]。それをいうなら、生物全体を眺め渡してみたとき、体が大きいからといってかならずしもがんのリスクが高くないことに気づく。大型と高リスクのつながりは、どうやら同じ生物種の中でのみ当てはまるようなのだ。前章で示した通り、体が大きいと、そのサイズを達成して維持するためにより多くの細胞分裂が必要となり、その分、がんのリスクは上昇するおそれがある。ではなぜ、生物全体として見たときに体の大きさとがんのリスクに相関関係が見られないのだろうか。

この謎は「ピートのパラドックス」[4]と呼ばれる。本章では、この謎を解くうえで進化の視点が助けになることを示していく。また、最も単純な形態の多細胞生物からゾウのように複雑な大型動物まで、生物の種類によってがんへのかかりやすさは異なるのだが、それがどうしてかについても本章で詳しく見ていこうと思う。ヒト以外の生物ががんにどう影響されているかを学び、生命がどのようにしてがんを抑制する方法を進化させてきたかを知るのは重要である。なぜなら、人類ががんにかかりやすい理由を深く理解する手がかりを与えてくれるうえ、治療と予防に向けた新しい戦略へと私たちを導いてもくれるからだ。

がんへのかかりやすさが生物の種類によって違うのは、本書で見てきたトレードオフが働いた結果である。具体的にいうと、体の大きさ、急速な成長、傷の治癒、繁殖力といった利益には、がんというコストが伴う。だが本章ではもう一段理解を深めるために、新たな視点をつけ加えたい。「生活史理論」である（「生活史」とは、生物個体が生まれてから死ぬまでにたどる経過のこと）。生活史理論という枠組みを用いると、がん抑制メカニズムにどれくらい投資をするかが生物の種類によって異なる理由がわかる。また、ある種の生物がとくにがんへの抵抗力を備えているのがなぜかも、この理論は説き明かしてくれる。

さらに本章では、感染性のがんについてもいくつか興味深い事例を紹介したい。たとえば、交尾によって感染するイヌの性器がん、顔を噛むことで伝染するタスマニアデビルのがん、さらにはヒトからヒトへの珍しい感染性がんもある。がん全般がそうであるように、こうした感染性がんも適応度（どれだけ子を残すか）にかかわる形質（傷の治癒や生殖能力など）とのトレードオフがその背景にある。また、感染性がんの起源は多細胞生物の誕生にまでさかのぼることや、生物としての私たちの基本的な特徴（免疫系から有性生殖まで）を形づくるうえで感染性がんが重要な役割を果たした可能性があることも示していく。

生命全体で見られるがん

本書の冒頭で私は奇形サボテンの話をした。サボテンが「冠」をかぶり、コブをつくり、あるいは脳のような形状を見せるのは、正常な細胞増殖の制御がうまくいかなくなった結果である。要はサボテン版のがんであり、そこが非常に興味深い。正常な細胞は多細胞の一員としてふるまうよう制約を受けているのに、それを振り切って無秩序に増えた結果があの奇形なのである。

冒頭でも触れたように、このような奇形が生じることを「帯化」という。植物の先端にある成長点（頂端分裂細胞）では、盛んな細胞分裂が行われている。帯化が起きるのは、この頂端分裂細胞が一個の先端を形づくるのではなく、列状に並んだり帯状に平たくなったりした場合だ（それで「帯化」と呼ばれる）。これが成長して扇状になることもあれば、帯状の組織を折りたたんで脳のような形になる場合もある。この現象はサボテンに限ったものではなく、ほかにも様々な植物で確認されている（図5－1参照）。帯化のせいで花が奇妙に長く伸びることもある。植物のタバコは帯化を起こしやすく、そうなると葉や開花のパターンが変化する。マツのような大型の樹木でさえ帯化と無縁ではない。帯化したマツの幹は太く幅広くなり、危うげに扇状に広がりながら天に向かっていく。

初めて奇形サボテンを目にして以来、私は帯化に強い関心を抱くようになった。関心の対象はサボテンから様々な生物へと広がっていき、ついには多細胞生物という系統樹のすべての「枝」へと及んでいった。いわゆる「植物」とは、専門的には「緑色植物亜界」という大きな系統群を指す。緑色植物亜界には、マツの巨木のような陸上植物から、池に浮かぶアオミドロのような緑藻類《りょくそうるい》に至るまで、ありとあらゆる植物が含まれる。がんや、がんに似た現象は緑色植物亜界のみならず、ほかのすべての系統群でも起きていることを共同研究者と私は発見した。

研究の仕事をしていても、全般的な関心事が一致する人たちと丸々一年語らったり、働いたりする機会はそう多くないものである。まして、自分が興味をもっているのとまったく同じ問題に注目している人たちとなればなおさらだ。ところが、まさにそういう環境にありがたくも恵まれたのが、ベルリン高等研究所（ドイツ語で「ヴィッセンシャフツコレグ・ツー・ベルリン」、略称「ヴィコ」）にいたときだった。理論進化生物学者・生態学者としてがんを研究しているマイケル・ホックバーグが、がんの進化をテーマとするワーキンググループをヴィコで新たに立ち上げたのである。私もメンバーに加わった。私たちは半年以上かけて文献をあさり、がんやがんに似た現象が多細胞生物のすべての系統で報告されているかどうかを調べた。すると、二枚貝、昆虫、ありとあらゆる動物、サンゴ、真菌、それからもちろん植物に、がんが生じている証拠が見つかった（図5－2参照）。

しかもどの場合にも、多細胞間協力の根本原則を裏切ることがかかわっていた。具体的には、増殖の制御がうまくいかない、死すべき細胞が生存する、分業が乱れる（つまり細胞分化の調節不全）、資源を独占する、そして細胞外環境を破壊するといったことである。第3章でも示したように、生物全体に目を向けてがんやがんに似た現象について語る場合は、細胞の「裏切り」という視点こそが共通の枠組みを提供してくれる。

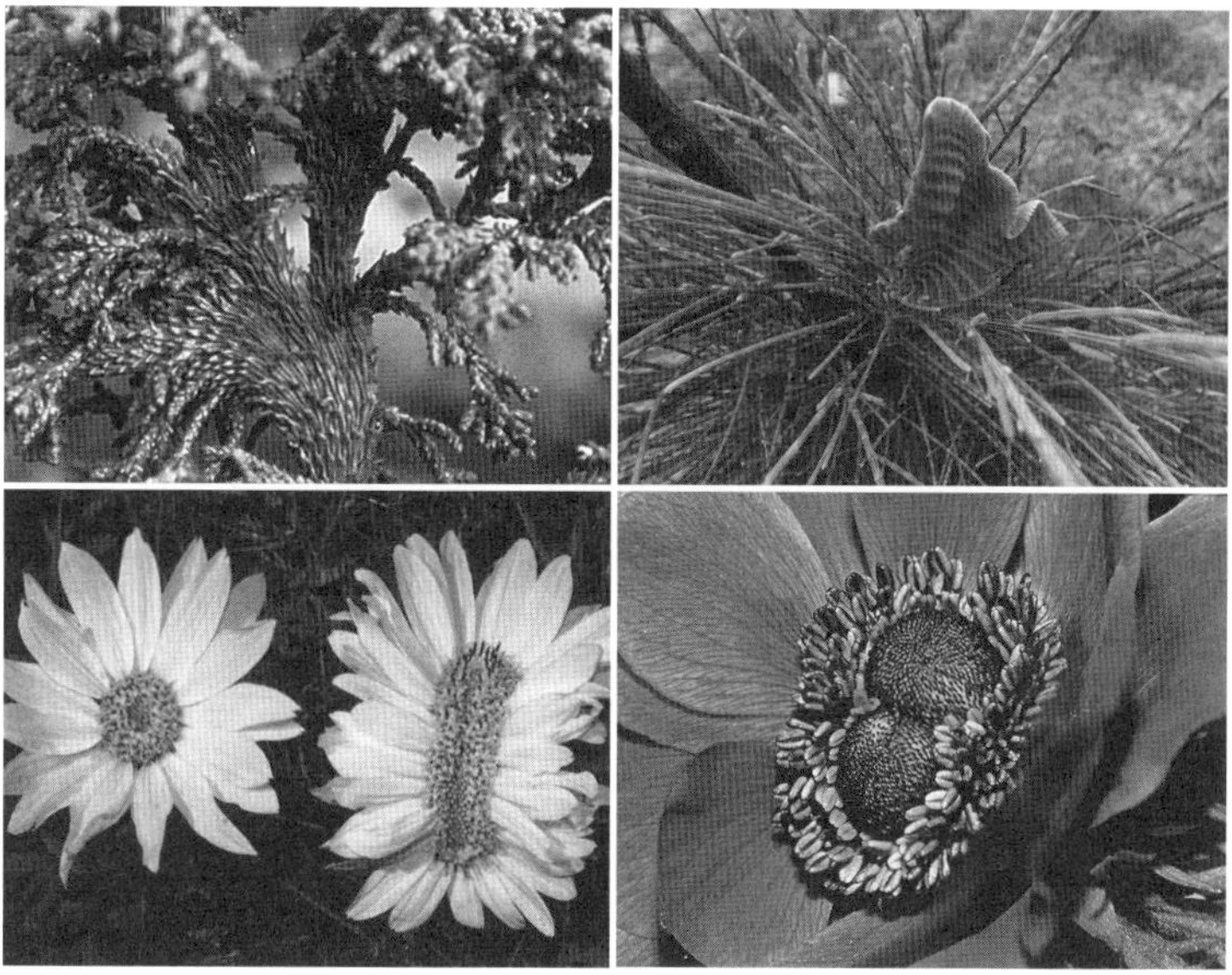

図5-1　サボテン以外の植物にも，がんに似た「帯化」という現象が起きることがある．帯化とは，植物の先端にある成長点が変異を起こしたために，往々にして美しい特異な成長パターンを示すことをいう．写真の植物はいずれも組織の損傷による帯化．左から右へ：ヒノキ[5]（学名 *Chamaecyparis obtusa*）．トクサバモクマオウ（*Casuarina glauca*）．通常の枝分かれ構造にならず，分化の調節不全のために組織がトサカのような扇状に広がっている[6]．ヒマワリ科のミュールズイヤー（*Wyenthia helianthoides*）の花．正常な花が左，帯化した花が右[7]．1つの茎に2つの花が咲いたアネモネ[8]（*Anemone coronaria*）．

がんとは何かを考えるときには動物中心の視点に立ってしまいがちであるため、浸潤と転移ががんの条件だと思いたくなる。浸潤するためには、細胞が基底膜（上皮とその下にある結合組織とのあいだにある薄膜）を破る必要があるが、すべての生物の組織が基底膜に包まれているわけではない。それに、転移に利用できるような循環器系をすべての生物がもつわけでもない。もっと全体に適用できる定義を用いたければ、「細胞の裏切り」に注目するのがいい。裏切りによって多細胞間の協力が破綻した結果ががんだと捉えれば、それにかかわるいくつかの特徴は広く生物全般に当てはまる。

植物に浸潤性のがんが生じるはずはないと、大勢の生物学者が決めつけてきた。植物には細胞壁というものがあるし、組織構造も動物のものより硬い。だが、がんに似た異常な細胞増殖（帯化）が現に植物にも発生するのはすでに見てきた通りである。この細胞増殖に浸潤性はないものの、細胞の裏切りががんにつながる際の特徴をすべて備えている。つまり、過度に増殖する、適切な細胞死が起きない、資源を独占する、分業が破綻する（開花パターンに支障をきたす）、共有の環境が破壊される（組織が死滅する確率が高まって植物全体が感染症にかかりやすくなるなど）、といった特徴である。それに、植物にも浸潤性の腫瘍が発生することがないわけではない。ワーキンググループで生物界全体のがんを調べていて驚いたのだが、植物の浸潤性腫瘍が報告されていた。腫瘍細胞の浸潤先端部が、既存の組織を突き破って入り込んだというのである。[10] 従来通りの狭い定義でがんを捉えたとしても、この浸潤性腫瘍ならその基準を満たす。ということは、どんな尺度、どんな定義から見ても、植物はがんにかかるといってよさそうだ。

このワーキンググループの最初の研究プロジェクトには、ひとつ重要な但し書きがつく。それは、

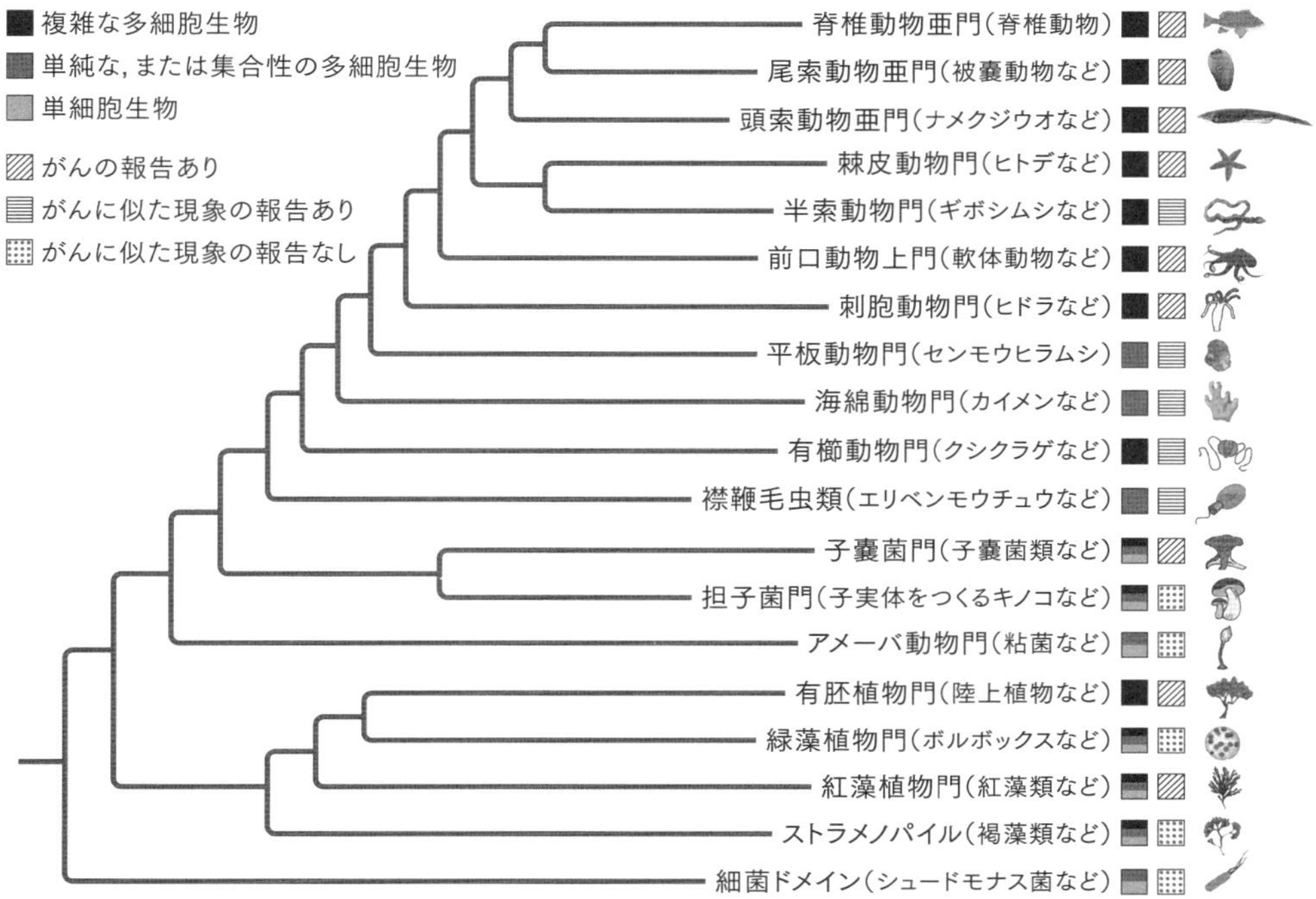

図５－２　多細胞生物のあらゆる系統ががんの影響を受ける．私たちが様々な生物についてがんの発生状況を調べたところ，がんや，がんに似た現象（分化の調節不全や過剰増殖）が，多細胞生物のすべての系統で報告されていることがわかった[9]．図は許可を得て掲載（Aktipis 2015，CC BY 4.0 により使用許可）．

目を向けたのが発表済みの論文報告のみだったという点である。そのおかげで全体像がよく見え、あらゆる系統の多細胞生物にがんの影響の及んでいることが確認できはした。しかしこれはあくまで第一段階にすぎない。次なる一歩は、生物界のがんについて可能な限りのデータを集めて、体系的に分析することである。

私は現在、ヴィィコのワーキンググループのメンバーだった何人か(その多くは今ではアリゾナ州立大学アリゾナがん進化センターに所属している)と一緒にこの目標に向かい、生物の種類ごとにがんの発生率を割り出すという大掛かりな取り組みを進めている。このプロジェクトを率いるのは、カリフォルニア大学サンタバーバラ校のエイミー・ボディ。ボディは進化生物学の視点からがんを研究している。私たちはボディの指揮のもと、動物園や動物病院など様々な場所からがんの記録を収集しており、包括的なデータベースが構築されつつある。このデータベースには、一万三〇〇〇種の動物における約一七万件の記録が含まれている。データベースに収録された中で、がんにまったくかからない動物は今のところ一種も見つかっていない。五〇件以上の記録が存在する動物については、どれにも腫瘍の報告が少なくとも一件はある。本文章を書いている時点で、データベース内で最もがんの発生率が高いのは、フェレット、ハリネズミ、そしてモルモットである。それ以外では、チーターやタスマニアデビル(後述する感染性の顔面腫瘍の症例を除いても発生率が高い)などががんにかかりやすい。

私たちはこのデータベースのほかに、平板《へいばん》動物門と海綿動物門についても調べている。いずれも太古の昔から存在する多細胞生物であり、「単純な」形態の生命だ。ヴィコで生物界全体のがんについて文献を調査したとき、私たちはこのふたつががんへの抵抗力を備えているらしきことに気づいた

（ただし両者とも右のがんデータベースには含まれていない。データの出所となる動物病院や動物園とは縁がないからだ）。私の同僚で共同研究者でもあるアンジェロ・フォーチュナートは、この二種類に注目して研究を進めていて、なぜがんへの抵抗性があるのかを解明しようとしている。フォーチュナートは進化生物学とがん生物学の両方で博士号を取得したおかげで、がん抑制メカニズムの進化を研究するにはまたとない組み合わせの知識と技能をもっている。平板動物と海綿動物がなぜがんにかからないのかを突き止められれば、がんを抑制する仕組みがそもそもどのようにして生物に備わったのかについて理解が深まる。さらには、がんに抵抗するまったく新しいメカニズムを発見するのも夢ではない。ヒトの病気についても新たなことが明らかになり、それががんの治療法や予防法の向上につながることも期待できる。

フォーチュナートはとくに数種の生物に焦点を絞って研究を行っていて、いずれもがんにかからないように思える（最初の文献調査の際、それらに関するがんの報告は一件も見当たらなかった）。フォーチュナートが最初に研究室にもち込んだもののひとつが、タマカイメン属の一種 *Tethya wilhelma* だ。一見すると、同質の細胞が寄り集まっているにすぎず、複数の穴と、水や栄養が通り抜ける通路を備えているだけである。ところが、このカイメンががんに対して著しい抵抗性をもつことにフォーチュナートは気づいた。きわめて強い放射線（DNA損傷を誘発するレベル）を浴びせても耐えることができ、がんらしき腫瘍が生じる気配もない。このカイメンが放射線にどう反応するかを観察していると、ときおり縮んで数日間そのままで過ごし、それから元の大きさに一気に戻ることがあった。その後も、がんを疑わせる奇妙な細胞増殖や変色などはいっさい現れなかった。現在、フォーチュナートは分子生物学的な手法を使って、これがどういうメカニズムによるものかを究明しようとしている。

フォーチュナートがもうひとつ注目しているのが平板動物門だ。この門にはセンモウヒラムシ（*Trichoplax adhaerens*）一種のみが属している。センモウヒラムシは分類上は動物だが、細胞が平たい袋状に集まっているにすぎず、外側の細胞層についた繊毛《せんもう》を動かして移動する。センモウヒラムシに放射線を照射すると、内部で黒ずんだ領域（がんかもしれない）が大きくなっていくのが観察できることがある。この黒ずんだ部分は体の外縁に向かって移動していくと、そこから押し出されるというか、搾り出されるようにして外に排出される。そして、あとの細胞には黒ずんだ細胞が残らない（図5–3参照）。

複雑な組織系や器官系をもたないセンモウヒラムシのような生物にとっては、これこそががん抑制メカニズムなのかもしれない。つまり、問題を起こしそうな細胞を厄介払いすることである。単純な生物にしか通用しないように思えるものの、さらに考えを進めるとそうでないことがわかる。ヒトのような大型生物であっても、組織のレベルではこの細胞排出が有効な戦略となるかもしれない。たとえばヒトの結腸では、細胞が増殖しすぎると隣接する細胞によって排出される場合がある。周辺領域を構成する細胞がアクトミオシン（筋肉の収縮を引き起こす複合タンパク質）の輪をつくり、それを収縮させて厄介な細胞を文字通り押し出すのだ。(11) 同様の現象はショウジョウバエ（*Drosophila*）でも観察されている。正常な細胞はフィラミンとビメンチンというタンパク質を生成することができ、それを使って長い腕状の突起をつくって変異細胞を取り除く。(12) ただしこのメカニズムは、周囲の細胞が正常でなければうまくいかない。(13) つまり、このプロセスが機能するためには腫瘍微小環境が大切になる。損

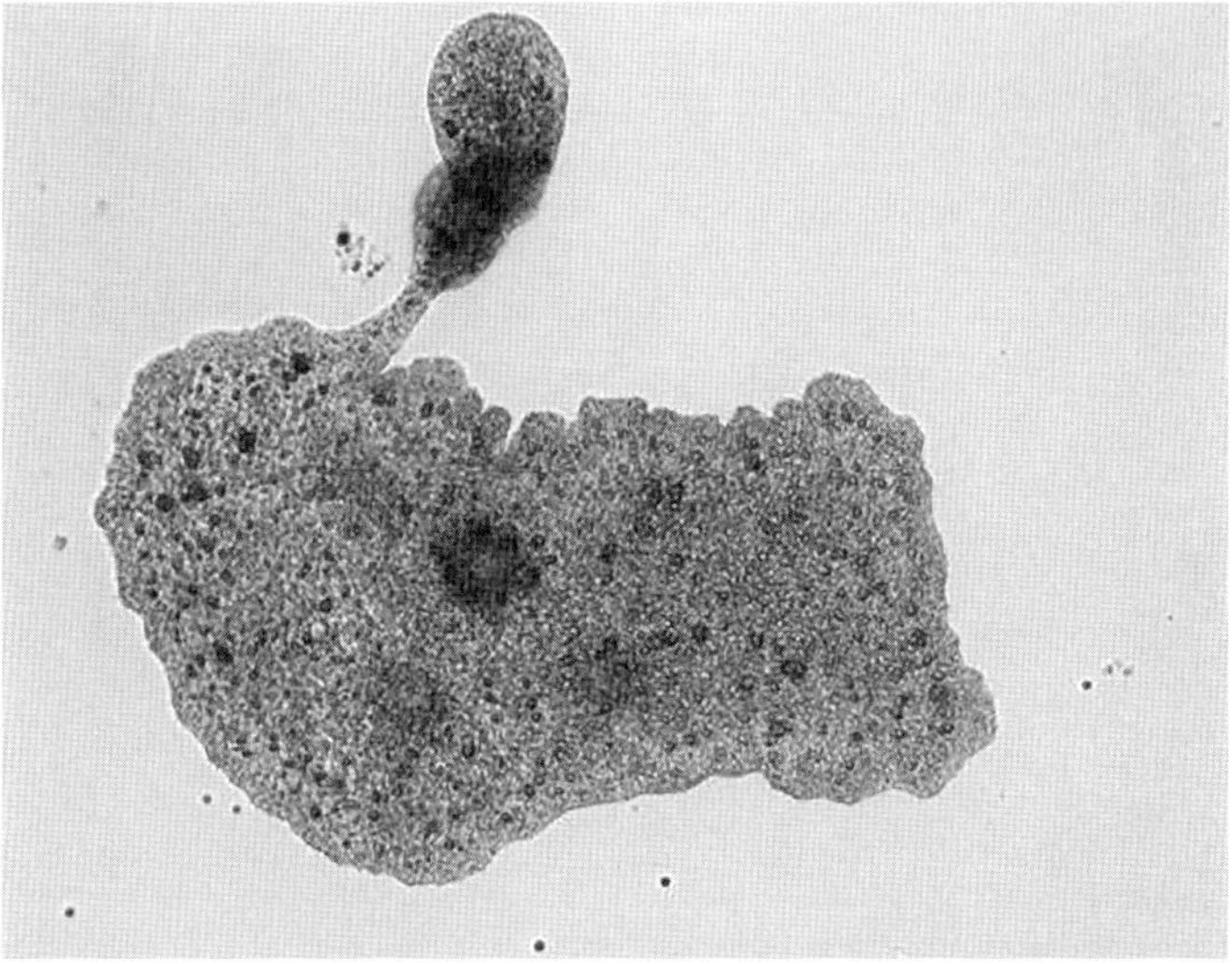

図５−３　平板動物門のセンモウヒラムシの体内には，放射線を照射されたあとで黒ずんだ領域の現れることがある．この領域は外縁部分に移動させられ，搾り出されるようにして体外に排出されるように見える．その後は，体の本体に黒ずんだ領域が残らない．この細胞排出はがん抑制メカニズムの一種かもしれない．写真は，160 グレイの X 線を照射されたセンモウヒラムシ．明視野照明を用いて 150 倍で撮影．写真提供：アンジェロ・フォーチュナート．

傷した細胞はがん化するおそれがあるので、そうした異常細胞を排除することは、センモウヒラムシに限らずがんの脅威を防ぐための手段となり得るものだ。

フォーチュナートの研究からは、細胞の裏切りから身を守るために単純な生物がどんな手段を発達させた可能性があるかが垣間見られる。だとすれば、私たちは基準とする枠組みをもっと広げて、幅広く問いを投げかけるべきではないだろうか。生命全体を見渡すことが、私たち自身のがん抑制メカニズムがどう進化したかをもっと深く理解することにつながるに違いない。

細胞数が多いほどがんも多い？

前のセクションでは、小型で比較的単純な生物のがん抑制メカニズムに目を向けた。では、もっと大型で複雑な生物、たとえばヒトやゾウなどの場合はどうなのだろう。無事に子を残せるまでのあいだ、どのようにしてがんを抑え込んでいるのだろうか。

多細胞生物である以上、細胞増殖は避けて通れない。しかし、細胞が分裂するたびに遺伝子変異の起きるおそれがあるため、細胞増殖はがんのリスクを増加させるものでもある。生物が大型になればなるほど、そのサイズに達するために、またそのサイズを維持するためにも（組織は絶えず再生が必要なので）、より多くの細胞分裂をしなければならない。それに、体が大きいということは、いつ変異してもおかしくない細胞の数がそれだけ多いという意味でもある。現に、同じ種類の生物内に着目すると、大型の個体ほどがんのリスクも高いことが確認されている。たとえば、大型犬（体重約二〇キロを超えるもの）は小型犬よりがんにかかりやすい[14]。また、ヒトの場合も背の高い人と低い人とのあいだでは同様の傾向が見られ、身長が一〇センチ増すごとにがんを発症するリスクがおよそ一〇パーセント上昇する[15]。ところが、このパターンは生物種同士を比較する場合には当てはまらない[16]。

ゾウの細胞数がヒトの一〇〇倍であることは本章の冒頭で述べた通りだが、ゾウはヒトより一〇〇倍がんになりやすいわけではない。それどころか、そのサイズと寿命から考えると驚くほどがんにかかりにくく、もっとはるかに小型の動物（ヒトを含む）と比べてもがんの発症率は低い。それに対し、ネズミはヒトよりも圧倒的に小さいのに、がんを発症する率は私たちよりずっと高い。このパラドックスは寿命についてもいえる。寿命が長ければ長いほど、がんが生じる機会は増える。細胞の分裂回数が増加するうえ、遺伝子変異を誘発しかねない要因にも長い期間さらされるからだ。しかし、生物種間で比較してみると、がんの発生率と寿命のあいだに相関関係は認められない。

このように、がんのリスクが体のサイズとも寿命とも相関を示さないことを「ピートのパラドックス」と呼ぶ。一九七〇年代にこの矛盾を見出した、オックスフォード大学の統計疫学者リチャード・ピート卿にちなんだものである。細胞の数だけを見たら、ネズミよりヒトのほうがはるかにがんにかかりやすくてしかるべきなのに、実際にはそうではない。そこでピートは、細胞対細胞の比較でいったらヒトの細胞のほうががんへの抵抗性が強いに違いないと指摘した。そうでなければ、私たちは若くしてがんに斃《たお》れているはずだ、と。(17) 過去数年間に同僚と私が実施した研究からも、大型で長命の生物だからといって小型で短命な生物よりがんの発症率が高いわけではないことが裏づけられている。(18)

生活史に基づく決断

私たちはひとり残らず生命の綱渡りをし、抑制と自由のあいだでバランスを取っている。細胞を自由にしすぎればがんのリスクが高まり、抑制しすぎれば成長が止まったり生殖に失敗したりするおそれがある。これはほかの多細胞生物でも同じであり、どんな生物であっても適切なバランスを見つけなくてはならない。つまり、生存と繁殖に必要な仕事を細胞にやらせながらも、適度な制御を通してがん化させないようにする。

とはいえ、どの生物も同じバランスの取り方をするわけではない。たとえばネズミなどは、捕食者の餌食になるまで、盛んな繁殖と細胞増殖の方向に傾いたまま短い生涯を駆け抜ける。逆にゾウの戦略は長期戦だ。子をつくる時期が遅く、天敵もいないため、長期戦が実を結ぶまで長く生きていられるよう、がんの抑制に投資する。たとえるなら、子をもうけるという見返りが得られる地点にたどり着くまで、ほかの生物よりはるかに長い綱を渡っているようなものである。そのためには少し細胞増殖を抑制する方向に傾きながら、全体としてはバランスを崩さないようにする必要もある。さもないと、無事に子を残すまで生きながらえることができない。

自由な細胞増殖の方向にバランスを傾ける要因には、その生物の内側から来るものもあれば、外側から訪れるものもある（太陽光線や変異誘発化学物質によるDNAの損傷など）。また、経験によって生じる影響もあり、傷などはその好例といえる。傷ができるとなぜがんのリスクが高まるかといえば、傷ついた箇所で盛んな増殖を許容するような遺伝子を活性化させなくてはならないからだ。

生物の集団が何世代もかけて進化を遂げていく過程では、別の要因も綱渡りのバランスに関係してくる。たとえば、外因死亡率（捕食などのように外的要因によって命を落とす確率）の高さや、性選択圧の強さ（異性を引きつける能力や同性と競う能力によって生殖の成否が大きく左右される状況）などがそれにあたる。こうした選択圧は、自由な増殖の方向に傾く戦略を取る生物に有利に働きやすい。というのも、バランスを抑制寄りにしていくらがんを抑え込んでも、その代償が大きすぎるからである。利益を受け取れるまで長く生きられないのなら（あるいはそのせいで生殖機会を棒に振ることにつながるなら）、そのトレードオフは割に合わないものになってしまう。

進化生物学ではこれを「生活史トレードオフ」と呼ぶ。このトレードオフによって、生涯における様々な「目標」（成長、繁殖、生存など）への投資の仕方が変わってくるためにその名がついた。この点に着目するのが、本章の冒頭で触れた「生活史理論」である。生物は限られた資源（時間やエネルギーなど）をいろいろな目標に割り当て、最終的にできるだけ多くの子を残そうとする。それが生活史理論の基本的な考え方である。

これは私たちの「綱渡り」の比喩に似ているものの、もっと広くいろいろな次元に適用できる。成長が繁殖とトレードオフになり、その繁殖は生存とトレードオフになり、生存は成長とトレードオフになる、といった具合に。それぞれの目標はさらに下位の目標に分類され、その多くもやはり互い同士でトレードオフの関係になる場合がある。生活史理論は、主にひとつの次元に注目して考えるとわかりやすい。たとえば時間、とくに繁殖の時期だ。短期的な生存能力に多大な投資を行う（つまり短期間で成長してできるだけ早い時期にできるだけ多くの子をつくる）生物は、「速い生活史戦略」を採用している。一方、長期的な生存能力に投資する（つまり時間をかけて成長して繁殖時期も遅らせる）生物は、「遅い生活史戦略」を取っている。後者は前者に比べて子の数が少ない（どちらの戦略にも、それ自体としての良し悪しはない。何が最適の戦略かは、生物を取り巻く生態系によって決まる。なかでも大きくかかわってくるのが、どんな脅威と機会に直面しているかだ）。

ほかの条件がすべて同じであれば、ゾウのように遅い生活史戦略を取る生物のほうががんにかかりにくいはずである。長いあいだ生き続けるには、傷を治す、感染症と闘う、損傷したDNAを修復するといった体の維持が必要になる。がんの抑制も体の維持の一環であり、遅い生活史戦略を採用している多細胞生物にとってはきわめて重要だ。それをしなければ、寿命を延ばすことはできない。

前の章でも取り上げたように、がんを抑制する効果が高すぎると、適応度にかかわるほかの形質に支障をきたすおそれがあるために、えてして代償が伴う。すでに気の遠くなるような長い年月をがんと共に進化してきたのに、生物ががんを完全に抑え込む能力を発達させてこなかったのは、この点に理由の一端がある。過剰な抑制が生命に悪影響を及ぼすこともすでに見てきた通りである。

畜産業で行われる品種改良は、適応度関連の形質とがんリスクのトレードオフを覗き見るまたとない窓だ。私たちは好ましい形質（よく卵を産む、よく乳を出すなど）をもつ動物を人為的に選んで繁殖させている。こうした極度の人為的選択を続けると、その形質の裏にどんなトレードオフがひそんでいたかが浮き彫りになる場合がある。メスのニワトリがそのいい例だろう。産卵数が多くなるように改良された結果、卵巣がんを発症する率が高くなった。おそらくは、卵巣の内部と周辺での細胞増殖をより許容するように選択されてきたためだと考えられる[19]。

もうひとつの好例が雄ジカの枝角であり、がんの抑制がいかに繊細なバランスを要するものかがこの例からはよくわかる。雄ジカは毎年冬になると枝角を落とし、春から夏にかけては秋の繁殖期に備えて枝角を再び短期間で生やす[20]。雄ジカにとっては、枝角が大きいほどほかのオスより繁殖で有利になるものの、そのせいで枝角（英語で「antler（アントラー）」という）にはがんに似た奇妙な腫瘍ができやすく、その腫瘍を

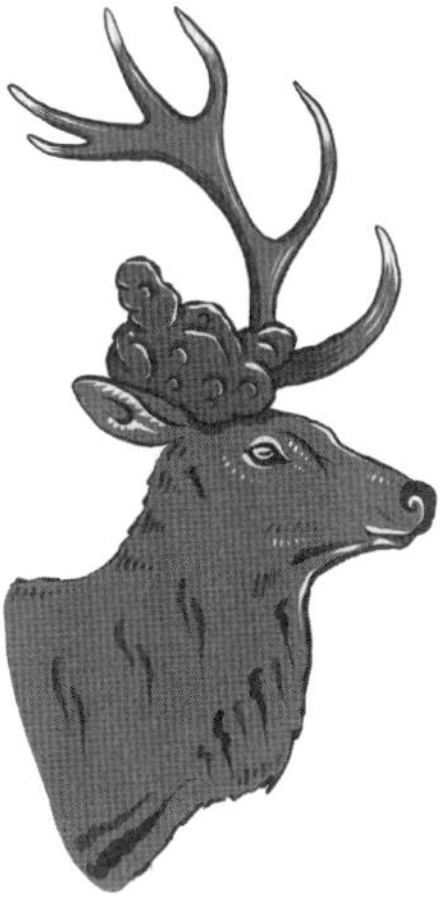

図5-4　シカの枝角が発達に異常をきたすと，アントラローマと呼ばれる骨の塊ができる．繁殖期のたびに枝角を生やす必要から，細胞を急速に増殖させることがアントラローマの原因のひとつだ．これは，性選択された形質ががんのリスクを高める一例である．

「アントラローマ」と呼ぶ（図5-4参照）。枝角を急激に成長させるには急速な細胞増殖が必要となる反面、その増殖が度を越すことのないよう厳重な制御も求められる。枝角を短期間で大きくする能力は、細胞ががん化する過程と似ている点が多い。アントラローマのない正常な枝角であっても、その遺伝子発現のパターンは正常な骨のものより骨のがん（骨肉腫）のものに近いほどである。[21] しかも、枝角内では腫瘍を促進する遺伝子が発現している。また、DNA解析の結果からは、がんへと変化する可能性をもつ遺伝子（これをがん原遺伝子という）が、シカ類の祖先の進化の過程で正の選択圧を受けてきたことがわかった。[22] 性選択によって獲得した形質ががんのリスクを高めることを、この枝角はまざまざと示している。[23]

性選択の絡む似たような例はほかにもあって、たとえば前述の通り同じ生物種の中では体の大きな個体ほどがんにかかりやすい。メスが大型のオスを好む種はいくつもあり、そのひとつに淡水魚のサザンプラティフィッシュ（別名ムーンフィッシュ、学名 *Xiphophorus maculatus*）がいる。この魚のオスのなかでとりわけ大型の個体には、腹部に大きな黒い斑点のついたものが多いのだが、じつはこれはメラノーマだ。体を大きくするのと同じ*Xmrk*という遺伝子が、皮膚がんのリスクを高める方向にも働くためである。[24]

大型の個体であるということは、それだけ細胞増殖の回数が多くなくてはならないことを意味する。そのサイズに達するのにも、その大きさを維持するのにも細胞増殖が必要となり、その分、がんのリスクは上昇する。ところが先にも触れたように、このパターンは生物同士を比較した場合には成り立たない。ゾウをはじめとする「遅い生活史戦略」の生物たちが、体を大きくしながらもがんに抵抗するための奥の手を進化の過程で獲得したからだ。

ゾウの場合、がん抑制遺伝子である*TP53*のコピーを余分にもっており、そのことががん発生率の低さにつながっている（私たちヒトには、両親からひとつずつ受け継いだ合計ふたつしかない）。第3章でも説明したように、*TP53*遺伝子は細胞増殖を制御し、細胞の損傷が修復不能のレベルになったらアポトーシス（プログラム細胞死）を誘導する。いわばゲノム内の《裏切り者》発見器であり、DNAの損傷のような厄介な状況を見つけ出すことで細胞を健康な状態に保っている。そして損傷を発見したら、問題が修復されるまで細胞分裂を停止させ、それでも問題が解決しなければ細胞を自死させるプロセスへの引き金を引く。それによってシグナルが次々に伝達されて反応の連鎖が起き、最終的にアポトーシスへと至る。この*TP53*遺伝子を余分にもっているとすれば、ゾウはこうしたがん抑制効果をそれだけ多く得られることになる。結果的にゾウはDNAの損傷に対してきわめて敏感であり、損傷が生じたときに細胞が自死しやすくなっている。[25]

ゾウのゲノム内に*TP53*遺伝子のコピーが余分に存在することを発見したのは、がんを研究する進化生物学者のカーロ・メイリー（ちなみに私の共同研究者で夫）と、教え子のエイリー・コーリンらである。ゾウのがん発症率が低いことには、このことが重要な役割を果たしているのではないかとメイリーは考えた。この発見に注目したのが、本章の冒頭に登場した小児腫瘍科医のジョシュア・シフマンである。愛犬ががんと診断されたのをきっかけに、イヌとヒトのがんの類似点を調べ始めたあの人物だ。それまでシフマンは細胞に放射線を照射して、アポトーシス率を測定する研究を行っていた。やはり本章の冒頭で触れた、リー・フラウメニ症候群という遺伝性疾患について理解を深めるためである。リー・フラウメニ症候群の子どもは、がんを抑制する*TP53*遺伝子がひとつしかない状態で生まれてくる。そのせいで、生涯のあいだにがんを発症する確率は一〇〇パーセント近い。複数のがんにかかるケースも多く、ときにそれは幼児期から始まる。じつに痛ましい遺伝子疾患であり、一家全員がこの症候群に苦しめられるケースも少なくない。

リー・フラウメニ症候群の患者の血液から細胞を採取して放射線を浴びせると、普通とは違った反応が現れる。正常な細胞ならDNAの損傷を受けて細胞死が起きるのに、そうはならずに生き続けるのである。これで細胞の生存率は高まるものの、最終的には体全体ががんにかかりやすい状態になる。つまり、*TP53*のコピーが一個しかないせいで、重大なDNA損傷を抱えながらも細胞は自死しない。結果としてがんのリスクが高まり、患者の命が脅かされかねなくなる。

メイリーとシフマンは手を携え、DNAの損傷に対してゾウの細胞がどう反応するかを調べることにした。*TP53*のコピーを多数もつことが実際に役立つかどうかを確かめるためである。ふたりはリーサ・アベグレンに協力を求めた。アベグレンはユタ州にあるハンツマンがん研究所の分子病理学者で、がん生物学者でもある。アベグレンをはじめとする研究チームのメンバーは、まずゾウの血液をもとに細胞を培養した。そこに放射線を照射したところ、アポトーシス率が著しく高いことを見出した。ゾウの細胞にとって、放射線への反応は自らを破壊することなのである。これほど敏感に反応して細胞死を促せるからこそ、がん化しかねない変異細胞から体を守ることができている。

ゾウの培養細胞が放射線を浴びると、*TP53*遺伝子が活性化してp53タンパク質をつくり、そしてこのタンパク質が、変異の激しい細胞に自死を誘導する。例の「綱渡り」のたとえでいうなら、p53という遺伝子産物はゾウのバランスを抑制寄りに傾け、細胞のふるまいを抑える方向に作用する。

メイリーは遺伝子解析を通して、ゾウに*TP53*遺伝子のコピーが四〇個あることを突き止めた。研究チームは、放射線の照射でゾウの細胞がすぐ自死するというシフマン研究室の実験結果と、このメイリーの解析結果を結びつけた[26]。このように、研究室におけるインビトロ研究（生体の一部を試験管内や培養容器内に取り出した状態で研究すること）と、計算生物学やゲノム科学とを合体させて結論を導くのは、積年の謎（「ピートのパラドックス」のような）を解くために異分野を融合させる新しい研究手法の好例といえる。

メイリーとシフマンの研究結果はほかのチームによっても再現されている。これにより、ゾウが*TP53*のコピーを多数もつことで「ピートのパラドックス」を解決しているらしきことがさらに裏づけられた。また、シカゴ大学のヴィンセント・リンチとそのチームは、ゾウと類縁関係にある絶滅種（マンモスなど）のDNAに注目し、進化の過程で*TP53*遺伝子の数がどう推移してきたかを調べた。すると、その生物の体が大型化したときに*TP53*の数が増えたことがわかった[27]。これは、体の大型化に促されてがんの抑制を強化する方向に進化が進み、それを達成する手段が*TP53*遺伝子の数を増加させることだったからだと考えられる。

体を大きくするためにがん抑制メカニズムを発達させたのは、ゾウだけではない。ノーザンアリゾナ大学の進化生物学者マーク・トリス（私たちの研究チームの一員でもある）は、ザトウクジラのゲノム内でアポトーシスの遺伝子が重複していることを突き止めた。また、もっと小型のクジラ類（マッコウクジラ、バンドウイルカ、シャチなど）と比べて、細胞周期の制御、細胞のシグナル伝達、および細胞増殖をつかさどる遺伝子が、進化の過程で正の選択圧を受けてきたことも見出した。(28)

調節され、制御されている

細胞の抑制と自由とのあいだでバランスを取る作業は、絶えず加減を変化させながら生涯にわたって続く。*TP53*のような遺伝子にしても、つねにタンパク質を製造しているわけではない。仮にそうしていたら、綱渡りのバランスが抑制側に倒れすぎて、そのこと自体が代償をもたらす羽目になっていただろう（早期老化や繁殖力の低下など）。ゾウはただ単に抑制寄りに傾いているのではなく、ネズミのような小型動物よりも慎重かつ能動的にバランスを調節している。大型で長命な動物として生きるにはがんをうまく抑制するのと同時に、そのがん抑制メカニズムを注意深く制御しなくてはいけない。細胞の抑制を強める遺伝子産物があるからといって、それを多くつくればいいというものではない。

肝心なのは、そうした遺伝子産物を適切な時期に適切な量だけつくり出すこと。そして、細胞増殖を無秩序の方向へと押しやる遺伝子産物の働きを相殺することである。

では、生物はそれをどのようにして成し遂げているのだろうか。ひとつには、遺伝子ネットワーク（そのつながりを通じて、複数の遺伝子が互いの状態に応じて調節される）を構築することである。このネットワークの範囲は、細胞の制御を強める遺伝子から、細胞の自由を促す遺伝子にまで及んでいる。生物は遺伝子ネットワークを通じて遺伝子産物の産生量を監視し、それを変化させている（この例のひとつが、第3章で取り上げた*TP53*遺伝子を中心とする信号検出ネットワークだ）。

細胞の自由の方向にバランスを最も大きく傾ける（つまり細胞増殖を促す）遺伝子は、最も古くから存在する遺伝子であり、生命がまだ単細胞生物だった頃に生まれた。一方、細胞の抑制の方向にバランスを最も大きくシフトさせる遺伝子は、生命が多細胞へと移行した際に新たに登場したものである。後者の多くは「ケアテイカー遺伝子」（「世話人遺伝子」の意）ともいわれ、多細胞生物を健康に成長させるために細胞間の協力を推し進める働きをもつ。だが、遺伝子には別のカテゴリーもあって、「ゲートキーパー遺伝子」（「門番遺伝子」の意）と呼ばれる。ここに分類される遺伝子は、細胞の自由を促す「単細胞」時代からの遺伝子と、抑制を強める「多細胞」特有の遺伝子とのあいだの中間的な存在といえる。[29] その役割はシステム全体のバランスを維持することであり、様々な変化に敏感に反応しながら必要に応じて両方の側にシグナルを送っている。

このゲートキーパー遺伝子は、進化の歴史において最も最近になって登場した。[30] 細胞の抑制も自由も、どちらも必要なことでありながら互いに相容れない。ヒトやゾウのような長命で大型の生物が、そのバランスを生涯にわたってうまく取り続けることができるのはなぜか。それは、「単細胞」遺伝子と「多細胞」遺伝子の中間にあたるゲートキーパー遺伝子が存在すればこそである。綱渡りという難しい離れ業は、絶えず変化する様々な力によっていつ不安定になってもおかしくない。変化に対応してその力をたくみに制御するのが、ゲートキーパー遺伝子の役割である。

イヌと悪魔《デビル》

がんが体内で進化するのをいかにして防ぐかは、生涯を通して続く難題だ。しかし、生物が直面するがん関連の脅威は内側でのみ生じるわけではない。多細胞生物がこの世に誕生したときから、生命は外から侵入してくるがんにも対処しなくてはならなかった。それが感染性がんである。感染性がんについての症例報告がなされるようになったのは、主にここ一〇年ほどのことにすぎない。だが、感染性がん自体は多細胞生物と同じくらい古い歴史をもっている。

現在「感染性がん」と呼ばれるものは、誕生まもない多細胞生物にとって大きな厄介の種だった。生まれたばかりの多細胞生物は、いってみれば細胞が寄り集まって協力し合っているだけの存在である。生存率と繁殖率を高めるには、個々の細胞でいるより集団をつくったほうが有利だからだ。その頃、一部の細胞は自らの細胞集団を構築・維持するのではなく、ほかの細胞集団に侵入してその協力体制を利用することに特化した。[31] そういう細胞の中には、多細胞生物の生殖系列細胞に入り込むのを専門とするものもあった。自らを増やす手段として多細胞生物全体を勝手に使おうというものであり、このプロセスを「生殖細胞寄生」という。さらに細胞の中にはもっぱら幹細胞ニッチ（幹細胞の維持に必要な特有の微小環境）を侵し、細胞の再生システムを横取りして自らの複製をつくる道を選ぶものもあった。これを「幹細胞寄生」という。多細胞生物が健康に生存していくためには、こうした侵入者を寄せつけない方法を編み出す必要があった。[32] そのために獲得した適応（個体の生存や繁殖を助ける形質）の中でも最も重要なのが、自己と非自己を区別する免疫系である。

生殖細胞や幹細胞がよその細胞に寄生されては困るということが、免疫系の誕生を促す最初の選択圧のひとつとなった。以来、免疫系は当初とは比べ物にならないほど複雑な進化を遂げている。前章でも説明したように、私たちの免疫系には自然免疫と獲得免疫がある。自然免疫は脅威全般に対して短時間で反応を示すものであり、ナチュラルキラー細胞などが侵入者の排除にあたる。獲得免疫は、体細胞進化を利用することで特定の脅威に長期にわたって対処する。皮膚も免疫系の一翼を担っていて、外部の脅威から体を守る一助となっている。[33]

皮膚のバリアが破られたり、免疫細胞の複製メカニズムが乗っ取られたり、脅威を識別する能力が妨害されたりすると、免疫系に問題が生じる。そうなれば、がん細胞が生物から生物へと飛び移りやすくなる。

一万年ほど前、アラスカン・マラミュートという種類のイヌから、尋常ならざる新種のイヌが誕生した。アラスカン・マラミュートは美しいソリ犬で、寒さから体を守るダブルコート（被毛がオーバーコート（上毛《うわげ》）とアンダーコート（下毛《したげ》）の二重構造になっていること）が特徴である。この新種が生まれたのも、おそらくオスとメスが交尾をしたためだろう。しかし結果としてつくり出されたのはアラスカン・マラミュートではなく、しかもその新種の姿は祖先とは似ても似つかないものだった。というより、イヌの面影すらとどめていない。それはイヌ類の一種ではあるが単細胞生物であり、性感染する寄生生物として暮らしている。つまり、性感染性のがんである。

この奇妙な新種は「可移植性性器腫瘍（CTVT）」と呼ばれる。これはイヌ類の一種とみなされているものの、激しく振るしっぽも、垂れた耳も、優しい目ももたない。感染したイヌの性器で成長する細胞の塊にすぎず、その見た目はなんとも不快である。CTVTは誕生以来、イヌからイヌへと性的接触を通じて広がっていき、南極大陸を除くすべての大陸で見られるまでになった（船などを利用して人間が移動するようになったことがその理由と考えられる）。広域に子孫を残すことに見事に成功したわけである。そのため、北米大陸最古のイヌが絶滅した背景には、CTVTがあったと考える研究者もいる。[34] イヌからイヌへと移るこのがんが誕生したのも、そしてここまで広く分布できたのも、宿主生物の行動のおかげだ。とりわけ大きいのが性的行動である。交尾のあと、オスの陰茎がメスの生殖管内で膨張しているために、二匹はしばしば「つながった」状態になる。体を離そうとするときに生殖器の表面が傷つく場合があり、そうなると免疫系の第一の防衛線——つまり皮膚——が突破される。[35] 傷ができると、感染性がん細胞が増殖しやすい環境が生まれる。というのも、前章で見た通り、傷が治癒する過程では細胞の増殖と移動に対して組織が寛容になるからだ。がん細胞（この場合は感染性のがん細胞）はこれ幸いとイヌの免疫系レーダーをかいくぐり、傷の内部で数を増やせるようになる。ことによると、治癒の過程で分泌される増殖因子の恩恵にさえあずかっているかもしれない。

CTVTに罹患したすべてのイヌのすべての感染性がん細胞は、一万年ほど前に生きたたった一匹のイヌに由来する。このためCTVT細胞は、体細胞株（培養条件下で長期にわたって安定的に増殖し続けるようになった体細胞のこと）としては知られている限り最古のものとなっている（ヒト由来の最古の体細胞株は、一九五一年に子宮頸がんで亡くなったヘンリエッタ・ラックス［Henrietta Lacks］のもので、頭文字を取ってHeLa《ヒーラ》細胞と呼ばれるが、それと比べても桁違いに古い）。また、既知の犬種の中で単細胞生物なのはCTVTだけであり[36]、イヌとしては唯一の絶対寄生者でもある（もっとも、フレンチブルドッグのような犬種も絶対寄生者だとの声があるかもしれない。人間に帝王切開をしてもらわないと自身の生殖周期を完結させられないのだから）。CTVT細胞は宿主が死んでも長く命を保ち、宿主と同じ集団の別のメンバーに移動できるわけだから、いってみれば単細胞の感染体のようなものだ[37]。多細胞の祖先から進化して単細胞の感染体となったのは、この単細胞のイヌだけではない。タスマニアデビルにも同じことが起きている。

アニメ『ルーニー・テューンズ』には、バッグス・バニーを執拗につけ狙う間抜けな面々が登場するが、その中にタズマニアン・デビル、通称「タズ」がいる。何でも食べ、気まぐれで凶暴で、噛む力がとにかく強い。興奮したり癇癪《かんしゃく》を起こしたりすると高速回転の竜巻と化し、その歯と鉤爪であらゆるものを破壊しながら進む。本物のタスマニアデビルの外見はタズとはあまり似ていないものの、このアニメには的を射ているところがある。タスマニアデビルは肉食獣であり（現存する有袋類の肉食動物としては世界最大）、互いを噛み合う性向をもつという点である。そのせいで致死性の悪性腫瘍が蔓延し、タスマニアデビルは絶滅危惧種リストに載る羽目になった。

一九九六年、オーストラリア大陸南東の沖合にあるタスマニア島の北東部で、タスマニアデビルの

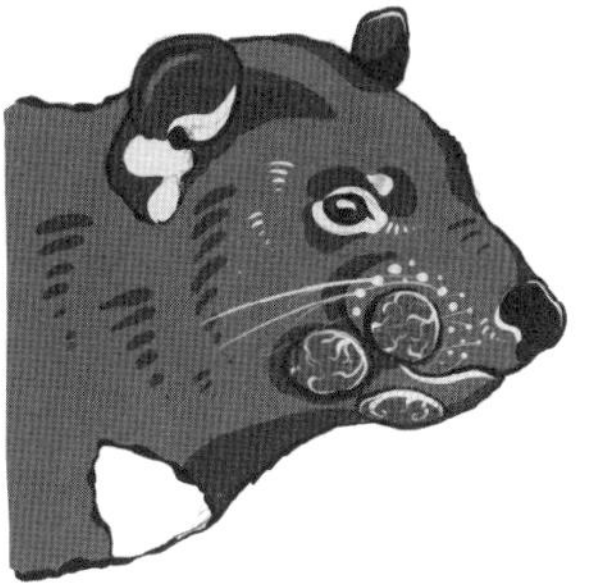

図5－5　タスマニアデビルは顔面腫瘍に苦しめられている．喧嘩の際，タスマニアデビルはよく顔面を噛み合う．このせいで顔面のがん細胞が一方の個体から剥がれ落ち，もう一方の個体の傷口に付着する．付着先の傷がまだ新しく，増殖因子や炎症シグナルが充満している場合，がん細胞は新しい個体内で移植片のように成長できるケースが多い．

顔に奇妙な腫瘍ができているのに科学者が目をとめた。[38] のちにこれは「デビル顔面腫瘍性疾患（DFTD）」と呼ばれるようになる。腫瘍は口の周りなどの顔面にできる（図5－5参照）。タスマニアデビルは攻撃的なことで悪名高く、喧嘩のさなかに腫瘍の一部が剥がれて相手の傷口に入り込むと、イヌの感染性がんと同じように傷口の中で増殖しやすい（これは、臓器や皮膚の移植手術で起きることともよく似ている。他者からの組織であっても、定着してそのまま生き続けるのは不可能ではない。それと同じで、DFTDのがん細胞も新しい宿主の体内で何の問題もなく成長できる）。

　DFTDは致死率が高く、これが広まったおかげでタスマニアデビルの個体数は甚大な影響をこうむっている。DFTDに感染した宿主が命を落とすまでの期間は六～一二か月が普通だが、その間《かん》に宿主が顔面腫瘍を別の個体にうつす機会はいくらでもある。[39] タスマニアデビルの個体同士の行動においては、喧嘩と噛みつきが大きな比重を占めるからだ。攻撃的な交尾行動もしかり、メスをめぐるオス同士の競争もしかりである。

　交尾や喧嘩をすれば、いつなんどきDFTDのがん細胞が剥がれて相手の傷口に侵入してもおかしくはない。イヌの感染性がん細胞の場合、交尾時に性器の周辺にできる傷の中で何の問題もなく成長していけるように見える。同様に、タスマニアデビルの感染性がん細胞の場合も、相手の顔の傷の中で旺盛な生命力を発揮する。傷によって皮膚のバリアが破られるのが、この疾患にかかりやすくなるうえでの第一段階である。続いて、傷の正常な治癒の過程で炎症や細胞増殖が起きることが、感染性がん細胞をことのほか増えやすくする環境をつくる。

イヌとタスマニアデビルの感染性がんにはいくつもの共通点がある。しかし、イヌの場合と違って、タスマニアデビルの顔面腫瘍はたった一匹に由来したのではない。実際には二匹で、一匹はオス、もう一匹はメスである。最初に見つかったデビル顔面腫瘍性疾患はDFTD1と呼ばれ、その細胞内にはX染色体が二本あった。ということは、それがメス由来であることを示している。のちに別の種類のDFTD2が発見され、こちらの細胞からはY染色体が一本確認された。つまりオス由来である。[40]

このように複数種類が存在するとすれば、タスマニアデビルの感染性がんはさほど稀なものではない可能性がある。また、感染性がん全般についても、かつて考えられていたほど珍しいものではないかもしれない。[41] DFTDについて研究しているケンブリッジ大学のエリザベス・マーチソンは、研究を始めた当初はがんの伝染が自然界できわめて稀な現象だと思っていたと私に明かしてくれた。ところが、マーチソンらの研究チームが二〇一六年にDFTD2を発見したことにより、感染性がんが珍しいとする前提を改めざるを得なくなった。感染性のがんは私たちの想像とは裏腹に、さほど珍奇な現象ではないかもしれない。

そもそも感染性がんというものがなぜ存在するかといえば、そういう形態であれば免疫系のレーダーをかいくぐれることに理由の一端がある。生物集団の遺伝的多様性が（タスマニアデビルやイヌのように）低い状況で、がん細胞がひとつの個体の免疫系を逃れる進化を遂げたらどうなるか。同じ集団の（遺伝子の似ている）別の個体の免疫系についても、回避できる能力をすでに獲得しているも同然になる。

イヌやタスマニアデビルに見られるような感染性がんは、交尾や喧嘩で生じる開放創（傷口の開いた傷）の中で、同種移植片（同じ生物種の別の個体から採取した組織片）のようにして成長する。免疫系が適切に機能していれば、そうした異質な組織はたいてい発見されて取り除かれる。人間の臓器移植を行う際に、組織適合検査（提供者と移植希望者の組織が適合することを確かめる検査）や免疫抑制剤が必要になるのはそのためである。

にもかかわらず、イヌとタスマニアデビルのあいだに感染性がんが広まったのは、先ほども触れたようにどちらも遺伝的に見てかなり同質であることが理由のひとつと考えられる。要するに、感染性がん細胞にとってみれば、新しい宿主との「組織適合度」がすでに高い状態にあるということだ。だから、この「がん移植片」の成長しやすい環境が整っていて、新しい宿主の免疫系に排除されることもない。イヌもタスマニアデビルも、かつて「ボトルネック効果」を経験したことがあった。つまり、集団内の個体数が一度減り、それから繁殖して数が増えたために、集団内の遺伝子の多様性が低下している。[42]なぜそれがイヌに起きたかといえば、今日あるような犬種に人間が品種改良してきたことが大きい。近親繁殖を繰り返してきた犬種も少なくない。一方のタスマニアデビルの場合は、一九世紀にタスマニア島に到着したヨーロッパからの入植者が、この動物を駆除する活動を進めたことに主な原因がある。[43] 集団の遺伝的な多様性が低ければ低いほど、感染性がん細胞の移動は容易になる。前の宿主も新しい宿主も、免疫系の面ではおそらく非常に近いからである。

しかし、タスマニアデビルの場合はそれだけが理由ではない。DFTDの細胞は、免疫系から「見つからない」ように自分をつくり変えることができる。どうやるかというと、自らの主要組織適合遺伝子複合体（MHC）の発現を減らす。MHCは糖タンパク分子であり、細胞膜を貫通するかたちで細胞表面に存在し、細胞内で使用されているタンパク質の断片を表面に提示する働きをもつ。この仕組みがあるからこそ、免疫系は「自己」と「非自己」を区別できる。[44] DFTDの細胞はMHCをあまりつくらないことで免疫応答を誘発しにくくし、増殖や体内の移動がしやすくなるような状態をつくる。これは、ヒトのがんが免疫系から逃れるためによく使う戦略のひとつでもある。

イヌのCTVTの場合も、やはりMHCという「標識」の発現量を減らすことで免疫系に発見されにくくしている。ただし、イヌの場合は初めのうちこそMHCの標識が隠れているものの、がんが進展するにつれて細胞表面に再び現れるようになる。理由は明らかになっていない。CTVTは退縮する場合があり、退縮が起きるときにはMHCの発現量が増えて、腫瘍のできた場所に免疫細胞の存在することが確認されている。[45] イヌとタスマニアデビルの腫瘍にこうした類似点と相違点が見られるのは、哺乳類全般の免疫系のほうが感染性がんを抑制しやすいということかもしれない。

このように、外部からの《裏切り者》細胞に侵入されることは、私たちが考える以上に頻繁に起きている可能性がある。今日でもなお、イヌやタスマニアデビルの感染性がんのような細胞は、多細胞生物の体から逃れ出ることをやめていない。その多細胞生物の体内で協力すべく進化してきたはずなのに。こうした細胞が体の外へ旅に出ても、外界の厳しい環境の中でなすすべもなく終わりを迎えるのが普通だ。だが、ときに感染体としての生活様式をうまく取り入れられることがあり、そうなると新しい個体にすみついて、さらにまた別の宿主へと広がっていく。

感染性がん細胞は陸で暮らす生物を悩ませているだけでなく、水生の生物にとっても厄介の種となっている。というより、二枚貝のような水生生物のほうが、この問題の影響をはるかにこうむりやすいといっていい。がん化のおそれのある細胞が、水を介していつ漂ってくるかもわからないからである。二枚貝は水生の無脊椎動物であり、ハマグリ、イガイ、ホタテガイ、カキなどがこれに含まれる。二枚貝は海水にも淡水にもおり、いずれも濾過摂食者だ。濾過摂食者は、動く器官（頭や口など）を使って餌を捕る必要がなく、ただ岩に張りついたり、海底の堆積物に埋まったりして、いわば世界が体を通り過ぎていくに任せる。その過程で、生きるための栄養を体内に濾し取る。

しかし、濾過摂食者として生きるには、何もかもを一度体内に取り込むことになるため、単独で漂うがん性細胞がエラのひだに入り込む危険性が生じる。しかも二枚貝は、遺伝的によく似た個体と集団で暮らすことが多いので、たとえがん性細胞が一個の二枚貝から吐き出されたとしても、近くにいる別の個体のエラを通って侵入できる見込みが大きい。

二枚貝の免疫系は何重もの防御で成り立っている。外側の貝殻から始まって、体表面の粘液、さらには血液細胞（血球）の活性化に至るまでが、感染体の侵入に対して警戒態勢を取っている。(46) 本来ならこの血球は感染を防いでくれるはずのものなのだが、逆に血球のせいで二枚貝が白血病に似た致死性のがんにかかる場合がある。この状態は血球が増殖しすぎたときに起こり、これまでに少なくとも五種の二枚貝で見つかっている。パシフィックノースウェスト研究所の海洋生物学者マイケル・メッガー（当時は海洋生物学者であるスティーヴ・ゴフの研究室に在籍）は、個体から個体へとがん細胞が伝播した結果としてこの白血病様の疾患が生じたのではないかと考えた。そこで、その疾患をもっていることがわかっている五種類の二枚貝を調べ、感染性がん細胞ならではの特徴が現れていないかどうかを探した。するとすべての症例が、二枚貝特有の感染性がん細胞に起因することがわかった。それだけではない。うちひとつのケースでは、がんが種の壁を越えて移動したことまで確認された。アフリカアサリから、ゴールデンカーペットシェルクラムへ、である。これに限らず、二枚貝における白血病様のがん全般についても、感染性がんが原因となっているのではないかとメッガーはにらんでいる。(47)

これまでの定説では、自然界においても地球上の生命史においても感染性がんは稀な現象とされてきた。だが、二枚貝の例はこの定説に疑問符を突きつけている。むしろ、多細胞生物が産声を上げたときから、感染性がんはひとつの選択圧となって生物の進化を方向づけてきたのではないか。(48)それがメッガーの、そして私の考えである。感染性がんの症例がたくさん見つからないのは、そこから身を守れという非常に強い選択圧を多細胞生物が受け続けてきたからかもしれない。そのために、たとえば多種多様な免疫の防壁を築いてきた。しかし、免疫系の機能が損なわれたときには、感染性がんが宿主の体内に足がかりを得ても少しもおかしくはない。

二枚貝が感染性がんにかかりやすいのは水生生物であるうえに、濾過摂食という方法で栄養を摂っているからだ。そのうえ無脊椎動物なので、私たちのような脊椎動物とは免疫系が大きく異なっている。二枚貝の細胞の表面にはＭＨＣ分子がついていない。ではどのようにして外界の脅威から身を守っているのかは、ようやく謎のベールを脱ぎ始めたばかりの段階である。

メッガーの考えでは、二枚貝はホヤに似た仕組みで自己と非自己を識別している可能性がある。これは「融合／組織適合性（Ｆｕ／ＨＣ）」システムと呼ばれ、幹細胞寄生からホヤを守っている。遺伝的に近縁でないホヤが群体をつくるために融合すると、一方の細胞が他方の幹細胞ニッチ内で増殖を始める場合があり、そうなると幹細胞寄生が起きる。

だとすると、感染性がんによって二枚貝がこうむる問題は、誕生まもない多細胞生物が悩まされていた問題とそうは違わないのかもしれない。このセクションの初めで説明したように、幹細胞寄生と、それに似た現象である生殖細胞寄生は、多細胞生物が誕生しつつあったときに大きな脅威となっていた。

種の壁を越えてがんが伝播する事例は、メッガーの調べた二枚貝だけにとどまらない。二〇一三年、あるＨＩＶ陽性の男性が、発熱、咳、体重減少の症状で病院を受診した。リンパ節の生検を行ったところ、奇妙な細胞の塊が見つかる。見た目はがんに似ているが、ヒトの細胞よりはるかに小さい。そのため医師たちは、がんではなく単細胞の真核生物（粘菌など）による感染症だろうと判断した。

その細胞は単細胞生物のような外見をもち、組織構造が見られなかったため、正体がなかなかつかめなかった。遺伝子解析を実施すると、それがじつはサナダムシの細胞であり、患者の組織内でがんとして増殖していたことが明らかになった。[49] この症例を取り上げた報告書は、これがきわめて稀な状態であると主張している。だが実際には、サナダムシの細胞がこのようにしてヒトの体内で増殖した例はほかにもいくつか記録されている。しかも、すべての症例に重要な共通点があった。いずれの場合も、患者の免疫機能が低下していたのである。この「サナダムシがん」の患者は、四人中三人がHIV陽性者であり、(50) もうひとりはホジキン病（悪性リンパ腫）のせいで免疫系が弱っていた。(51) なぜ宿主の体内でサナダムシのがんが生じたのか、具体的なことはまだ解明されていない。サナダムシが宿主の体内でがんを発症し、そのがん細胞がサナダムシの体から出て宿主の組織へ入り込んだのか。それとも別のプロセスによるものなのか。ともあれひとつはっきりいえるのは、いずれの場合も免疫系が抑制されていたということである。宿主の免疫系が正常に働いていれば、サナダムシからヒトへとがんが感染して定着することはたぶんなかっただろう。

感染性がんはヒトには（ほぼ）起こらない

感染性がんは考えられていたより広く見られるのだとしても、幸いにしてほとんどの生物にとってはまず問題にならない。ヒトの場合も同じである。それは、単純に私たちの免疫系が二枚貝より優れているからかもしれないし、遺伝子の多様性がそれなりに高いために感染性がんが定着できないからかもしれない（もしくは、ヒトがタスマニアデビルほど凶暴でも攻撃的でもないから、とも考えられる。少なくとも私たちの凶暴性や攻撃性が、顔を噛む行為に向かうケースはめったにない。ただし、あなたがゾンビの襲来を恐れているなら、心配したくなる気持ちもわかる。ヒトのあいだに感染性がんが進化する絶好の環境が整うことになるからだ（映画などでは、ゾンビに噛まれたり引っかかれたりした者もゾンビ化するという設定が多い））。もっとも、実際にゾンビのせいで人類が滅亡の危機を迎えたら、そんなことを気にしている余裕などないだろうが)。

臓器移植は毎年大勢の命を救っているが[52]、患者はときに望んでもいないものまで受け取ることがある。稀な事例ではあるものの、臓器を移植された側ががんを発症するケースが見られるのだ。遺伝子検査によって、そのがんがドナー(臓器提供者)由来のものであることが裏づけられている(患者の体内で新しい腫瘍が生じたのではなく)。この現象に最初に目をとめたのは、シンシナティ大学の移植外科医イスラエル・ペンである。ペンは、臓器移植を受けた患者のあいだでがんの発症率がわずかに高いように思えることに気づいた[53]。そこで、「移植されたがん」に関する登録制度を創始し[54]、この分野の研究を促進することと、がん発症の確率を下げるための臓器選別手順を開発することを目指した。

移植後にがんが起きるのは非常に稀である。死後臓器移植の事例を一〇万八〇〇〇件あまり調べて、見つかったのはわずか一八例にすぎない[55]。率にして〇・〇一七パーセントというじつに小さな数字だ(これは非中枢神経系腫瘍について調査した結果である。移植に伴う中枢神経系腫瘍[CNS]についても発症率は限りなくゼロに近く、CNSをもつドナー数百人を対象にした調査からは、移植患者にがんが移った事例が一件も確認できなかった[56])。ドナーの臓器のせいでがんにかかる確率よりも、臓器を待つあいだに命を落とす確率のほうが圧倒的に高い。だから、がんに感染するおそれがあるからといって、必要な臓器移植を拒むのは絶対に得策ではない。臓器移植を受けることの利益は、移植によって感染性がんを得るリスクをはるかに上回る[57]。図らずもドナーから腫瘍を移植してしまうのをできるだけ防ぐべく、臓器の選別検査手順にもつねに改善と更新がなされている[58]。

イヌやタスマニアデビルの感染性がんもそうだが、臓器移植によってがんが感染する場合もやはり免疫系の典型的な防御機能が破られている。臓器移植時には手術のために皮膚が切られているうえ、他者の細胞を受け入れるために免疫抑制剤が投与されているせいで免疫機能が低下している。このおかげで、臓器が拒絶されるリスクは確かに低下する反面、仮にがん細胞が移植臓器に「ただ乗り」していても、免疫系がそれを適切に発見して排除するのは難しくなる。

手術中に傷をつくってしまったために、腫瘍が患者から医師へと移るケースもある。ある外科医は患者の肉腫を切除している最中に過って自分の左手を傷つけ、五か月後には傷痕に腫瘍が成長していた。遺伝子解析の結果、その腫瘍が肉腫の患者由来のものであることが判明している[59]。別の事例では研究所の職員が、結腸腺がん細胞の入った注射の針をうっかり自分に指してしまい[60]、結果的にそこから腫瘍結節が生じた。どちらの場合も腫瘍は局所にとどまり、除去したあとは再発の形跡が見られなかった。ふたりとも偶発的にがんを移植されたとはいえ、免疫系は健康だった。それなのに腫瘍が定着してしまったのは、皮膚という重要な防壁が破られたためである。

このほかにも、母から胎児にがんが感染する事例もわずかながら存在する。過去数十年で二六例ほどしかないものの、メラノーマ、白血病、リンパ腫などの報告がなされている。その数十年間でいかに多くの出産があったかを思えば、また、妊娠中にがんにかかっていた女性がどれだけいたかを考えれば、母から胎児への感染が著しく稀なことがわかるだろう（がん生物学者メル・グリーヴズの推測では、がんをもつ妊婦が胎児にそのがんを移す確率は五〇万人にひとり程度である[61]）。母から胎児への感染事例を調べたところ、がん細胞表面のＭＨＣ分子が発現していないケースがいくつか確認された。タスマニアデビルのところでも取り上げたように、ＭＨＣ分子のない細胞は免疫系のレーダーをかいくぐりやすい。胎内での感染は母から胎児へという経路だけではなく、一卵性双生児のあいだで白血病が伝染する事例も多数報告されている。(62) この場合、一方から他方に細胞が移動しても免疫系からは「見えない」。なぜなら、一卵性双生児は遺伝的にまったく同一であるために、免疫系は他者の細胞を自分の細胞と認識してしまうからだ。

こう聞かされると感染性がんが心配になるかもしれないが、その必要はない。ヒトからヒトへとがんが感染するのはあくまで例外である。ただ、こうした珍しい事例のおかげで、ヒトに感染性がんが起きにくい理由が見えてきた。ヒトからヒトへのがんの感染は、宿主の免疫系が適切に機能しなくなっていることと関連している。病気のせいで免疫機能が低下していたり、免疫抑制剤を投与されていたり、皮膚のバリアが破られたり、といったことである。

本来ヒトは非常に優れたメカニズムをもっているので、非自己の細胞を見つけ出して抑制しておくことができる。だから、感染性がんについてはまず心配はいらない。私たちは外界からの侵入者をなんとか食い止めるべく、長い時間をかけて進化を遂げてきた（その出発点は、多細胞生物として誕生したあとで生殖細胞寄生と幹細胞寄生を防ぐことである）。だとすれば、私たちのがん抑制メカニズム、とりわけ免疫系がかかわるメカニズムの一端は、感染性がんを防ぎ、抑え込み、それに適切に対処するために発達したのではないだろうか。多細胞生物は進化の過程で、内側からのがんを制御するだけでなく、ほかの個体からの感染性細胞に侵入されないようにする能力を獲得したのかもしれない。

私たちがどのようにして感染性がんから身を守っているかについては、メカニズムがある程度明らかになっている。だが、免疫系が感染性がんを食い止めるような進化も遂げたのかどうかには、まだ答えが出ていない。つまり、感染性がんを寄せつけない能力は進化の結果として獲得した適応（個体の生存や繁殖を助ける形質）なのか、あるいは別の働き（病原体の感染を防ぐなど）の副産物なのか、ということである。私たちの免疫系が今ある姿になるうえでは、進化の歴史において実際に感染性がんもひと役買ったのだろうか。それとも、感染性がんに対処できるのは別の機能の副次的な効果にすぎないのだろうか。

前者である可能性は十分にある。たとえば脊椎動物ではMHCの多様性の高いことが免疫系の重要な特徴のひとつであり、その特徴は感染性がんのもたらす選択圧を受けて生まれたものではないかと大勢の感染性がん研究者が考えている[63]。感染性がんがヒトの免疫系の特徴を方向づけたという見方はまだ推測の域を出ていない。しかし、私たちの免疫系が現に感染性がんを防いでくれているのは疑いようのない事実である。

もうひとつ、きわめて興味深い仮説も提起されている。それは、有性生殖という仕組みが生まれたのは、感染性がんのリスクを下げるためでもあったのではないか、というものだ[64]。性がなぜ誕生したのかについては諸説あるものの、その有力なひとつが、有性生殖によって遺伝子に多様性が生まれれば子が感染症にかかりにくくなるという考え方である[65]。つまり、親の遺伝子と子の遺伝子が同一でないようにすれば、子が親からの細菌やウイルスに感染するリスクが減少するということだ。イヌ、タスマニアデビル、さらには二枚貝の例でも見てきたように、遺伝的に同質な集団の中では感染性がんが伝播して広まりやすい。したがって、有性生殖によって集団内の遺伝的多様性が高まれば、子は感染性がんを防ぎやすくなるというのがこの仮説の主旨である。もしも仮説の通りだとするなら、イヌの感染性がんが性的接触によって広がるのはなんとも皮肉としかいいようがない[66]。

世界に多細胞生物が誕生したときから、感染性がんは厄介の種だった。そもそも感染性がんが現れたのは、集団をつくらない単独の細胞が、生まれたばかりの多細胞生物に寄生することができたからである。多細胞生物の中に入り込み、その資源をいいように利用し、さらなる多細胞生物に広がってやろうと手ぐすね引いていたわけだ。今もなお感染性がんは多細胞の体に侵入するのをやめておらず、自らを伝播させやすくするために宿主の体を搾取している。地球上の生命の歴史において、感染性がんのせいで滅んだ種がどれだけいたかはわからない。だが、そうした事例が比較的最近にさえ起きた形跡は現に確認されていて、北米最古のイヌの絶滅の原因が感染性がんだった可能性についてはすでに触れた通りである[67]。感染性がんによる絶滅がたまにしか起こらなかったとしても、それはひとつの重大な選択圧となって多細胞生物の歴史に影響を与えてきたに違いない。

6　がん細胞の知られざる生活

私の共同研究者であるジョエル・ブラウンにいわせれば、がん細胞はリスにそっくりだ。ブラウンは生態学者であり、現在はがん生物学者でもある。さらにはリスが好きで、物事を生態系になぞらえて語ることも好む。がん細胞もリスと同じく、生き延びるには資源が必要であり、リスと同じく環境からの脅威に直面している。どんな種類の生物であれ、資源を見つけて脅威を避けなくてはいけない。それをどれだけうまく成し遂げられるかによって、生きて繁栄できるかどうかが決まる。

リスと同じで、がん細胞も自らの置かれた環境の中で日々を営むしかない。具体的には、栄養源を探し、脅威から身を守り、捕食者から逃れる（もしくはその裏をかく）。がん細胞がこうした目標をうまく達成できればできるほど、生存率が高まって次世代に残す子の数も増える。これは、自然界で進化する生物と何ら変わるところはない。

第2章で私は、がん細胞の立場で考えるといろいろわかることがあるという話をした。この視点は、がんの置かれた世界を理解するうえでも役に立つ。がん細胞から見た私たちの体は、自らの増殖に必要な原材料を与えてくれる場所であると同時に、免疫系による破壊の待ち受ける脅威のみなもとでもある。私たちの組織も血流も、情報を共有するためのシグナル伝達システムさえもすべて、がん細胞からすれば都合よく利用できる存在にすぎない。自らの生存率を高めて、もっと急速に数を増やすための道具である。がんにとって私たちの臓器は植民可能な大陸であり、血流は栄養を与えてくれる河川の水系。免疫細胞は捕食者であり、死にたくなければ逃げるか避けるかしなければならない相手である。

本章ではこういった生態系の視点からがんを捉え、がん細胞がどのように進化していくかを考えていこうと思う。がん細胞はまず多細胞の体から資源を引き出すことで協力を裏切り、のちには意外にも互いに連携・協力しながら体を搾取する能力を高めていく。がん細胞は進化するにつれて、血管の新生を誘導し、細胞膜を通り抜けて浸潤し、転移を通して体内の新たな生態環境にコロニーを形成できるようになる。多細胞の体というこの生態系の中では、裏切りも協力もどちらもが起きる。がんは進化の見地からだけでなく、生態系の観点からも厄介な存在といえる。

腫瘍微小環境のつくり方

がん細胞は複雑な生態系の中で生き、そして進化する。その生態系を成り立たせている要素は四つある。物理的な組織構造（細胞外基質をつくるコラーゲンや酵素も含む）と、ほかの細胞（がん性細胞と正常細胞）、それから資源（血液由来およびほかの細胞由来）と、脅威（がん細胞を狙う免疫細胞など）である。

この生態系（腫瘍微小環境と呼ばれることが多い）がどういう状態にあるかによって、がん細胞の進化やふるまいの道筋は左右される。がんが悪性度を増すにつれ、がん細胞は資源を使い尽くし、血管の新生を促し、近くの組織内の正常な「支持細胞」（間質細胞など）を勝手に利用するようになる。腫瘍微小環境内でこうした変化が起きると、それが今度はがん細胞の進化とふるまいに影響を与える。こうして、腫瘍の生態系の変化と腫瘍の進化とがフィードバックループをつくっている。

腫瘍微小環境が変化すると、主にふたつの面でがんの進展に影響を及ぼすと考えられる。ひとつは、腫瘍内部で細胞がどう進化するかに対して。もうひとつは、がん細胞がどの遺伝子を発現させるかに対してである。まず、微小環境が異なればがんの進化の道筋は違ってくる。一個の細胞が生き続けて子孫を残せるかどうかは、微小環境によって決まるからだ。前がん性細胞の集団全体の進化は環境によって方向づけられ、往々にしてがんに近いふるまいをする細胞のほうが選択されやすい結果につながる。また、微小環境によって細胞の遺伝子発現の状態も違ってくる。その違いは細胞のふるまいに影響を与え、細胞は環境に応じた生理機能を発達させられるようになる。たとえば、低酸素環境にある細胞は、低酸素誘導因子（低酸素状態で誘導される因子［タンパク質］なのでこう呼ばれる）の発現量を増やす。結果的に細胞はふるまい方を変え、運動性を高めたり、血管の新生を促すシグナルを送ったり、自らの代謝を変化させたりすることができるようになる。

腫瘍微小環境に関する研究が始まったばかりの頃、すぐにひとつのことが明らかになった。それは、正常な細胞と同じ環境に置かれていれば、がん細胞も正常な細胞のようにふるまえるということである[1]。正常な微小環境の中では周囲の細胞からのシグナルによって、正常なふるまいができるような遺伝子発現の状態に保たれる。一個の細胞は、遺伝子変異だけが原因でがん化するわけではない。その細胞がたまたまどんな環境内にあるか、あるいはどういう環境を自らのためにつくり上げるか（たとえば周囲の細胞ががん特有のふるまいを抑制するか促進するかなど）が鍵を握っている。

このように、がんを食い止めるうえでは腫瘍微小環境が重要だとする考え方を、がんの「組織形成場の理論」と呼ぶ。(2) これはもともと「体細胞突然変異説」（がんは遺伝子変異に起因するという考え方）に対抗するものとして提起された仮説だった。とはいえ、このふたつの枠組みは相容れないわけではない。がんが進展していくあいだずっと、遺伝子変異と腫瘍微小環境は互いに影響を及ぼし合い、がんを抑制する方向にも促進する方向にも進む。

前がん性細胞が体内に足がかりを築くのは、たいてい腫瘍の成長に都合のいい微小環境に取り巻かれているときだ。こうした環境を「腫瘍促進微小環境」という。腫瘍を促進する微小環境とは、単に近くに血管のある場所かもしれないし、ホルモンなどの成長因子が高濃度に存在する臓器内の組織領域かもしれない。この種の環境がもつ資源や因子は、がん細胞に利用されるおそれがある。傷ができたり組織が損傷したりすることも、腫瘍の促進へとつながりかねない。どちらが起きても傷を治癒するプロセスの引き金を引き、傷をふさぐために周辺の細胞に急速な再増殖を促すからである。第4章でも指摘したように、こうした創傷《そうしょう》治癒反応が生じると、がん細胞にとって都合のいい環境ができる。傷の治癒に伴うシグナル伝達からは、腫瘍に働く進化の動的な力と周囲の生態系が正のフィードバックループをつくっていることがよくわかる。

腫瘍微小環境はがんの進展につれて変化する。初めのうち、がん細胞はただ腫瘍微小環境内にある資源を利用するだけだが、やがてさらに進展すると、進化を遂げて新たな能力を獲得し、新しい血管の形成を促して腫瘍の場所まで誘導できるようになる。血管を通して酸素と栄養が運ばれれば、それが腫瘍の成長に拍車をかける。しかもがん細胞は周囲の間質細胞を味方に引き入れて、成長因子や生存因子を分泌させることまでやってのける。それにより、自らが増殖しやすいニッチをつくり上げるわけだ。

がんの進展とともに起きる微小環境の変化のうち、もうひとつ重要なのが免疫細胞の増加である。健康な組織と比べて、腫瘍は圧倒的に多数の免疫細胞を引き寄せやすい。すでに見てきた通り、免疫細胞はがんを防ぐのにひと役買ってはいるが、ときにうまく利用されて、かえってがん細胞を助けてしまう場合がある。どんな腫瘍微小環境にも共通する特徴のひとつが慢性炎症だ。(3) がん細胞は進化すると、たとえば創傷治癒反応を起こすためのシグナル伝達システムを勝手に使用できるようになる。そして免疫細胞にシグナルを送り、自分のために増殖因子や生存因子や、血管新生因子を産生させる。がん細胞は制御性T細胞を呼び寄せることもできる。これは免疫細胞の一種であり、普段の仕事は脅威が排除されたあとで免疫応答を停止させることである。ところがこの場合、がん細胞は免疫系に殺されないように制御性T細胞を用心棒のように使い、自らを守らせて身の安全を図る。まるでがんが制御性T細胞を操り、ほかの免疫細胞に向けてこういわせているかのようだ。「みんな、ここには何もないからよそへ回ってくれ」。あるいは「これはお目当ての細胞じゃないぞ」

がんが体内でどう進化していくかや、最終的にがん細胞がどんな遺伝子を発現するかは、こうした生態学的なプロセスによって決まる。がんの微小環境内で起きる生態学的プロセスには、自然界で見られるものといくつもの共通点がある。たとえば、ニッチ構築、分散進化、生活史進化、さらには「共有地の悲劇」のような社会的ジレンマまでもが確認できる（それぞれ詳細はのちほど）。がんが体の生態系にどんな変化をもたらすか、またその生態系の中でがんがどういう進化を遂げるのか。そこに目を向けるのは重要である。そうしないと、なぜがん細胞が裏切るようになるかがわからないし、がん細胞同士がいかに協力し合って体を搾取する能力を高めているかも見えてこない。

がん細胞が体内で生き延びるためにはどんな資源が必要だろうか。そして、その必要な資源をどのようにして確保しているのだろうか。がん細胞が頼りにしているのは、血流を通して届けられる資源だ。酸素やグルコース（ブドウ糖）はもちろんのこと、窒素とリンも欠くことができない。このふたつは、DNAの構成単位であるヌクレオチド（その塩基部分にはアデニン、グアニン、シトシン、チミンの四種類がある）をつくり、DNAを複製するうえでなくてはならない元素である。一個の細胞が数を増やすには新しいヌクレオチドを何十億個も生成しなくてはならないので、腫瘍が生じている箇所では窒素とリンに対する需要が途方もなく高まる。(4)

こうした基本的資源に加えて、がん細胞は周囲の細胞からの増殖因子と生存因子も必要としている。少なくともまだ進展の初期段階にあって、自力で増殖因子と生存因子を産生できないうちについてはそうだ。がん細胞の進化が進むと、自らの環境内にある正常な支持細胞（線維芽細胞）を味方につけて、資源を運んでもらうようになる。どのようにするかというと、ひとつはがん細胞が支持細胞に対して「傷を治癒する」というシグナルを発することである。そうすると支持細胞は、増殖因子と生存因子を送り返してくれる。(5)

とはいえ、体はただの容器ではないので、何もせずにただがんを入れているわけではない。これがリスであれば、環境はそこにリスがいようがいまいが「気にする」ことはない。ところが、私たちの体はがんの有無にしっかりと注意を払っている。細胞のがん化を防いだり、がん細胞の生存能力と繁殖力を抑えたりしておくために、大変な手間をかけている。それががん抑制メカニズムである。このメカニズムの働きは多岐にわたるが、がん細胞が自らに都合のいいニッチをつくり上げるのを阻むか、そのニッチのなかで拡大しにくくすることを狙うものが多い。

自然界で暮らす生物と同様、がん細胞も様々な危険に遭遇する。なかでも最大の脅威のひとつが、免疫系による捕食だ。免疫細胞は体内を巡回し、過剰に増殖している細胞や、異常なタンパク質を製造している細胞、あるいは発現すべきでない遺伝子からタンパク質を発現させている細胞を探す。そういった異常な細胞のクラスター（小集団）を見つけたら、免疫細胞は増殖を停止させる因子をつくり出す。また、細胞を自死へと導き、血管の誘導を阻んで腫瘍を資源から切り離す。[6] これに対し、がん細胞は免疫系を回避する方向に進化する。自然界で被食動物が、捕食者から逃れるための進化を遂げるのに似ている。[7] 実際、がん細胞もまるで被食動物のように隠れたり（免疫系が識別に利用する細胞表面の標識を取り除く）、擬態したりもする（もっと「正常な」外観を与えてくれる遺伝子を発現して免疫系の「目」をあざむく）。[8]

進化を通して体の生態系を搾取していくにつれ、がん細胞は盛んに増殖するようになる。それだけではない。さらなる進化に拍車をかけるべく、環境に働きかけてそれを改変し、自らと周囲の細胞にかかる選択圧を変更する。たとえば、がん細胞は乳酸のような老廃物を排出し、酸性度が高くても生存できる細胞に都合のいい環境をつくる。また、身近な環境内の資源を使い尽くして状況を変え、体内の新しい環境を見つけてすみつくために分散できる細胞が選択されるようにする。(9) こうして浸潤と転移が促されるわけだ。局所的な資源が底をつくと、細胞には進化への圧力がかかり、多細胞の体が資源供給のために用いる「インフラ」、つまり血管を勝手に利用するようになる。本章でものちに見ていくように、細胞の裏切りによって選択圧が生まれると、血管の誘導や浸潤や転移においてがん細胞同士が協力するようになる。

体という生態系の中でがん細胞が進化していくと、腫瘍の周辺環境を自らの生存に役立つものに変えられるようになる。血管を勝手に使って少しでも多くの資源が流れてくるようにするのもそうだし、間質細胞に働きかけて増殖因子と生存因子の分泌量を増やさせるのもそうだ。しかし、拠り所とする自らの環境を進化のあげくに破壊することもある。がん細胞が体の組織を搾取したり、新たな組織にすみついたりする過程からは、ひとつの矛盾が浮かび上がる。局所的な環境を壊し、資源を濫用し、乳酸などの老廃物で細胞外環境を汚染する一方で、自らを守り養ってくれる環境をつくり上げ、その世話をし、血管を誘導して資源を取り込みつつ、免疫系から隠れる。徹底した破壊と複雑な創造のどちらをも成し遂げるなんて、いったいどうすれば可能なのだろうか。

ひと口にがん細胞といっても、すべてが同じわけではない。手に入る資源をすぐに使い果たしてしまうものもあれば、シグナルを送ってさらなる資源を調達するものもある。だが、創造的な傾向も破壊的な傾向も、状況によって両方ともががん細胞に有利となり得る。では、体という生態系の状況に応じてがん細胞がどんな戦略を取るのか、もっと詳しく見ていこう。

細胞も生物とまったく同じように、いろいろなトレードオフをしながらそれぞれの戦略を立てている。急速な成長と細胞分裂を優先するがん細胞もあれば、まずは生存に重点を置くものもある。第5章でも示した通り、この種のトレードオフは生活史トレードオフと呼ばれる。生物が進化してきた環境は生物の種類によって異なり、採用してきた生活史戦略も違っている。がん細胞の場合もどういう環境に取り巻かれているかによって、選ぶ生活史戦略は変わってくる(10)。

資源の供給が安定していて危険の少ない環境では、遅い生活史戦略を取るがん細胞が生き残る。第5章で取り上げたゾウと同じだ。遅い生活史戦略のがん細胞は急いで増殖しようとはせず、自らが生き延びることのほうに多くの投資をする。それに対し、資源の供給がきわめて不安定で危険の多い環境では、速い生活史戦略のがん細胞が有利になる。この場合はネズミと同様に短期間で増え、長く生きることにはあまり重きを置かない。すでに見たように、一個の腫瘍を取り巻く生態系はたいてい危険に満ちている。血液の供給が一定しないうえに(血管が行き当たりばったりに形成され、成長し、枝分かれしていることが多く、いつ壊れてもおかしくないため)、免疫細胞も入り込んできてがん細胞を狙っている。がん細胞はどちらのせいで死滅してもおかしくなく、環境はなおさら危険の度合いを増す。このせいで、速い生活史戦略を取る細胞のほうが進化しやすくなる。

こうした視点で見ると、なぜ腫瘍微小環境の違いによって細胞の選ぶトレードオフが異なってくるかがよくわかる。ただし、このトレードオフは早い段階で明らかになるとは限らない。まだあまり進展していない段階では、がん細胞は資源不足を回避するための戦略を発達させる。たとえば、自らの代謝の仕方を変える、より多くの資源が得られるようシグナルを発する、周囲の資源を独占する、といったことだ。初期段階のがん細胞は多量の資源を入手できるのが普通なので、トレードオフ（増殖と生存とのあいだのトレードオフなど）の問題にあまり煩わされることがない。急速な増殖を遂げてもまだ資源は豊富にあるため、生存などのほかの「目標」にそれを振り向けることができる。しかし、資源の限られた生態系の中で生物が無秩序に増えたらどうなるか。それと同じ運命がいずれはがん細胞を待ち受け、気づけばがん細胞を囲む環境は資源が乏しくなっている。こうして資源の不足に直面したとき、増殖と生存とのあいだのトレードオフが大きな意味を帯びてくる。[11]

生活史トレードオフは、がんを治療する過程でもきわめて重要になるケースが多い。がんの治療は腫瘍の生態系を変え、がん細胞にトレードオフを迫る環境を生んでしまうからだ。たとえば、化学療法が施されているときを考えてみよう。周囲の環境に抗がん剤が充満していると、細胞は薬剤排出ポンプ（特殊な分子ポンプの一種）を使って毒素を外に排出する。ただし、このポンプはエネルギーを食うために、動かすには細胞の資源がたくさん必要になる。細胞のもつエネルギーのほぼ半分を振り向けないとポンプを運転できないため、細胞分裂に充てるエネルギーはいやでも減少する。[12]こういったトレードオフを利用すれば、がんを治療するための新しいアプローチを設計できるのだが、それについては次章で取り上げたい。

リスや鳥やミツバチは巣をつくり、ウサギは穴を掘り、ビーバーはダムを築く。こうした生物は自然界に手を加えて、できるだけ自分に都合のいい状態に変えている。それと同じように、がん細胞も私たちの体の内部を改造して、自らの生存と繁殖の可能性を高めようとする。生態学でいうニッチ構築とは、生物が周囲の環境を変化させて、今以上にすみやすく、資源が豊富で、安全なものにすることをいう。がん細胞はこのニッチ構築の達人である。自らの生態的ニッチを形づくるために、資源を求めるシグナルを送ったり、免疫系から身を守ったりする。それだけではない。これから本章で見ていくように、ほかにもいくつかの戦略を用いる。

がん細胞が自らのためのニッチを構築するにあたっては、組織構造や増殖抑制システムといった様々な障壁を乗り越えなくてはならない。そのためにまずすることのひとつが、基底膜に浸潤することである。基底膜は、臓器の外側と体腔を隔てるバリアとなっている。この種のバリアを突破するときには、がん細胞同士が協力して膜分解酵素（マトリックスメタロプロテアーゼと呼ばれる）を産生しなくてはいけないことが多い[13]。膜やその他の組織を貫通するには、がん細胞がそれぞれの電気信号を連携させる必要もある[14]。また、がん細胞は間質細胞という正常な支持細胞を勝手に使って、自分にとって利益になるものを提供するよう仕向ける。実際、間質細胞は増殖因子を分泌したり、組織構造を改造したり（たとえばコラーゲンを生成することで、しなやかな組織の中で腫瘍が結節のように硬く感じられるようにする）、新しい血管を誘導するためのシグナルを送ったりして、がんのためのニッチをつくってやる場合がある[15]。このようにニッチ構築のプロセスには、正常に見える細胞とがん細胞とのゆがんだ協力関係がかかわっている[16]。いわば正常な細胞のもつ「助けよう」という「意欲」につけ込むわけだ。これは、腫瘍微小環境内で起きる数々の出来事の中でも最も興味深く、かつ奇妙なもののひとつといえる。がん細胞が体内の正常な細胞を操って、自らの生存と増殖を図るために利用するのだから。

がん細胞によるニッチ構築でとりわけ重要な作業のひとつが、血管を形成して腫瘍に資源を与えることである。がん細胞が局所的な環境内で資源を使い果たしてしまうと、新しい細胞をつくるための原材料が不足して成長が制限されるおそれが出てくる。細胞をつくり上げるうえで、血流はまたとない原材料の供給源だ。だから資源が乏しくなり始めるとがん細胞は進化を遂げ、自らの居場所に血管を誘導して成長を勢いづけられるようになる。

欠乏は競争を招くと同時に、協力をも促す。搾取へとつながる一方で、革新をも生む。人間の場合、資源を取り出して運ぶための高度なインフラ網を築いたおかげで、私たちは資源不足に日常的に悩まされることなく暮らしていられる。

わけても素晴らしいインフラの事例が、ホホカム族が西暦六〇〇年頃から建設を始めた灌漑水路網だ。ホホカム族はアメリカ先住民であり、アリゾナ州のソルト川流域に暮らしていた。そこはまさしく、現在の私が生活と仕事の拠点にしている場所である。彼らはほぼ八〇〇年の歳月をかけて、全長数百キロに及ぶ水路を張り巡らせて灌漑システムを築いた。棒を使って掘った壕《ほり》は、場所によって深さおよそ三・七メートルにも達したという。その壕を通じて水を送ったおかげで、川から遠く離れた世帯や農場でも住民は生き延びることができた。このような驚異の土木事業をどうやって組織したのか。また、建設が完了したあとでどのように水路網を管理していたのか。文字の記録が残っていないため、現代の考古学者にとってもいまだほとんど謎のベールに包まれている。

実際の土木工事以上に不思議なのが、水路網をどうやって適切に管理したかである。ホホカム族の築いたような灌漑水路は、社会的ジレンマ（個人にとって最適の戦略が集団から見た最適の戦略と一致しない状況）に満ちている。そして社会的ジレンマが存在すると、何らかのシステムの中にいる行為者たちがうまく連携・協力するのはきわめて難しくなることがある。たとえばホホカム族の灌漑水路の場合、自分だけがほかの者より多く水を得たいという思いに誰が駆られてもおかしくない。上流にいる者は、取水栓をあけて水を独り占めし、下流にはほとんど水を回さないといったこともやろうと思えばできる。それに、実際に水路を築いたり維持したりする作業には加わらず、その努力のおこぼれだけにあずかりたいという誘惑もある。これは、私欲から取水栓をあける裏切りとは少し質の違った問題だ。灌漑水路網の建設と維持には時間とエネルギーがかかり、一部の人間がそれをつぎ込まねばならないのに対し、自分のところに水路が来ていさえすれば、その恩恵は誰でも受けることができる。つまり、灌漑水路網には二重の社会的ジレンマが存在する。取水栓をあけたいという誘惑と、他者の努力にただ乗りしたいという誘惑である。だからこそ、ホホカム族がこの水路網を何百年にもわたって維持管理できたことには驚くほかない。

人間が灌漑水路を建設して、必要とする世帯に水を届けてきたように、発達中の体も全身に灌漑水路を張り巡らせて血液を運んでいるようなものだ。私たちが胎内にいるとき、血管内皮細胞という特殊な細胞が体じゅうの組織に侵入し、資源を輸送・分配するための血管網を築く。しかし、血管は一度つくられたらそのまま動かないというわけではない。周囲の細胞が発するシグナルに応じて、成長と変化を絶えず繰り返している。たとえば、傷の治癒が必要だというシグナルが伝えられれば、血管内を流れる血流量が増え、さらには新しい血管の形成へとつながる場合もある。こういう仕組みになっているおかげで体内の資源を臨機応変に管理することができ、血液を必要としている細胞のもとに必要なときに振り向けることができている。

私たちの体は特別な種類の生態系である。多細胞の体は発達の過程でこの生態系を築き、体を構成するすべての細胞に資源を送り届ける仕組みをつくる。体が正しく働いているときには、資源は血流によってあらゆる末梢組織に運ばれる。資源を受け取った組織はそれを細胞に与え、細胞はそれぞれの仕事をこなすエネルギーを得る。だからこそ私たちは多細胞生物として健康に暮らしていられる。これは、必要とする世帯に水を送る灌漑水路システムと似ていなくもない。体は適切に機能する水路網であり、数十兆個の細胞という世帯にたくみに資源を供給している。普通なら社会的ジレンマに直面するために、これほどの規模の協力体制を維持することはできないにもかかわらず、この水路網はそのジレンマを見事に解決している。とはいえ、この解決策は危うさをはらんでいる。細胞が自分勝手に水路網を利用するようになったら、多細胞の共同体を支える土台が崩れ始めるからだ。がん細胞は局所的な生態系のみならず、自らの成長の場である多細胞の体のインフラをも脅かしかねない。血流にアクセスしてそこから資源を引き出し、しまいには局所の資源を使い尽くして周囲のインフラを崩壊へと導く。

世帯に水を届ける水路網であれ、体じゅうに血液を運ぶ血管網であれ、裏切りが起きれば安泰とはいかない。灌漑水路網に伴う社会的ジレンマは、すべてがん細胞にも当てはまる。がん細胞は、血管透過性（血管壁の内外で物質が出入りする性質）を亢進させるシグナルを送ることで「取水栓をあける」。そうして、自分のところに流れてくる栄養を増やし、下流の細胞が受け取る量を減らす（正常な血管では水分や小さな物質しか血管壁を通過しないが、血管透過性が亢進すると分子の大きい物質も透過できるようになる）。しかも、がん細胞は協力し合って血管を誘導するシグナルを出し、自分たちのための新しい血管を形成することがある。たとえるなら、何人かが集まって、他者の築いた既存の水路網から新しい壕を枝分かれさせるようなものだ。このようにして協力すると、がん細胞は狙い通りに体を搾取できるようになる。ただし、がん細胞の協力関係は短命に終わることが多い。比較的協力的ながん細胞だけが血管新生のコストを背負い込み、そうでないがん細胞がそれにただ乗りする状況が生まれるからである。

資源は公共のものであるはずなのに、それをがん細胞が自らだけのために使い始めたらどうなるだろう。これが水路網であれば、中を何も流れていなくても壕自体は申し分なく安定している。ところが血管の場合、空になると周囲の組織からの圧力で潰れてしまう。こういう状況でがん細胞がシグナルを送って「取水栓をあけ」、血管から得られる資源の量を増やしたらどうなるか。血管内の血流量が減って液圧を保てなくなり、最終的に血管は崩壊する。そうなったら何が起きるかといえば、その血管に頼っていた細胞は死滅するか、可能であればさらなる血管を新生すべくシグナルを送り、新しい資源供給インフラを築く。だがそうすれば、それが再び不正に利用されて使い物にならなくなるかもしれない。腫瘍内の血液供給が一定しないのはこのためだ。血管の新生をした腫瘍は社会的ジレンマの塊であり、そのジレンマが血管のあらゆる箇所で繰り広げられているといっていい。協力関係が絶えず現れては消滅し、それに呼応するように血管が新たにつくられては、がん細胞に使い尽くされて崩れていく。

破滅した生態系を逃れる

がん細胞のふるまいは、細胞版「共有地の悲劇」(共有の放牧地で各人が銘々勝手に放牧すると、草が食べ尽くされて共倒れに陥るという寓話)を招きやすい。自らの複製や資源の利用を短時間で行うほうが、節度あるふるまいをするよりも短期的には有利になるからである。では、局所的な環境を搾取し尽くしたら細胞はどうなるのだろうか。ひとつには、死滅する場合がある。資源が残されていないことや、老廃物の量が周囲に増えすぎてうまく解毒できなくなることがその原因だ。しかし、こうした身近な生態系の危機を切り抜けられる場合もある。すでに見たように、もっと多くの資源を得るべくシグナルを送るか、移動して新しいニッチを開拓できる進化を遂げるかすればいい。

自然界の生態系の場合、生物が局所的な環境を搾取してしまうと、分散を促す選択圧がかかると考えられている。これを「分散仮説」といい、移動によって新しい環境を見つけてすみつける個体が選択される結果に至る。まさにこれと同じ原則ががんの進化にも当てはまる。細胞が局所的な環境を自分勝手に利用していくと、移動能力のある細胞が生き残るうえで有利になる。しかも、生態系の状態が劣悪になったのを受けて、迅速に動きだせるほどいい。

同僚と私はこの生態系の分散仮説の原則にヒントを得て、コンピュータモデルを作成した。がん細胞が資源を濫用したときに、細胞の運動性がどう進化するかを調べるのが目的である。このモデルでは、一個の仮想組織内に複数のがん細胞が存在していて、そこに複数の血管が資源を運んでいるという状況を再現した。モデル内の細胞にはふたつの種類がある。ひとつは資源を短時間で使い果たし（がん細胞を示す）、もうひとつは血流で供給されてくるのと同じペースで資源を消費する（正常な細胞を表す）。私たちの狙いは、こうした条件の違いに応じて細胞の運動性がどう進化するかを比較すること。そして、急速な資源消費によってもたらされる生態系の状況が、運動性と分散能力の高い細胞を有利にするかどうかを確かめることである。するとこの比較的シンプルなモデルでも、がん細胞による急速な資源消費と環境破壊が、細胞の運動性を進化させることが確認できた（図6－1参照）。これは分散仮説の考え方の通りであり、がん細胞が資源を過剰に消費することで、移動性のある細胞が選択される結果を生んだ[17]。

生態系における分散仮説は、がん細胞の浸潤と転移を理解するうえで重要な意味をもつ。がん細胞が浸潤を起こし、とりわけ転移したあとでは、治療は格段に難しくなる。私たちのモデルからは、かつて考えられていたよりかなり早い段階で細胞が移動性を獲得している可能性が示唆された。浸潤や転移が目に見えるようになるより、はるかに前からである。また、がん細胞が進化して移動できるようになるのは、ただ単に資源を短期間で使い果たして身近な環境を破壊してしまうからであることも見てとれた。じつはがんの転移には不思議な特徴がいくつかあって、たとえば進展の初期段階に腫瘍を離れるがん細胞ほど転移に成功しやすい。このプロセスを早期《そうき》播種《はしゅ》といい、私たちのモデルが示した結果と一致している[18]。つまり、細胞が運動性を得た結果が明らかになるのは浸潤や転移のあとだとしても、運動性の進化自体は初期段階で起きているかもしれないということだ。

a b

c d

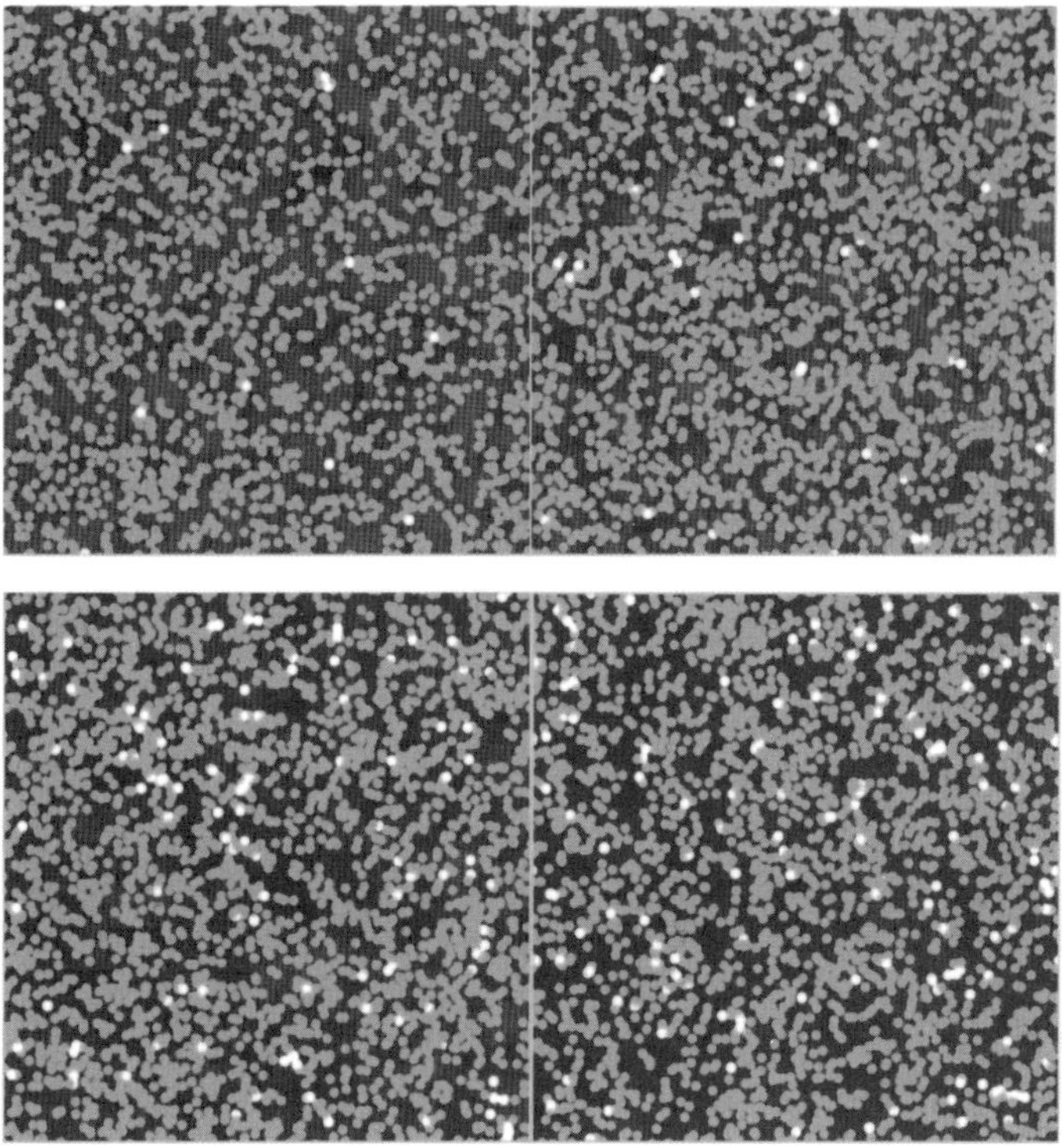

図 6－1　私たちのシミュレーション実験結果の一部．このモデルでは資源の総量や細胞の移動できる範囲は限られている．個々の細胞は，資源を消費する／（より資源の多いところに）移動する／エネルギーが一定以上あれば複製する／複製の際に娘細胞の運動性を変異させる／死ぬ，が可能であるとする．画像は実験中のスクリーンショット．薄いグレーの粒は正常な細胞，白の粒は腫瘍細胞（上の例では，腫瘍細胞は正常細胞の 1.5 倍の代謝速度）．変異は細胞複製の 0.01％の割合で起こるとし，正常細胞から腫瘍細胞への変異，あるいはその逆も可能．背景の濃淡は資源の多寡を表し，色の薄い部分ほど資源が多い．a）5 千単位時間の段階．b）1 万単位時間の段階，c）2 万単位時間の段階．腫瘍細胞が増えていく．d）10 万単位時間の段階．腫瘍細胞が多数派になることはなく，正常な細胞と共存するに至る．この過程全体において，腫瘍細胞はより高い運動性を進化させ，正常細胞の運動性は低いままに抑えられていた．詳細は C. A. Aktipis, et al., “Dispersal Evolution in Neoplasms: The Role of Disregulated Metabolism in the Evolution of Cell Motility,” *Cancer Prevention Research* 5, no. 2（2012）: 266–75 を参照．

分散進化とニッチ構築は正反対のものであるように思うかもしれない。確かに分散進化は環境破壊の結果として起こり、ニッチ構築は環境を創造するプロセスである。だが、実際には両者はつながっている。環境破壊によって分散が促されるのだとしても、新しい環境への浸潤とコロニー形成を成功させるには、がん細胞同士が協力とニッチ構築を積極的に行うことが欠かせない。がん細胞が基底膜に浸潤してそこを通過するには、浸潤先端部で細胞同士が協力し、体の防壁を突破できるようなニッチを構築しなくてはならない。先ほども触れたように、浸潤するためには協力のもとにマトリックスメタロプロテアーゼを産生し、それを用いて基底膜を分解する必要がある。[19] また、がん細胞は互いの電気信号を連携させることで血管系を「だまし」、内皮（血管を包む膜）を通り抜けることができる。[20] 血流に出入りできるようになれば、あとは血液にただ乗りして全身を巡り、新しい組織系や器官系にすみつけばいい。

協力革命

すでに説明したように、がん細胞は協力することでニッチを構築し、そのニッチに自らを守らせるとともに資源を供給させている。また、新しい組織でコロニーを形成できるように、協力を通して浸潤と転移の成功率を高めてもいる。では、この協力はがん細胞のあいだでどのように生まれてくるのだろうか。裏切りのリスクがあるにもかかわらず、その協力を安定した状態に保っているものがあるとすれば、それはいったい何なのだろう。

がん生物学者はその答えに迫りつつある。がん細胞の協力を理解する鍵を握るのが、協力理論だ。協力という行動が誕生する際の基本原則は、どんな系においても変わらない。だから、協力の進化に関する理論の枠組みやモデルはがんにも当てはまる。そこを出発点にすれば、がん細胞が進化を遂げて協力するようになるのはなぜかについて、複数の可能性が浮かび上がってくる。いくつかそれを見ていくことにしよう。

進化生物学では、何かひとつの形質（この場合なら「協力」）に目を向けるとき、まずそれが適応（その形質を好む自然選択の結果として獲得されたもの）なのか、副産物（別の適応から派生した副次的な特徴）なのか、それともただのノイズ（自然選択とはまったく無関係なもの）なのかを考えるのが一般的である。がんの場合はこのうちのどれであってもおかしくない。観察される協力的なふるまいの中には、偶然に進化したものもおそらくあるし、個々の細胞がもつ能力（適応としてのコロニー形成能力など）の副産物として生まれたものもあるかもしれない。あるいは、自然選択の結果として発達したものもあるだろう。ここから先は、この最後についてさらに深く探っていきたい。本章の終わりのほうでは、副産物やノイズで説明できる協力もあるかという問いにまた戻ってこようと思う。だがしばらくは、協力が自然選択されるとすればどういう状況かを詳しく掘り下げていく。がん細胞の協力を促す自然選択は、どのようなメカニズムで起きている可能性があるだろうか。がん細胞クローン（同一ゲノムをもつ細胞）同士の遺伝的な近縁性？　がん細胞同士で相互作用が繰り返されることによる互恵的な利他性？　適応度の相互依存や、体内におけるマルチレベル選択はどうだろうか。

まず、がん細胞同士の相互作用が頻繁に行われることが、協力の進化につながり得るかどうかを考えてみよう。第3章でも取り上げたように、遺伝的な近縁性が存在しない場合には、相互作用が繰り返されること、つまり互いにもちつもたれつで利益を交換し合う関係にあることが、協力の進化する理由として最も広く受け入れられている。相互作用がたびたび起きる状況では、協力した者にその見返りが戻ってくるため、裏切るより協力するほうが得策となる。では、種類の異なるがん細胞クローンの場合にもそれは当てはまるのだろうか。

実際にがん細胞のあいだでも、互恵性（少なくとも相利共生）とよく似た相互作用は起きている。たとえば、ひとつの種類の細胞が増殖因子を産生し、免疫系から身を守りやすくするような因子を別の種類の細胞が分泌する、といったことだ。要するに、必要な因子をすべて自前で生み出すのではなく、協力して仕事を分担することで利益を得る。[21] これを何かの副産物としての相利共生と捉えるべきなのか、それとも「細胞同士の互恵関係」の一例と見るべきなのかは、まだ研究者の見解が定まっていない。一般に、互恵関係は「条件つき戦略」の一種とみなされている。あいにくがんの場合、細胞が互いに対してどんな反応を取り得るのかについて、まだ明らかになっていない部分が多い。それでも、がん細胞が進化して条件つきで協力するようになるというのは十分に考えられる。たとえば、近くの細胞が「公共財」（全体の利益に資するもの）を生産したときに限って、自分も公共財をつくり出す、といったやり方である。

このように、がんの協力が互恵関係とみなせるかどうかについてはまだ結論が出ていないものの、それが副産物としての相利共生にせよ、条件つきの互恵的な相互作用にせよ、「正の同類性」のひとつの現れであるのは間違いない。正の同類性とは、母集団内の任意の個体を相手にするよりも、《協力者》同士が優先的に相互作用することの多い状況をいう。[22] 遺伝的な近縁者間であれ、頻繁に相互作用のあるパートナー同士であれ、さらには異なる種のあいだであっても、正の同類性が存在すれば協力が進化する可能性はある。[23] したがって、先ほども触れた仕事の分担のような協力が生まれる背景を考えるうえでは、何らかのかたちで繰り返し相互作用がなされるかどうかが理解の鍵となる。

進化生物学では、協力が進化する理由として伝統的にふたつの考え方がある。ひとつは右に述べた互恵性。もうひとつは第3章でも取り上げたように、遺伝的な近縁性に基づく血縁選択である。血縁選択は「包括適応度」ともいう（その個体が残す子の数だけでなく、血縁度（ある個体に対して他の個体が遺伝的にどの程度近縁であるかを示す尺度のことで、たとえば親から見た子は〇・五、両親が同じきょうだい間は〇・二五など）を勘案したうえで血縁者が残す子の数も「包括する」ことからそう呼ばれる）。がん生物学者の中には、がん細胞間の協力を血縁選択で説明しようとすることに懐疑的な見方をする者もいる。[24] しかし、真面目に検討する価値は十分にある。というのも、すでに示したようにがん細胞は、遺伝的近縁性の高い細胞同士で集団をつくっていることが多いからである。なぜそうなるかというと、生存や繁殖に有利になる遺伝子変異が起きた場合、その変異をもつ細胞が増殖して集団になるからだ（これをクローン増殖といい、同一集団内の細胞は同じ変異・同じゲノムを有している）。クローン増殖内で細胞の共有する遺伝子が、たとえば増殖因子を産生するものだったとしよう。すると、それは公共財としての意味をもち、結果的に隣接する細胞にも利益をもたらすことになる。隣の細胞も同じクローン増殖の一部であって、やはり増殖因子をつくり出す同じ遺伝子をもっていたとしたら、その遺伝子にとっては自分のコピーをさらに多く次世代に残せることになる。たとえその遺伝子をもつ細胞にとっては、増殖因子を分泌するコストがかかるとしても、その集団内で増殖因子の遺伝子が淘汰されることはない。第2章でも見たように、同じ遺伝子を共有する他者の生存率と繁殖率を高めるような遺伝子があれば、自然選択はその遺伝子が有利になる方向に作用する。

だとすれば、がん細胞が協力しているようにふるまう事例についても、そのメカニズムの一端を考えるうえでは遺伝的近縁性の視点が役に立つのではないだろうか。ただし、集団全体で共有されているのがまったく同じ一個の遺伝子である必要はない。集団内で複数種類の遺伝子が複数種類の増殖因子をつくり出している場合でも、先ほど触れた正の同類性のプロセスを通して協力が進化する可能性はある。(25)《協力者》同士が優先的に相互作用する状況がありさえすればいい。(26)

血縁者のあいだに協力関係が生まれることは自然界でこれまで何度も起きており、この協力関係が血縁認識（動物が自分と他個体との血縁度の遠近を識別し、その結果に従って行動を変えること）の能力と一緒に生まれる場合もある。そのいい例がヒトであり、ヒトの場合は親が子に投資する（つまりその世話をする）期間が非常に長い（ほかの血縁者に対しても長期の投資をすることが多い）。とはいえ、血縁者のあいだに協力が進化するうえで、血縁認識が絶対条件というわけではない。親の投資期間が短く、行動範囲がさほど広くなく、あまり群れをつくらない生物の場合、どれが血縁でどれがそうでないかを見分けられなくても協力的なふるまいが利益をもたらすことはある。(27)たとえば、子が親のそばを離れないとすると、近くにいる相手に親が誰かれ構わず利益を与えれば、結局は単にそばにいるだけで子は親の投資を受けることになる。利益の受け手が血縁者となりやすい血縁構造が存在すれば（子が親のそばにとどまるなど）、血縁選択を通じて血縁者間に協力関係が誕生しても少しも不思議はない。(28)

近縁性の高い細胞間で協力が進化するとしたら、この血縁構造と同様のものを介するというのがひとつの有力な手段だ。その場合、互いを認識する能力を細胞がもっている必要はない。遺伝的に近縁なクローンのクラスター（小集団）内で成長する細胞であれば、近縁性の高いクローンと相互作用する蓋然性が単純に大きいからである。その結果、血縁選択によって協力性が選ばれるような状況がつくられる。

遺伝的に近縁ながん細胞同士が協力することは、がんが進化するうえで重要な役割を果たしているのではないか。それが同僚と私の提唱してきた考え方だ。私たちはコンピュータモデルを使って、がん生物学におけるもうひとつの謎にも迫っている。それは「がん非幹細胞」（有限の分裂能力しかもたないがん細胞）がなぜ存在するのか、である。腫瘍を調べてみると、この非幹細胞が非常に大きな割合を占めていることが多い。がん非幹細胞は際限なく分裂できるわけではないので、腫瘍を拡大させる役には立たない。ではなぜそんな細胞が存在するのか、進化の観点からすると不可解である。進化して、無限の分裂能力を獲得するのががん細胞というものではないのか。なんといっても、ほかの条件がすべて同じであれば、自らのコピーを一番多くつくれる細胞こそが最も多数の子孫細胞を残すのだから。ところが実際の腫瘍を眺めてみると、そういう構図にはなっていない。数々の実験から、腫瘍内の細胞の七五〜九九・九九九パーセントはがん非幹細胞だと見られている。[29] 腫瘍を大きくするわけでもなく、多くの子孫細胞を生み出すわけでもないのだとしたら、がん非幹細胞は何のために集団内で維持されているのだろう。

私たちの作成したモデルでは、がん非幹細胞を次のように位置づけた——有限回数しか分裂できないながらも、遺伝的に近縁な細胞の適応度を高める能力をもつもの。モデルにそういう性質の細胞を加えると、確かに細胞集団内で維持されることが確かめられた。[30] 同じプロセスが実際の腫瘍内でも起きているとしたら、その根底に働く力学は集団繁殖する生物のケースと似ているかもしれない。そうした生物には、繁殖を行う個体と、ヘルパーとして他者の子を世話をする個体が存在する（この現象は様々な鳥類に見られ、血縁関係にあるヘルパーが巣で子育てを手伝う）。[31] この種の仕組みが成立するのは、同じ繁殖グループに属する個体間の血縁度が高いためである。

がん細胞の集団は社会性昆虫の社会とも似ているといえそうである。社会性昆虫の場合、繁殖を行うのは一部の個体に限られる。女王のみが子をつくり、それ以外はワーカーとして働くだけで繁殖はしないケースが多い。がん細胞の集団の場合も、このような個体間の繁殖力の違いがいくらかは現れている可能性がある。面白いのは、社会性昆虫の社会は厳しい環境に強いという点だ。資源の供給が安定していない状況では、社会性をもつのは理にかなっている。変わりやすい環境という困難な状況に直面しても、社会性が緩衝材の役目を果たしてくれるからである。[32] がん細胞の集団と同様、社会性昆虫の社会も新しい縄張りに侵入したり、新しい環境にコロニーを形成したりする成功率が非常に高い。それどころか、一部の社会性昆虫（ある種のアリなど）は侵入とコロニー形成をあまりにうまくやってのけるので、害虫として厄介な問題を引き起こしている。しかも、しばしば固有種を追い出すなどして周囲の生物群集の構造に深甚な影響を及ぼすために、生態系保全の取り組みも脅かしかねない。[33] ここにもがん細胞との類似が見て取れる。がんもまた体内の生態系の構造を変化させ、「固有種」である正常な細胞に置き換わってしまうからだ。がん進展の後期になると、がん細胞が新しい環境に侵

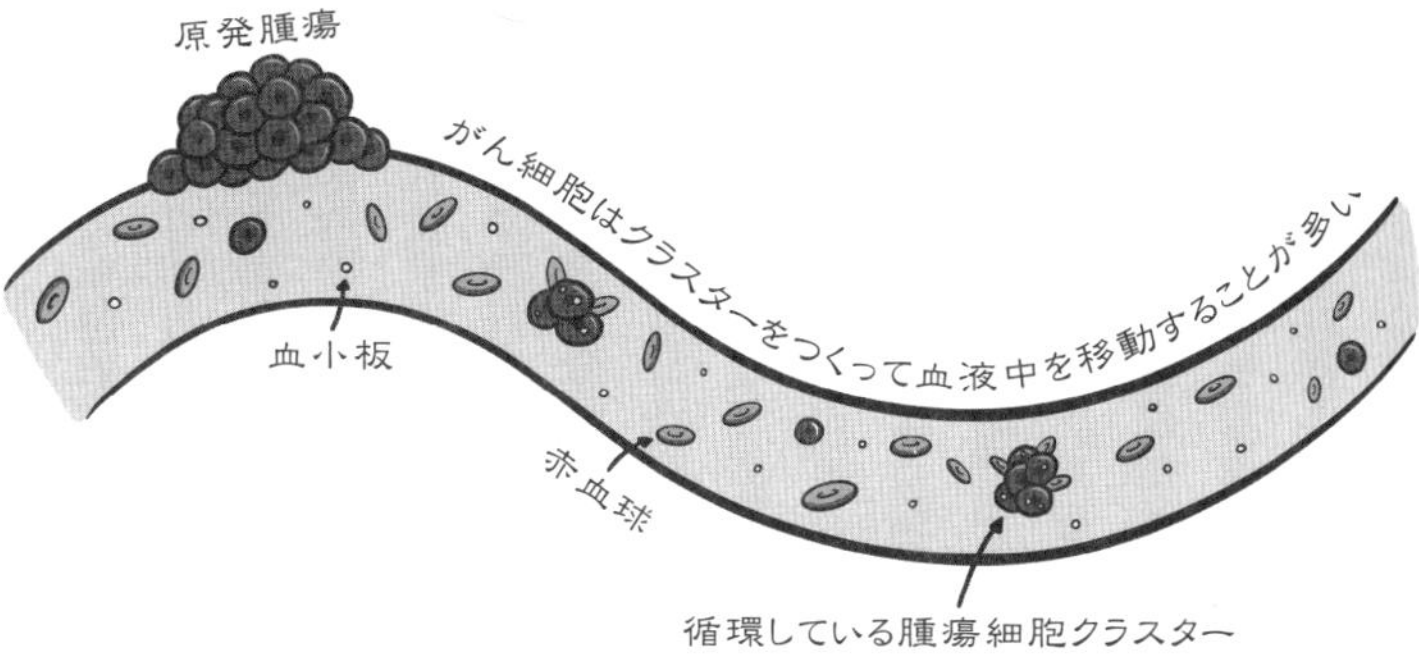

図6−2　がん細胞は単独の細胞として，もしくは細胞同士でクラスターをつくって，血液中を移動することができる．研究により，単独の細胞よりも細胞クラスターのほうが転移の成功率の高いことが明らかになっている．

入してコロニーをつくる成功率はかなり高くなる。がん細胞のコロニーが進化の末に、社会性昆虫のコロニーと似た構造と機能を獲得するに至るのかどうかについては、議論の余地が大いにあるだろう。だが、この関連性はじつに興味深く、さらなる研究に値する。

環境がどのような状況にあるかによって、協力のあり方は大きく左右される。それはヒトからミツバチまで、さらにはがん細胞まで、どんな系においても変わらない。過酷で困難な環境にあるとき、協力するのは理にかなっている。それがないと生き延びることができないからである。がんが進展していく過程でも、がん細胞は協力なしでは生存できない様々な環境に直面する。たとえば局所的に血流が不足してしまった場合、命運尽きたくなければ細胞同士で協力して、血管を新生するシグナルを送るしかない。周辺組織への浸潤と転移を実行する際にも、協力すればやりやすくなる。

がん細胞はしばしばクラスター（小集団）をつくって転移し、その集団が大きいほど転移の成功率が高いことがわかっている。この事実は、がんが進展するうえで協力がいかに重要かを如実に物語るものといえるだろう。がん進展の後期にはがん細胞のクラスターが血流に乗って循環し、そのクラスターの大きさは血液サンプルを調べれば測定できる（図6−2参照）。患者がどの程度生き延びられるかを、このクラスターのサイズが左右し得る。乳がんと前立腺がんでは、腫瘍細胞がクラスターで循環していると、細胞単独の場合より患者の生存期間が短い。モデルマウスの乳腺腫瘍を使った研究によれば、単独の腫瘍細胞よりクラスターのほうが、転移巣の形成に成功する割合が二三〜五〇倍にのぼった[34]。また、ある種の多クローン性の腫瘍（複数種類のクローンで構成される腫瘍）のほうが、増殖に有利だという証拠も得られている。なぜなら、集団でコロニー形成を行えるクローンや、がんニッチを維持できるクローンが腫瘍内に含まれているからである[35]。

右のふたつの研究結果からうかがえるのは、がん細胞は個別に動くよりもクラスターになったほうがはるかに容易に転移（および転移に必要な新しい環境でのコロニー形成が）できるということである。がん細胞がクラスター内で能動的に協力しながら新しい環境でコロニーを築く場合もあれば、集団内にいることで受動的に利益を得ているにすぎない細胞もあるかもしれない。新しい環境にたどり着いたあとでは、ニッチを構築するうえでクラスターのほうが有利になることは想像に難くない。互いのために増殖因子を分泌し合うのも、血管新生のためのシグナルを送るのも、さらにはおそらく免疫系から隠れることまでもが、集団で行うほうが成功率を高められるからだ。個々の細胞よりクラスターのほうがなぜ有利なのかについては、さらなる研究が必要である。単にクラスターのサイズが大きいほうが、生き延びて腫瘍をさらに成長させられる、ということなのかもしれない。しかし、ある種の

「ヘルパー」クローンが存在して、それがかん細胞のコロニーを支えている可能性も一部の研究では示唆されている[36]。

厳しい環境では単独より集団のほうが生き残りやすいというパターンは、様々な系で確認されている。人間の場合も、最低限の生活の糧《かて》しか得られないような社会では、同じことが当てはまるケースが多い。そういった社会で人が集団で生活するのは、自分ひとりだけでは生きていけないからである。変わりやすい環境（食料調達の見通しの厳しさ、病気や怪我のリスク、天災や極端な天候が起きる可能性など）のもとでは、人間がひとりで生き延びるのは難しい[37]。同様に、ミツバチやアリなどの社会性昆虫が大きなコロニーで暮らす進化をなぜ遂げたのかといえば、分業を大規模に推し進められることに加えて、厳しい環境から身を守りやすくなるからでもある[38]。がん細胞のコロニーと、人間の集団と、社会性昆虫のコロニー。これらのあいだには目を見張るような類似点がある。だとすれば、ほかの生物がどういう選択圧を受けてコロニーをつくるようになったのかを考えることで、がんのコロニー形成の根底に働く進化の力についても理解を深める手がかりがつかめるに違いない。

一般に、大きな集団で暮らしていると個体はリスクを分散しやすくなり、それが厳しい環境におけるその個体の生存率を上げる。こういった状況では、生存と繁殖において個体同士がますます頼り合うようになり、それが「適応度の相互依存」を高めることにつながる。適応度の相互依存とは、自らの遺伝子を次世代に伝えるうえで個体同士が依存し合う状況を指す。人間の場合に適応度の相互依存が見られるのは、個人の生存や生殖が他者にかかっている場合が多い（子の生存と繁栄が親にかかっているように）。これは戦時でもそうだし（兵士が助け合わないと生き延びるのが困難）、予測のつかない厳しい環境に置かれた場合もそうだ（たったひとりではたぶん生き残れない）[39]。がん細胞のあいだでも、適応度の相互依存がおそらく起きている。新しく過酷な環境にがん細胞クラスターがたどり着いたら、協力なしには存続できない。

生き残るためには協力する以外に道がない状況で、《裏切り者》が存在したらどうなるか。搾取できそうな《協力者》をすぐに見つけられない限り、自らを滅ぼす羽目になるだろう。したがって厳しい環境に直面した腫瘍の最前線では、協力的ながん細胞の生存を有利にする選択圧が生じやすい。浸潤と転移の過程ではとりわけそれが当てはまる。次のセクションでは転移に目を向け、まさにその筋書きについて考えてみたい。

メタ個体群と転移

社会性昆虫のコロニーは、進化を通して高度な協力体制（繁殖力のないワーカー・カースト［階級］の存在など）を発達させてきた（「ワーカー」とは、繁殖力がなく、利他行動のみに従事するメスのこと）。それができたのにはいくつか理由がある。まず、社会性昆虫のコロニーは、血縁度のきわめて高い個体で構成されていることが多い。そのため、女王の繁殖を助けることにワーカーを専念させる遺伝子があれば、何であれ次世代に受け継がれる状況ができる（社会性昆虫の多くは半数性単為生殖である。オスは父親をもたず、染色体が半数しかない無精卵から生まれ、メスは受精卵から生まれる。したがって、すべてのワーカーが同じ女王から誕生したとして、女王が一度しか交尾をしなかったとすると、ワーカー間の血縁度は〇・七五となる。一般的な姉妹の場合は〇・五だ）。理由は血縁度の高さだけではない。社会性昆虫の個体群構造も、協力度の低いコロニーより高いコロニーに繁栄をもたらす要因のひとつとなっている。社会性昆虫のコロニーでは母集団の中が複数のグループに分かれていることが多く、このような母集団をメタ個体群と呼ぶ。第3章でも取り上げたようにメタ個体群の場合、個々のグループ内では《裏切り者》のほうが多くの見返りを得るとしても、母集団全体で見れば協力的な行動が増加しやすい。これは、やはり第3章で説明した「マルチレベル選択」である。つまり、自然選択の力が同時に複数のレベルに働いている（たとえば、個体のレベルでは自然選択によって《裏切り者》が好まれる一方で、コロニーのレベルでは《協力者》が有利になるような選択圧がかかる）。

　協力理論の研究者の中には、「集団の利益のために」進化するものなどあるはずがないと断言する人もいる。[40] 集団内では進化はつねに《裏切り者》を好むのだから、がん細胞クラスター内のがん細胞についてもそれは同じだ、と。にもかかわらず、集団内で協力が進化するケースは現にある。集団がどれだけ繁栄するかは集団によって違う。すぐに消滅してしまうものもあれば、発展して新たな集団の「芽」を出す（がんの場合ではこのプロセスを「転移カスケード」（がん細胞が別の場所で新しいコロニーを形成するまでの多段階のプロセス）と呼ぶ）ものもある。《協力者》のいるグループは《裏切り者》のいるグループより成功するので、少なくとも一時的には全体として協力行動が増加する。

　転移の過程で協力が進化する可能性があるかどうかを確かめるには、まず転移に関する従来の仮説を振り返り、その説では説明のつかない点を洗い出す必要がある。それから改めて、転移のプロセスにマルチレベル選択が働いて協力の進化を促しているかどうかに立ち戻ってみたい。

転移の過程で何が起きているかを説明したものとしては、広く認められたモデルがふたつある（図6－3参照）。あいにくどちらのモデルも、実際の転移の最中に確認されている最新のデータと合致しない。[41] ひとつは「線形モデル」。このモデルでは、腫瘍の進化の後期で転移が生じるとし、転移を牽引するのはつねに最も「進化の進んだ」クローンだと考える。線形モデルの通りだとすれば、転移は直線状に進行していくことになる。原発腫瘍から最初の転移が起こり、その最初の転移巣から第二の転移が、そして第二の転移巣から第三の転移が、といった具合だ。このモデルは、体細胞突然変異説に基づく初期のモデルを発展させたものである。どういうものかというと、がん細胞に遺伝子変異が段階的に蓄積していくことでがんが進展していく、という考え方だ。[42]

現在もうひとつ受け入れられているのが「並行モデル」である。線形モデルに比べると、こちらのほうが生態系をより強く意識しているといえるかもしれない。というのも、腫瘍播種の早い段階で生態系内に転移の「種《たね》」がまかれるという考え方をしているからだ。このモデルでは、あらゆる転移巣が原発腫瘍に由来することを前提としているものの、その時期にはずれがあるとしている。つまり、まだ転移巣がいっさい検出されていない初期段階に原発腫瘍を離れるものもあれば、のちになってそうするものもある。ベンケイチュウサボテンが何百という種をまき散らすように、原発腫瘍も同じことをしていると並行モデルは捉える。がん進化のプロセスの早い段階で、腫瘍から転移の種がいくつも送り出されるというわけである。資源の豊かな場所に落ちる種もあれば、運に恵まれて都合のいい遺伝子変異を獲得する種もあるだろう。そうなれば血管を新生しやすくなったり、免疫系をかわしや

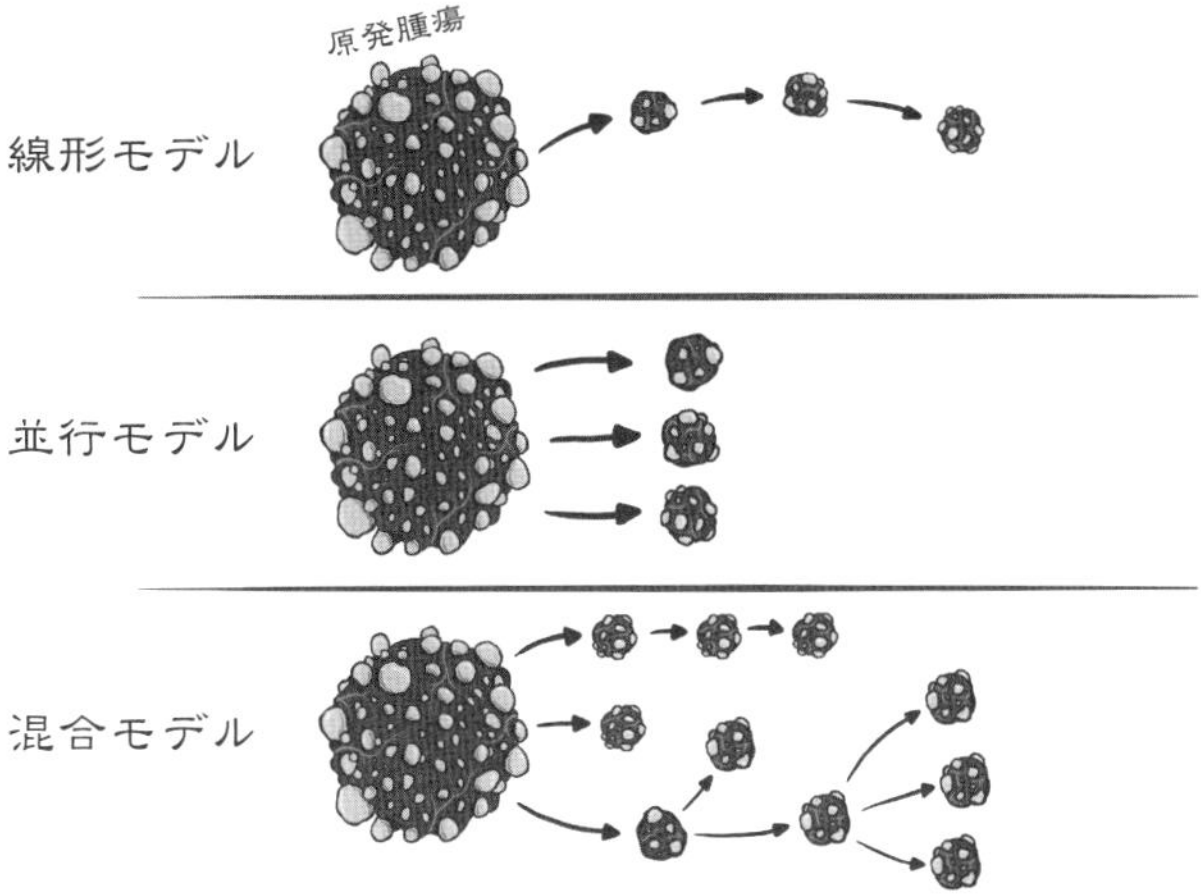

図6－3　転移の「線形モデル」では，転移が腫瘍進化の後期に起きることを前提とし，最初の転移は（およびその後のどの転移も）「最も進化の進んだ」クローンに牽引されると考える．一方の「並行モデル」では，転移の「種」が腫瘍播種というプロセスを通じて初期の段階でまかれ，すべての転移巣は原発腫瘍から生じるとしている．実際には，このふたつのモデルが混ざり合っている可能性が高く，線形プロセスの部分もあれば並行プロセスの部分もある．Turajlic and Swanton 2016 を改変．

すくなったりして、転移先で見事に繁栄する可能性が開ける。

ふたつのモデルはわかりやすくてじつに心惹かれるのだが、あいにくどちらも最新のデータと一致しない。がんのサンプルをたったひとつ調べただけでも、その両方の要素が確認できるからである。[43] たとえば、実際の転移カスケードは「線形」でもあり「並行」でもある面をもつ。転移カスケードでは、原発腫瘍から多数の転移巣が生じる。しかし、そこからさらなる転移巣を生むことができるのはその一部にすぎない。別の言い方をすれば、子孫を残すという点においては、（転移細胞のコロニーのレベルで）成功する転移巣とそうでない転移巣が存在するということである。成功する転移巣とは、さらに新たな種をまき、その種がそこを離れて体内の新しい領域に無事に定着できるものを指す。

やはりどちらのモデルとも合致しない現象が、腫瘍の再播種である。つまり、転移巣の細胞が原発巣に戻ってくる場合がある。[44] 腫瘍細胞はひとつの腫瘍から別の腫瘍へと移動できるだけではなく、元に戻ったり、腫瘍が進展していくあいだに複数の転移巣で過ごしたりしていることがデータから示唆されている。この現象は「ヘイスタック（「干し草の山」の意）モデル」を思わせる。これは、個体が複数の集団（複数の「干し草の山」）を行き来できる状況があると、マルチレベル選択を通して協力が進化することを表した古典的なモデルだ。[45]

腫瘍の再播種も転移カスケードの実際の過程も、線形モデルや並行モデルだけでは説明しきれない。また、このふたつの現象はともに、がん細胞コロニー内で協力が進化していることをうかがわせる。実際の転移カスケードを見ると、新しい転移巣を生む能力には転移巣によって差のあることが認められるし、がん細胞コロニーの個体群構造においてはコロニー間に低頻度の（しかしゼロではない）移動が発生していることもわかる。その状況は、グループ内の協力の進化を後押ししやすい。さらには、がん細胞が状況に応じて（条件つきで）移動できることが明らかになっているので、なおさら細胞集団内に協力が生まれる方向に選択圧がかかる。[46]

がん細胞が腫瘍内で協力する進化を遂げているのだとすれば、転移に対する私たちの考え方は大きな修正を迫られる。たとえば、現行のテクノロジーでは検出できない微小転移巣が、その協力的な性質によって何世代にもわたってコロニーレベルで選択されているかもしれない。その場合、血管を新生したり、免疫系を回避したり、そしてもちろん新たな転移の種を送り出して「繁殖」したりする際に、最も効果的に協力できるコロニーが次世代のコロニーを生む可能性が一番高いことになる。この筋書きを裏づける直接的な証拠はまだ得られていないものの、コロニーレベルで協力性が進化するかどうかをもう少し踏み込んで考察することならできる。そのためには、転移の過程でがん細胞コロニーにマルチレベル選択が働いているのかどうかという、当初の疑問に立ち返らなくてはならない。

思い出してほしいのだが、マルチレベル選択とは、同時に複数のレベルで自然選択が作用する状況をいう（個体のレベルと集団のレベル、など）。がん細胞のコロニーレベルで協力が進化し得るかどうかを知りたいなら、まず自然選択の起きる条件がコロニーレベルで満たされているかどうかを確かめる必要がある。第3章でも見たようにその条件とは、多様性、適応度の差（新しい細胞集団を送り出すうえでの成功率や生存率にコロニー間で差があること）、そして遺伝可能性（コロニー間の特徴の違いが次世代に受け継がれること）の三つである。

まずひとつめの条件である多様性について見ていこう。がん細胞コロニーに多様性はあるのだろうか。間違いなく存在する。[47] 転移時におけるコロニーの遺伝的特徴は、実際にコロニーによって異なっている。では、ふたつめの条件はどうだろう。コロニー間で適応度に差があるという証拠は見つかっているだろうか。これにも証拠はある。がん細胞の転移の過程を進化系統樹に表す最新の研究からは、生存率や、新たなコロニーを生み出す成功率に、コロニーによる違いのあることが示されている。[48] これについては、先ほどの転移カスケードのところでも触れた通りだ。多数のコロニーを新たに生むコロニーもあれば、新しいものを生じないように見えるコロニーもある。[49] 研究で確認されているのは適応度の差だけではない。ひとりの宿主の体内で、複数のがん細胞コロニーがじかに競い合っていることも明らかになっている。たとえば、大きな原発腫瘍を取り除くと、ごく小さかった複数の転移巣が急激に成長する場合がある。これは、もはや原発腫瘍が栄養を独占することもなく、増殖抑制因子を分泌することもなくなるからだ。[50] このように、原発腫瘍が転移巣の増殖を抑える現象は「随伴性腫瘍抵抗性（concomitant tumor resistence）」と呼ばれ、動物実験でも人間の患者でも広く観察されている。[51] まとめると、がん細胞のコロニーは、自然選択がコロニーレベルで起きるための最初のふたつの条件を確かに満たしている。コロニーには多様性があるうえ、適応度の差によってコロニーの「繁殖」力には違いが現れている。

では、三つめの条件である遺伝可能性についてはどうだろう。がん細胞のコロニーは、その形質を「親」コロニーから受け継いでいるのだろうか。これについてはまだ疑問の余地が残る。というのも、現行のテクノロジーではそれを詳しく調べることができないからである。複数世代にわたって転移巣を追跡することもできないし、増殖率や生存率といった重要な形質に関して娘コロニーが親コロニーと似ているかどうかを判断することもできない。がん細胞コロニーに遺伝可能性の証拠が見つかれば、それはがん細胞の集団が自然選択の働く単位になり得るということである。また、コロニー内のがん細胞には、コロニーの転移の成功率を高めるために協力するよう進化の圧力がかかっていることも示している。

転移を成功させるうえでコロニー内の協力が重要かもしれないことは、すでにいくつかのデータによって示唆されている。その一方で謎も多い。先ほども触れたように、がん細胞は寄り集まってクラスターを形成する傾向にあり、しかも単独の細胞よりクラスターのほうが転移の成功率が高い。[52] しかし、なぜそうなるのかは判然としていない。新しい組織に首尾よく移動してコロニーを形成するのが生態学的に見てかなりの難題であるために、転移能力の高いクラスターが選択されるということなのかもしれない。あるいは、がん細胞クラスターは何らかのかたちで繁殖を分業する進化を遂げていて、増殖する細胞と、その細胞を補助する細胞が存在するとも考えられる。これは、多細胞生物が誕生したばかりの状況に似ている。[53] いずれにしても、がん細胞同士が様々なかたちで互いの適応度を高められることは間違いない。たとえば、増殖因子や生存因子を分泌したり、互いが免疫系から隠れるのを助けたりするのである。だが、その協力性が転移にどう役立っているのかについては、わかっていることが少ないのが現状だ。

こうした可能性と謎に駆り立てられて私は数人の同僚とチームを組み、「運動性と転移の進化論的力学（The Darwinian Dynamics of Motility and Metastasis）」と題した論文を書いた。この中で私たちは、進化、生態系、および協力理論の基本原則をがんの転移に当てはめ、がんが進展して転移する過程で何が起きているかについていくつかの仮説を立てた。そして、最新のデータをもとに次のように結論づけた。転移のプロセスはひとつの選択圧となっており、生物と同じある種の形質を備えたがん細胞コロニーに有利に働いている可能性がある、と。どういう形質かといえば、まず成長と繁殖の段階が明確に分かれた生活史が存在すること。それから、生活史戦略をもつことである。[54] がん細胞コロニーの中には速い生活史戦略を取って、早い時期に新しい細胞コロニーを多数生み出すものもある。かと思えば遅い生活史戦略を採用して、少数ながら生存能力の高いコロニーを送り出すものもある。

転移にマルチレベル選択が働いてコロニー内の協力が好まれるという説は、同僚と私だけが唱えているわけではない。生物学哲学者のアーニャ・プルティンスキーは、転移は腫瘍細胞間の協力を要する複雑なプロセスだと考えている。そして、転移の兆しの大半は循環器系内で破壊されるか、単純にコロニー形成がうまくいかないかして、定着するチャンスもないままに失敗すると正しく指摘している。[55]また、「転移巣のあいだではコロニー形成の能力に差が」あり、「二次的な転移巣を送り出すうえでの成功率の高いものと低いものがある」とも述べている。言葉を換えれば、コロニーを形成して、二次的な転移巣をまき散らす能力の最も高い転移巣が、ほかのがん細胞コロニー（および単独の細胞）よりも優位に立つということだ。こうした状況が選択圧を生む。結果として、短期間で新しい環境にコロニーを築いて新たな転移巣を生み出せる集団が、生存するうえで有利になる。

とはいえ、進化学者のすべてが賛同しているわけではなく、がん進展の後期にはマルチレベル選択がかかわってこないと主張する者もいる。それは転移巣そのものが、転移巣間の多様性を確実に次世代に受け継ぐかたちで「繁殖」するとは思えないからである。[56]これは先ほども取り上げたコロニーの「遺伝可能性」の問題であり、まだ確たる答えが出ていない領域である。自然選択が起こるための三つの条件のうち、これだけはまだ証拠が得られていない。ただし、公平を期するために指摘するなら、コロニーレベルでの特徴が遺伝しないという証拠も見つかってはいない。それに、コロニーをつくるほかの生物集団（社会性昆虫など）に目を向ければ、コロニーレベルでの特徴が次世代にも遺伝することは裏づけられている。[57]だとすれば私たちは、がん細胞コロニーのレベルでも性質が遺伝するかもしれないと、真剣に検討すべきではないか。また、このレベルでの遺伝可能性を測定できるように、研究者も努力を傾けるべきである。

転移の具体的なプロセスについては、まだ明らかになっていない問題が多い。それは、腫瘍が転移性を獲得するにつれてがん細胞コロニーの個体群構造がどのように変化するかを、現行のテクノロジーでは捉えられないからである。極微サイズの転移巣もあるかもしれないのに、私たちのテクノロジーでは細胞が一〇〇万個程度集まっていないと転移巣を検出できない。転移巣をひとつ発見できた時点で、それがすでに転移カスケードの中でどれだけの段階を経ていたのか、それも現時点では不明なのだ。現代の画像技術で確認できるより、桁違いに多いいくつもの段階が実際には存在するかもしれない。微小な転移巣のあいだで、何十、何百、いや、ことによると何千世代もかけて進化が繰り広げられているとも考えられる。がん細胞のコロニーは、数世代にわたる自然選択を経たあとで、体からたくみに資源を引き出せるようになるのかもしれない。しかも、転移巣が検出可能なサイズに成長するより前にそうなっている可能性もある。細胞のコロニー同士が何世代にもわたって、体を効果的に搾取すべく本当にしのぎを削っているのだとしたら、その何世代ものあいだにコロニーレベルの複雑な表現型が進化してもおかしくはない。たとえば、連携して免疫系を回避し、資源を得られるように血管を新生し、協力し合って増殖因子を分泌し、転移カスケードを続けるための新しい転移の種を送り出すといった表現型がそれにあたる。コロニーに継続的に選択圧がかかる結果として、これらの進化が促されているのかもしれない。

突き止めるのが難しいことはもうひとつある。それは、転移の初期にどれだけの数の微小転移巣が競い合っているのかという問題だ。本章の前のほうでも触れたように、進展の初期段階で原発腫瘍を離れたがん細胞が、かなりあとになって転移巣をつくる場合がある。これを早期播種という[58]。また、大型の腫瘍が小型の腫瘍の成長をうまく抑制していることも確認されている。[59] しかし、それを行うために栄養の大部分をわがものにし、抑制因子を産生してほかの腫瘍の増殖を抑え込むには、原発腫瘍がどれくらい大きくなければならないのか。それについても依然として謎のままだ。今後（マウスなどで）動物実験を進めることで、答えがある程度は明確になる可能性はある。また、遺伝子発現データ（特定の条件下で任意の遺伝子の発現量と発現の時期を数値化したデータ）を調べれば、がん細胞コロニーが他に負けないためにどんな因子を産生しているかも少しずつ明らかになってくるに違いない。遺伝子発現データからは、がん細胞の集団レベルの表現型としてどのようなものが現れ得るかについても、多少は手がかりがつかめる。とはいえ、体という生態系の中で実際にどういう表現型をもつことになるかは、遺伝子発現データだけではわからない。ほかの細胞や腫瘍微小環境とのあいだの複雑な相互作用が、いくつもかかわってくるからだ。このふたつの要因（がん細胞コロニーの数とその集団としての表現型）は、がんの転移能力を高める選択圧の強さと間違いなく関係している。

それでも、転移の進化や遺伝学的な側面に少しずつ光が当たるにつれ、きわめて興味深い構図が浮かび上がりつつあるのは確かである。いや、憂慮すべき構図というべきか。なにしろ、転移した細胞がコロニー単位で独自に進化しているかもしれないのだから。転移の最中にメタ個体群的な構造が現れることによって、転移の得意な細胞コロニーが生存のうえで有利になっていることが示唆されており、[60] そういった細胞コロニーから、宿主を搾取するのに最も長《た》けたコロニーの転移カスケードが始まるのかもしれない。そこには、細胞コロニーを単位としてマルチレベル選択が作用している可能性がある。そして、がんの進展につれて、コロニーレベルでの転移能力のますます高いものが選択されているとも考えられる。

協力的な細胞コロニーを有利にするマルチレベル選択ががん進展の過程で働いているのなら、がんが進展するほど治療が難しくなるのはそこに原因があるのではないか。がん細胞が細胞間の協力の恩恵を得てコロニーレベルの表現型を進化させ、そのおかげで生き延びて全身で盛んに成長できるのだとしたら、がん細胞を一掃するのは著しく困難ということになる。また、コロニー内での協力の結果として転移が起きるのだとすれば、転移をつかさどる遺伝子がひとつとして見つかっていないことも、さらには転移にかかわる遺伝子経路が発見されていないことも、それで説明がつく。がん細胞コロニー内の協力が転移の原動力になっているという考え方は、今のところ推測の域を出ていない。だが、テクノロジーが進歩していけば、そのことを検証できるようになるはずである。がんをどう治療すればいいのかについても、手がかりが得られるに違いない。

転移がんを効果的に治療するには転移自体への理解を深める必要があるし、どういうアプローチで治療を行えばいいかはがんをどれだけ理解するかにかかっている。そういう意味で、私たちの知識にはまだいくつか重大な穴があいているのは否めない。ここまで見てきたように、がんの進展プロセスにおいてはマルチレベル選択が働いている可能性がある（コロニーレベルでの遺伝可能性が十分にあるのなら、という条件はつくが）。だとすれば、ひとつ重要なことがいえる。転移コロニー間に自然選択が作用することでがんが進展していくのなら、原発腫瘍を切除しても転移カスケードを止めることはできないということだ（それどころか、原発腫瘍を取り除くと患者の害になる場合もあることが確認されている）[61]。また、がん細胞同士の協力が転移の原動力になるのなら、治療においては転移時の協力的ふるまいや細胞同士の連携を妨げることに注力し、それ以上の増殖や転移を防ぐのが賢明なやり方ではないか。この点と、関連する考え方については、最終章で再び取り上げようと思う。

副産物？　偶然？　協力の理由をめぐるそのほかの説明

ここまで、コロニー内のがん細胞に協力的なふるまいが見られるのは、細胞同士の協力が自然選択されるからではないか、という仮説に注目してきた。しかし、可能性はほかにもふたつあり、そちらについても検討する必要がある。ひとつは、がん細胞の何らかのふるまいの副産物として協力が生じているというもの。もうひとつは、協力に思えるものは単なる偶然にすぎないというものである。

協力を何かの副産物とみなすのは、別の理由で進化した適応の結果として協力が派生する場合である。がんに当てはめるなら、がん細胞が適応として細胞レベルで行うようになった何か別のこと（移動、コロニー形成、免疫系の回避など）の副産物として、協力が起きていることを意味する。うまく生き延びてコロニーを形成するために細胞がしなければならないことの中には、それ自体が周辺の細胞に利益をもたらすものがある。たとえば、ニッチ構築や環境改善のためにすることは何であれ、公共財として周辺細胞も利用できるものとなる。あるいは、一個の細胞が浸潤の能力を高めるために細胞外基質の分解因子を分泌したとすれば、あとに続く細胞にとってはすでに道が切り拓かれているので手間が省ける（人間でいうなら、誰かが木を切ってつくった森の小道を進むようなものだ）。さらには、一個の細胞がシグナルを送って新しい血管を誘導すれば、同じ領域にある細胞はすべてその恩恵にあずかれる。このように、がん細胞同士が協力しているように見える現象の一部は、細胞自身の利益のために実行していることの副産物だという考えは否定できない。

もうひとつの可能性が、偶然だ。副産物としての利益はときに同時に二通りのかたちで生じることがあるため、ふるまい方を連携させて協力しているように思えるものの、それは単なる偶然の一致かもしれない、ということである。たとえば、それぞれ異なる遺伝子変異をもつがん細胞集団がふたつあって（ひとつは増殖因子を産生し、もうひとつは浸潤を可能にする因子をつくり出す、など）、たまたま互いの近くに位置していたとしよう。すると、相手と進んで連携しているわけでも、条件づきで互恵的な相互作用をしているわけでもないのに、両者が利益を与え合う結果に落ち着く。[62] こうした状況を「副次的相利共生（by-product mutualism）」と呼ぶ。その種の因子を生成できなければ生き残れないような厳しい環境では裏切りは得策ではないので、副次的相利共生はなおのこと維持されやすい。[63] 腫瘍内でがん細胞が協力しているように見える理由のひとつは、こうした副次的な利益で説明できる可能性は確かにある。[64] しかし、この副次的相利共生による説明は、じつは自然選択を軸にした説明へと転換できる。たとえば、そういうふうに利益を与え合う細胞集団が、空間的に近くにいるからという理由で、もしくは正の同類性を高める何らかの要因があるせいで、結果的にほかの細胞よりも互いとのあいだで優先的に相互作用するようになるとしたらどうだろうか。[65] その二個の《協力者》集団は、そうでない集団より進化のうえで有利になる。

協力的な集団はどんなものであれ、その内部ではつねに《裏切り者》が有利になる。そのため、がん細胞の集団内で協力が生まれたときにも、やはり裏切りは起こりやすい。しかし、集団内部で《協力者》より《裏切り者》が優位に立つと、細胞間の協力関係も損なわれるおそれがある。ということは、細胞間に協力を強いるメカニズムがない限り、がん細胞クラスターにいくら協力性があってもそれは長続きしない。

この点が、無理からぬことながら帰無仮説（得られた結果が偶然によって予想される結果と違わないこと）へとつながる。つまり、がん細胞間の協力は単なる偶然のプロセスによって生じたのではないか、ということだ。第2章で取り上げた遺伝的浮動のようなものである。協力しているように見える段階を過ぎると、協力はがん細胞の集団にとって不利に働くのかもしれない。がん細胞間に起こるどんな協力も偶然の産物で短命に終わるというこの仮説は、そうでないという証拠が得られない限り、協力の理由を説明するうえでの妥当な出発点といえる。

だが、たとえ単なる偶然の産物であって短命にすぎないとしても、がん細胞の協力ががんの進展に多大な影響を与えている可能性はやはり否定できない。現に、浸潤と転移を成功させるうえで、がん細胞間の協力が重要なことはすでに見た通りだ。浸潤も転移も、がん細胞が新たな環境を切り拓いてすみつくプロセスである。このプロセスを円滑に進めるうえでがん細胞同士の協力が役立っているのなら、それががんの進展に大きく影響しているとしても少しもおかしくない。仮に協力体制が一過性のもので、新しい環境への浸潤とコロニー形成が終わったら消滅するとしても。

短命であってもきわめて重要な時期に現れるなら、がん細胞の協力的なふるまいは新組織の浸潤と全身への転移を促す原動力となる。たとえば、電気的・化学的シグナルを用いることで小集団として移動したり、列をつくって組織や膜を通り抜けたりするといったことである[66]。そのうえ、がん細胞は小集団として存在するほうが、細胞単独の場合よりコロニー形成の成功率が高い[67]。一時的であれがん細胞が集団として協力することが腫瘍の進展に拍車をかけ、体内の生態系と宿主の健康に大きな影響を及ぼすことは十分に考えられる。

とはいえ、すでに見たように、単なる偶然でも一時的でもないと思いたくなるだけの理由もある。協力の発生と維持が生存と繁殖において有利になるメカニズムの一部（遺伝的近縁性や繰り返される相互作用など）は、がん細胞間で働いてもおかしくないからだ。また、転移巣間にマルチレベル選択が作用することで、ほかの転移巣との競争能力が大きくて増殖率や生存率も高いがん細胞コロニーが選択されている可能性もある。

微生物による仲介

ここまでは、がん細胞同士で協力することが、体の生態系内で子孫を残す際に有利に働く可能性があることを見てきた。しかし体内の生態系には、まだ目を向けていなかった重要な要素がもうひとつある。マイクロバイオーム（微生物叢《びせいぶつそう》）だ。マイクロバイオームとは、細菌、酵母、ウイルスなど、私たちの体内および体表面にすむ微生物の全体を指す。微生物は腫瘍の内部や周囲でも発見されており、その中にはがんを助けるものもあれば、がんを防ぐのに役立つものもある。

大まかにいって、多細胞間の協力と裏切りのドラマにおけるもうひとつの「演者」が微生物だと考えていい。微生物の中には多細胞間の協力に貢献するものもあれば、その協力の破綻に手を貸すものもある。人間に利益を授けて健康と幸福に資する微生物は、私たちを病気から守り、栄養物の処理を助け、さらには炎症性疾患や鬱病のリスクを下げることまでしている。こうした微生物は、多細胞の宿主である私たちに協力してくれる存在であり、宿主と自らの双方に利益をもたらすとみなすことができる。(68) 一方、感染症と結びつけられるたぐいの微生物は、普通は私たちと手を組む気がない。宿主を食い物にし、自らの生存と増殖のために宿主の資源を利用することで繁栄する。(69)

病原微生物は様々なやり方で私たちを病気にする。その手段のひとつが、がんへのリスクを高めることだ。

ヒトのがんの一〇〜二〇パーセント程度は、特定の微生物種と関連がある。(70) そうでなくても、がんのリスクを高めるうえで、間接的にせよひと役買っていると疑われる微生物（および多細胞の寄生生物）は少なくない。(71) これはヒトに限った話ではなく、野生生物のがんにも微生物への感染とつながりのあるものが多い。(72) がん細胞が微生物に何らかのメリットを与えている場合、がん細胞が増殖してくれれば直接的に微生物の利益となる。微生物が正常な細胞と協力し、私たちの健康を保ってがんを寄せつけないようにしてくれれば申し分ない。だが、そうではなくがん細胞と結託してしまったら、いったい何が起きるだろうか。

がん細胞と微生物は互いに協力し、多細胞の体を搾取する能力を高めるために手を組む場合がある。(73) 微生物はがん細胞に利益を提供し、がん細胞はその見返りに微生物に利益を与える。このように種の壁を越えて協力が進化する場合があるのは、単に先にも述べた正の同類性（ほかより優先的に協力者同士が相互作用する状況）によるものだ。[74] がんが生じるのは、がん細胞が正常な細胞を裏切るせいというだけでもなければ、効果的に体を搾取するためにがん細胞同士が協力するせいというだけでもない。微生物ががん細胞と手を携えて、その繁栄を助けることもある。

では、具体的にどのように協力することでがんのリスクを増加させているのだろうか。ヒトパピローマウイルス（HPV）のように、かなり直接的に影響を及ぼす微生物もある。HPVは細胞核の中に入っていき、p53タンパク質の働きを妨げるなどして細胞の増殖を促すために、[75] それが発がんリスクの上昇につながる。細胞増殖が促進されれば、ウイルスは自らの複製をたくさんつくることができる。一方、ウイルスに侵入された細胞にとっても、自らのコピーを増やせるという意味で適応度が高まる。つまり、どちらにとっても利益となるわけだ。かと思えば、もっと間接的なかたちでがんのリスクを大きくする微生物もいる。たとえば、DNAへの毒性をもつ物質を分泌してDNAを傷つけたり、[76] 病原性因子を産生して細胞増殖を亢進させたりする。[77] 微生物とがん細胞は互いのために増殖因子を生み出すこともあるうえ、[78] 免疫系から互いを守る能力ももつ。[79] さらには、がん細胞の運動性を向上させる毒素を微生物が生成して、がん細胞の浸潤と転移を助ける場合もある。[80] また、微生物がクオラムセンシング分子（微生物間で遺伝子発現や行動を連携させるためのコミュニケーションに用いられる分子）をつくり出して、がん細胞の転移にひと役買うこともある。[81]

その一方で、私たちをがんから守る微生物もいるし、がん治療の一環として使われているものまで存在する。微生物と、微生物の産生物は、一〇〇年以上前からがん治療に用いられてきた。それは今

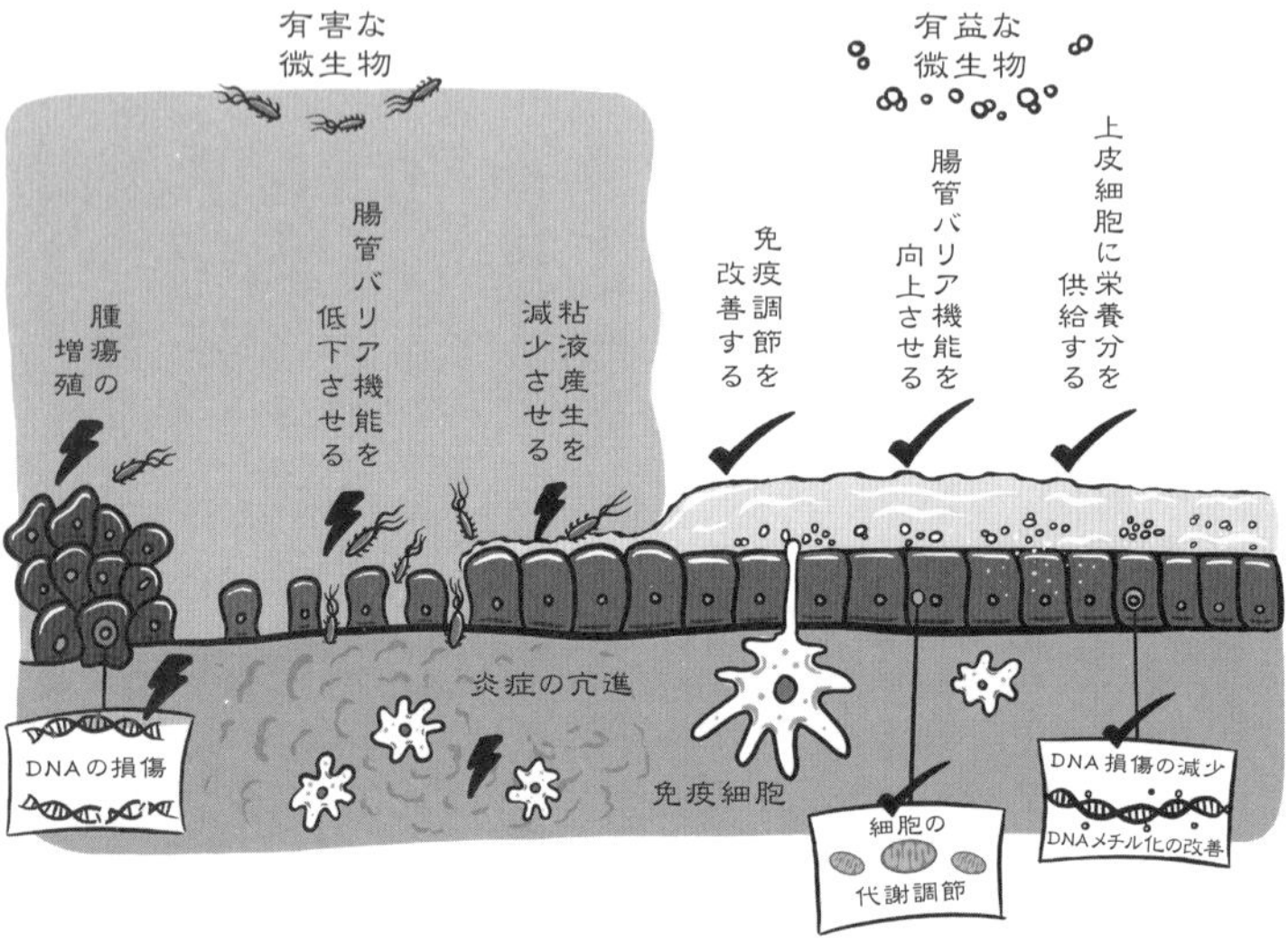

図6-4　微生物はがん進展の様々な側面に影響を与える能力をもち，がんを促進する場合もあれば（左），がんを防ぐ場合もある（右）．有害な微生物はDNAの損傷や塩基対置換を引き起こしたり，腫瘍内の細胞増殖や炎症を亢進させたり，腸管バリア機能を阻害したりするおそれがある．一方，有益な微生物は腸管バリア機能を高め，免疫調節を改善し，細胞の代謝調節を助ける．また，有益な微生物は上皮細胞に重要な栄養分や因子を供給する．そのおかげで上皮細胞は機能を向上させ，DNA損傷を減らし，DNAメチル化の状態をあるべき姿に保つことができる．

日でも変わらず、たとえばウシ型結核菌を弱毒化したBCGワクチンは膀胱がんの治療に使用されている[82]。ほかにも、免疫系を活性化する、細胞死を誘導する、血管の新生を阻害するといった様々なかたちで、微生物とその生成物はがんの治療を助けている[83]。微生物ががん治療の成否を握る場合もある。たとえば実験で、常在細菌叢が損なわれていないマウスと、抗生物質を与えられたマウスを比較すると、前者のほうが治療に対する反応がいい[84]。

　微生物はヒトの役に立つ様々な力をもっている。たとえば、腸管バリア機能を高める、免疫機能を向上させる、細胞増殖を抑える、代謝の調節を助ける、などだ[85]（図6－4参照）。プロバイオティクス（腸内微生物叢のバランスを改善するために摂取する、宿主にとって有益な生きた微生物）とプレバイオティクス（有益な微生物の増殖を助けたり有害な微生物の増殖を抑制したりする食品成分）を用いることで、がんの予防効果が得られる見込みがあると指摘する研究もある。あるメタ解析（複数の研究結果を収集・統合・比較し、統計学的に解析することで全体としての傾向を明らかにする手法）は、多量の食物繊維（有益な微生物の餌になるのでプレバイオティクスの一種）の摂取と結腸がんリスクの低下とのあいだに関連性を見出した[86]。この分野の研究はまだ始まったばかりで、すべての研究で予防効果が確認されているわけではないが[87]、このメタ解析の結果はじつに興味深い。現在この分野では盛んな研究が進められていて、非常に大きな期待を集めている。プロバイオティクスやプレバイオティクスでがんの予防と治療の効果をさらに改善できれば、人類の健康を向上させつつ、現行のがん治療のコストと毒性を低減できる。

体内の微生物には、特定の条件下で情報に反応するという能力もある。たとえば、低栄養状態になったら病原性遺伝子のスイッチを入れる、といったことだ[88]。私たちの体をつくる細胞と、常在微生物叢の細胞とのあいだに協力関係を生み出し、それを安定的に維持するうえで情報処理がどんな働きをしているのか。つまり、私たちの細胞と微生物叢が一種の互恵的な関係にあるのかどうか。これを明らかにするには、さらなる研究が必要である。しかし、体の正常な細胞と微生物の細胞が協力することが、私たちの健康にとって不可欠であるのは間違いない。その一方で、がん進展の過程でがん細胞と微生物が手を組む場合のあることもまた明らかである[89]。

クローン増殖ががんを止める場合もある

　ここまで本書が焦点を当ててきたのは、細胞の裏切りによって正常な細胞よりもがん細胞のほうが生存と繁殖において有利になり、それがクローン増殖につながるということである。ところが最新の研究により、クローン増殖が起きるのには別の理由もあるという可能性が浮上してきた。意外にも、クローン増殖が私たちをがんから守っているケースもありそうなのである。

　すでに見てきたように、私たちは生きているあいだじゅう遺伝子変異を蓄積し、その一部はがんのリスクを高めるおそれがある。それどころか、誰であれ皮膚のどこか一部には、がん遺伝子変異（*TP53*の変異など）を起こした細胞のクローン増殖を抱えもっている。研究者は最近になるまで、クローン増殖内で見つかる遺伝子変異がおそらくがん化の原動力だと想定してきた。たとえば食道がんの約一〇パーセントで、*NOTCH1*受容体（細胞機能の様々な側面に関与する細胞間シグナル伝達タンパク質の一種）をコードする遺伝子に変異が起きているため、この変異ががんにつながるのだろうと研究者は考えていた。(90) しかし、イギリスで生命情報科学と進化ゲノム学を研究するイニゴ・マルティンコレナは、この分析が重要な点を見落としていることに気づいた。それは、がん化していない正常な細胞の遺伝子変異を調べることである。この種の遺伝子変異ががんの原因かどうかを正しく見極めるには、正常な組織よりもがん化した組織でその変異が多いことを示さなくてはいけない。

そこでマルティンコレナとそのチームは、食道がんの病歴のない複数の献体から食道組織の小サンプルを八四四点採取し、正常な非がん性組織でどの程度遺伝子変異が現れているかを調べた。すると意外にも、*NOTCH1*遺伝子の変異がはるかに多いことがわかった。過去の研究で確認されていたのが食道がん組織全体の一〇パーセントだったのに対し、正常な食道組織ではその変異が全体の三〇〜八〇パーセントに及んでいたのである。[91] つまり*NOTCH1*遺伝子の変異は、むしろ正常な食道組織との結びつきのほうが強いことになる。この発見は別の研究でも再現された。[92] だとすれば、*NOTCH1*遺伝子の変異をもつクローン増殖は、むしろ食道がんから組織を守る働きをしている可能性が出てくる。それを裏づけるように、マルティンコレナとチームは同じ研究の中で、正常な食道組織には*TP53*遺伝子変異があまり見られないのに対し、がん化した食道組織では非常に多い（約九〇パーセント）ことを見出した。もしかしたら、*NOTCH1*遺伝子変異のクローン増殖が文字通り組織内で場所を取ることによって、*TP53*変異のクローン増殖が大きくなりにくい状況をつくっているのかもしれない。

これは重要な研究結果であり、なぜ重要かにはいくつか理由がある。ひとつには、クローン増殖とがんについて、考え方を改めるよう私たちに迫るからだ。クローン増殖がすべて悪だと単純に決めつけてはいけないし、がんの内部で頻繁に確認される遺伝子変異がかならずがんにつながるという思い込みも禁物である。マルティンコレナの研究からは、クローン増殖の中にはじつは有益なものもあり得ることがうかがえる。遺伝子変異の一部は、がんを防ぐ効果をもっているかもしれない。

このことから興味深い可能性が浮かび上がる。私たちの多細胞の体は、がん細胞が広がるのを防ぐための「戦略として」クローン増殖をつくり出す能力を進化させてきたのではないか。この仮説を提唱しているのは、コロラド大学のがん生物学者ジェームズ・デグレゴリと、同僚のケリー・ヒガだ。彼らの説によれば、局所的な適応度地形（可能な遺伝子型を平面または直線で、またそれぞれの適応度を高さで表わし、両者の関係を視覚化した数理モデル。生物は適応度を高めるべく進化するので、適応度地形ではその過程が山を登っていくものとして表現される）の中でNOTCH1遺伝子の変異が「おとりの適応度ピーク」としての位置を占めていて、破壊性の高い方向へ細胞集団が進化するのを防いでいるのではないかという。これは、多細胞生物ががんのリスクを最小限にとどめるために発達させた「プログラム」の一種ではないか。ふたりはそう主張している[93]。軍隊がひとつの領土を他に先んじて占領し、ほかの誰も寄りつけないようにするようなイメージであり、NOTCH1遺伝子に関してはそうした状況が起きているのではないかとデグレゴリとヒガは考えている。脅威から体を守るために利用されているクローン増殖は、それだけではないに違いない。現に第4章でも見たように、私たちの免疫系は体細胞進化を通して、感染症やがんと闘う免疫細胞のクローン増殖を生み出している。

　クローン増殖ががんを防ぐ場合もあるのなら、予防やリスク分類、さらには治療においてまったく新しいアプローチが開ける。たとえば、非がん性のクローン増殖をつくり出して、がんの予防や治療後の再発防止に役立てる、といったことである。あるいは、すでに非がん性のクローン増殖がどれくらい存在するかを測定することで、進展リスクを評価したり、前がん性状態のモニター法を向上させたりする道も開けるかもしれない。

　私たちの体が予防のためのクローン増殖をつくり出せるような進化を遂げたのだとしたら、そこにはどんなメカニズムが働いている可能性があるだろうか。ひとつ考えられるのが遺伝子変異の「ホットスポット」である。[94] この場合のホットスポットとは、細胞にストレスがかかったときにDNAが損傷しやすく、真っ先に変異する傾向にあるゲノム領域のことをいう。多細胞の体はいくつかの変異ホットスポットをもつ進化を遂げ、それを使ってクローン増殖をつくり出せるようになったのかもしれない。そのクローン増殖が場所をふさぐことで、もっと危険性の高い遺伝子変異が増殖の足がかりを築けないようにするためだ。遺伝子変異は、DNAの損傷といった細胞レベルのストレスによって誘発できる。[95] このプロセスを利用して実際に体をがんから守ることができれば、私たちの生存や生殖を助けることにつながる。そうした適応としてのがん抑制メカニズムが機能した結果として、一部のクローン増殖が発生しているのかもしれない。

生態系の空間を細胞がふさいで、危険性の高い細胞を締め出すというのは、いわゆる「善玉」微生物の役割に似ていなくもない。というのも、有益な微生物の一部は、ただ単に体内や体表面の生態学的空間を占めているというだけで、私たちに利益をもたらしているからである。そのせいで、病原性微生物は同じことをできなくなる。[96]

がんの進化における利己的な遺伝子

がんというドラマに登場するもうひとつの重要な「演者」が細胞内の遺伝子だ。なかでも、トランスポゾン（ゲノム上を移動することのできるDNA配列）のような利己的な遺伝因子である。ここまで本書を通して、体内でがんが進化する際には主に細胞単位で選択圧が働くとし、本章ではときにがん細胞コロニーも選択の単位となり得ることを指摘した。今度はもっと小さいところに目を向け、遺伝子自体が選択の単位になる可能性のあることや、遺伝子ががんの進化に重要な役割を果たす場合があることを見ていきたい。

第4章で取り上げた「刷り込み遺伝子」の話を思い出してほしい。私たちの母親と父親とでは遺伝子の利害が異なる。父親由来の刷り込み遺伝子は胎児の成長を促そうとし、母親由来の刷り込み遺伝子はそれを抑えようとする。ゲノム内にこのような対立があると、がんのリスクに影響を与えるおそれがある。しかし、ゲノム内対立ががんという形になって現れる例はこれひとつではない。

刷り込み遺伝子に限らず、ゲノム内の遺伝子は相反する目的に向けて働くことがある。たとえば、細胞を犠牲にして自らの複製を優先させたり、自らの適応度を高める方向に細胞の遺伝子発現の状態を変えたりする。(97) 生物は単細胞から多細胞へと移ったときに、細胞の裏切りを抑制する仕組みを獲得した。それと同じように、ゲノムもまた遺伝子レベルの裏切りを抑え込む能力を進化させた。つまり、DNA断片が好き勝手に自己複製していた世界を脱して、DNAの複製をゲノムの一部として連携させる世界へ、そしてゲノムが染色体へと組織される世界へと移行したのである。これは生命進化の過程において最も重大な移行のひとつだった。このおかげで、ゲノム内の遺伝子が協力・連携できるようになり、自由に漂うDNA断片ではけっして成し得ない複雑なふるまいを細胞が発達させられるようになったのだから。(98)

だが、このゲノムレベルの協力はけっして完璧ではない。正常な細胞の内部であっても、ゲノムから出たり入ったりするDNA断片が存在するからである。私たちのDNAの一部は、ゲノム全体が複製されるのを待たずして自らのコピーを難なく増やすことができる。しかも、こうした移動可能なDNA断片（トランスポゾンやレトロトランスポゾンと呼ばれる）は、自らを複製したりゲノム内を動き回ったりするだけでなく、そのコピーをゲノムの新しい箇所に再挿入することがある（トランスポゾンは自らのコピーをそのままゲノムに再挿入する。レトロトランスポゾンはいったん自らをRNAに転写してから、それを逆転写してDNAにし、そのDNAをゲノムに再挿入する）。南アフリカの進化生物学者ジョナサン・フェザーストンとピエール・デュランによれば、こうした可動遺伝因子は「太古の昔に存在したとされる『複製者』に機能のうえで似ている。複製者とはすなわち、タンパク質をコードする原始的なゲノムを協力してつくり上げた存在のことである」[99]。したがって、可動遺伝因子が細胞複製の制約を外れて自らのコピーをつくるのは、細胞レベルでのDNA複製プロセスを「裏切る」行為に等しい。がんが単細胞的な生活様式への「先祖返り」とみなせるように、可動遺伝因子もゲノム誕生以前の生活様式への「先祖返り」といえる。

トランスポゾンとレトロトランスポゾンは、私たちのゲノムの半分近くという、かなりの部分を占めている。いったいどうして存在しているのだろうか。大きな理由は、自らを複製することに非常に長けているからだ。私たちのゲノムは進化の末に、可動遺伝因子を制御しておけるようになった。その方法のひとつが、遺伝子のスイッチを切るのと同じエピジェネティクスのメカニズムである。利己的なDNA配列同士が、自らのコピーをできるだけ多くつくろうとして争うようになれば、ゲノムは完全な機能不全に陥ってしまう。おそらくはそれを避けるために、制御する能力を獲得したのだろう。たぶん意外ではないだろうが、がん細胞のゲノムのエピジェネティクスが正常に働かなくなると、こうした可動遺伝因子を制御する通常の機能も乱れる。その結果、可動遺伝因子ががん細胞のゲノムを動き回って自らの複製を挿入するせいで、なおさらゲノムに変更が加えられているのかもしれない[100]。

ゲノム内のこうした可動遺伝因子が、がんへのかかりやすさにどれくらい影響しているかはまだ明らかになっていない。ただ、新たに得られている証拠からは、私たちがこれまで認識していた以上に重要な役割を果たしている可能性が浮かび上がっている。いくつかの研究で、可動遺伝因子がゲノムを損傷させるだけでなく、「ゲノム複製や細胞周期の調節不全や、細胞の協力的ふるまいの混乱」を引き起こしていることが示唆されているからだ。また多くのがんでは、可動遺伝因子を抱えもつゲノム領域内で正常な遺伝子発現に支障をきたしており、しかもその状況が頻繁に見られることも指摘されている[101]。

第3章でも取り上げたように、がんのホールマーク（典型的特徴）は多細胞間協力の裏切りと対応する。だとすれば、がんのいくつかの側面は、単なる細胞レベルでの協力ではなくゲノムレベルでの協力を裏切った結果なのではないか。もしかしたら、「裏切るDNA」によって起きるがんもあれば、細胞レベルの裏切りのほうが大きな比重を占めるがんもあるということなのかもしれない。DNAレベルの裏切りについて解明が進み、そこに的を絞って調べる研究が増えていけば、それががんにおいてどんな役割を果たしているかがもっと明確になるに違いない。

たとえば、染色体外で複製するDNA断片は《裏切り者》DNAの候補であり、論理的に考えてがんにつながってもおかしくない。なんといっても染色体の外に出ているという時点で、すでにDNA複製のゲノムレベルでの制御を逃れていることになる。だから、「好きなように増殖したり、利己的にふるまったり」することができる状況にあるのではないか、とフェザーストンとデュランは記している。[102] ところが、今日使用されている病理学的手法とゲノム解析法のほとんどは、染色体外にDNA配列が存在するかどうかさえ検出できない。そうした手法は染色体外のDNA配列（細胞核の中を自由に漂っているDNA断片）を無視するか、それが染色体の一部であると誤った判断をしてしまうかのどちらかだ。このため、それががん自体やがんの進展と関連しているのかどうかもわかりようがない。

ひとつの例外は、カリフォルニア大学サンディエゴ校の医師で科学者のポール・ミシェルが率いた研究である。ミシェルは心優しく、固定観念にとらわれない人物で、自らの並外れた知性を用いて現状に果敢に疑問符を突きつけている。ミシェルとそのチームは、膠芽腫《こうがしゅ》（脳腫瘍の一種）内における染色体外DNAの役割について調べていた。幸運にも私はがんの進化に関するワークショップで、ミシェルが自らの発見について話すのを聞くことができた。そのときミシェルは画像を示し、検体から見つけた小さなしみのような染色体外DNAを指差した。膠芽腫の検体の半数近くで、この染色体外DNAが見つかったのだという。一方、正常な細胞からはほとんど確認されなかった。しかもその染色体外DNAには、ドライバーがん遺伝子（がん化を促す遺伝子）のコピーが通常より多く含まれていた。だとすれば、染色体外DNAは膠芽腫とつながりがあるだけではなく、その原因になっているとも考えられる。[103]

その発表のあとでミシェルと私は話をし、この染色体外DNA配列が利己的な遺伝因子だという可能性はあるか、そしてもしそうなら、より広くがんの進化全般を理解するうえでそれがどんな意味をもつかを語り合った。私が思うに、これはがんの進化をめぐる謎のなかでも最も刺激的なもののひとつである。自力で自らを繁殖させることのできる利己的な遺伝因子が、遺伝子レベルの進化で選択された結果としてがんを引き起こす一因になるのだとしたら、がんの進化という研究分野は理論の土台を大幅に見直さなくてはいけない。利己的な遺伝因子ががんにひと役買っているのなら、それを検出して測定するためのツールや手法を考え直す必要も生じる。現在は、細胞レベルでの進化の結果としてがんが起きるというのが定説だ。つまり、細胞が自らの「乗り物」――つまり多細胞の体――から自由になり、通常なら課されているはずのチェック機能やバランス機能をかいくぐって勝手に増殖すると、子孫を残すうえで有利になるということである。しかし、ミシェルの研究からは別の側面も見えてくる。それは、遺伝子レベルでの進化ががんの原因となっているかもしれないのに、私たちはその可能性を切り捨てるのが早すぎたのではないかという点である。もしかしたら、遺伝子が自らの「乗り物」――つまり染色体――から自由になり、DNA複製プロセスの通常の制約を脱して複製することが、がんの原因となる場合もあるのではないだろうか。

裏切りはなにもがん細胞の専売特許ではなく、その内部に存在する遺伝子が用いる戦略でもあるのかもしれない。同様に、協力もまた正常な細胞の専売特許ではなく、より効果的に体を搾取するための戦略としてがん細胞が利用している可能性もある。

体の生態系という背景の中でがんを捉えれば、がん細胞同士の協力ががんの進展を助ける力になるとしても少しも不思議はない。なんとも皮肉な話である。がんは基本的に多細胞間の協力を裏切ることによる問題なのだから。だが、どうやら裏切りだけではがんはある程度のところまでしか行けないように思える。協力という戦略こそが、がんを文字通り遠くまで進ませるのではないか。つまり、原発腫瘍を離れ、新しい組織に浸潤して転移するという、一連の流れの成功率を高めることができる。協力という戦略を使うと、がん細胞は単独ではけっして成し得ないことも達成できるようになる。たとえば作業の分担、膜と組織の貫通、厳しい環境での生存などだ。もしかしたら、裏切るがん細胞よりも協力するがん細胞のほうが、私たちにとっては脅威かもしれない。がん細胞同士の協力を妨げることは、がん治療においてきわめて重要なツールとなる可能性を秘めている。とくにがんがかなり進行して、すでに協力が進化している公算の大きい段階についてはそういえそうである。

進化という視点からのアプローチ（がん細胞間の協力を妨げることを含む）を用いれば、臨床の場で今より効果的にがんをコントロールできるようになる。次章では、進化と生態系という切り口から迫ることで、どうすればがんを手なずけられるようになるかを見ていく。

7　がんをいかにコントロールするか

人類の歴史は、世界に対して自分たちの支配の手を広げていく物語である。雨風をしのぐ場所をつくり、インフラを整備してエネルギーと水を供給し、植物や動物の世話をして安定した食料を得られるようにする。にもかかわらず、体という内なる世界は、かなりの部分にわたって私たちの支配の及ばない状態のままである。

がんが進展していくとき、体は自らに対して反乱を起こしているかのようだ。細胞周期や細胞代謝、そして細胞運動を調節する仕組みをあれほど進化させてきたのに、それがすべて崩壊か失敗に帰するおそれがあるのだから。私たちはがんの治療を通して、患者の内なる世界への支配を取り戻そうとする。だが、それは見かけよりはるかに難しい。内なる世界は複雑な生態環境であり、そこには進化しつつある細胞集団が含まれている。しかもがん自体も絶えず進化を続けていて、私たちの施す治療が進化の引き金を引く場合すらある。しかし、がんを治療したり新しい療法を設計したりする際に、進化と生態系という視点からがんの本質を捉えたらどうなるか。がんへの理解を深められるだけでなく、よりよく制御できるようになるのも夢ではない。

一九七二年、「がん対策法」を発効させてからわずか一年後、リチャード・ニクソン大統領は新しい国家政策をつくるための法案に署名した。それは「総合的病害虫管理」という農法を中心に据えるものだった。[1] それまでの数十年間、農家ではジクロロジフェニルトリクロロエタン（DDT）のような化学薬剤を作物に振りまき、病害虫を駆除して自分の畑に病害を寄せつけないようにしていた。だが、DDTの大量散布は予想だにしない影響を生態系と人体に及ぼし、鳥の個体数の減少や、人間におけるがんリスクの上昇を招いた。

この新しい政策が成立したのは、大きな反響を呼んだレイチェル・カーソンの著書『沈黙の春（*Silent Spring*）』（青樹簗一訳、新潮文庫）の刊行からほどない時代であり、世間が農薬の危険性に気づき始めた時期と重なる。DDTのような化学物質の散布は環境や人体に害をなすというだけではなく、長く継続できないものであることを私たちは思い知った。病害虫が抵抗性を獲得するため、いずれそうした化学物質は効き目を失う。DDTの場合でいえば、ナトリウムチャネル（生体膜を貫通する穴を形成し、生体膜内外のナトリウムイオンを通過させるタンパク質分子）の調節を変える遺伝子変異を病害虫が起こすと、生存と繁殖において有利になり、結果的にDDTへの抵抗性を得る。毒素を排出する能力を高めてDDTを細胞内から汲み出すことができれば、病害虫はその有害な影響を避けることができる。

総合的病害虫管理（IPM）は、化学農薬への抵抗性を農業病害虫に獲得させないことを目的とし、長期的な視点で病害虫を管理する手段のひとつだ。病害虫管理を効果的に行ううえでは、鍵となる考え方がある。化学農薬への抵抗性を得るために生物はコストをかけている、ということである。このため、化学農薬が存在しなければ、じつはそうした抵抗性をもつ生物のほうが不利になる。したがってＩＰＭの取る第一の戦略は、何もしないことである。つまり、病害虫による損害が危険な閾値に達したときにのみ手を打てばいい。次なる戦略は病害虫の数を減らすこと。化学的な処置を用いてその数を閾値以下に戻し、病害虫による被害がそれほどひどくない状態にする。[2] ＩＰＭでは、病害虫の集団内にすでに抵抗性が存在しているという前提に立つ。そういう状況で一度に多すぎる量の農薬を使ったり、農薬を頻繁に散布しすぎたりしたらどうなるか。その処置への感受性のある病害虫はすべて駆除できても、それに抵抗力をもつものだけが残り、結果的に病害虫を長期的にコントロールするのは不可能になる。ＩＰＭはいずれこうした状況が生じ得るのを予期し、比較的低用量の農薬を使用する。それは、処置への感受性をもつ病害虫を根絶やしにするのではなく、長期的な個体数管理ができるようにするためである。

ＩＰＭの論理にヒントを得てがんの新療法を開発したのが、フロリダ州タンパにあるモフィットがんセンターの放射線腫瘍学者ロバート・ゲイトンビーである。抵抗性を進化させないために病害虫を放っておくというＩＰＭの戦略を知ったとき、その種のやり方をがん治療にも応用できないかとゲイトンビーは考えた。そして二〇〇八年、このアイデアをさらに深めるための一歩を踏み出した。私費を投じて、初めての前臨床研究をアリゾナ大学（当時そこで放射線学科の学科長を務めていた）で実施したのである。以来、病害虫管理の考え方をがん治療に用いる研究を続けている（現在は米国立がん研究所をはじめとする様々な組織から助成金を得ている）。

農薬の場合がそうだったように、がん治療における最大の問題はがんが抵抗性を獲得してしまうことである。治療の最中にがん細胞が進化して治療への感受性を失い、治療が効かなくなる。化学療法に対して抵抗性が生じる問題は、これまでに試されたすべての抗がん剤で確認されている。たとえば、上皮成長因子受容体（ＥＧＦＲ）阻害剤や、ヒト上皮細胞増殖因子受容体２（ＨＥＲ－２）を標的にした療法などもそうだ。[3] ゲイトンビーと同僚の開発した新たながん治療法は革命的なものであり、その狙いは腫瘍の一掃ではなく長期にわたる腫瘍のコントロールである。ＩＰＭの場合と同様にこの治療法が目指すのは、腫瘍負荷（患者の体内にある腫瘍組織の総量）を限度以下に抑えつつも、治療に対するがん細胞の感受性を維持することにある。そうすれば同じ薬剤をいつまでも使い続けることができるうえに、環境（つまりこの場合は患者の体）へのダメージを拡大させることもない。

ゲイトンビーの手法は「適応療法」と呼ばれる。これは、腫瘍の状況に合わせて治療法自体を適応させる（変化させる）という意味から命名された。適応療法では、画像技術や血液検査によって腫瘍の状態を綿密にモニターする。腫瘍が成長しているのかいないのかがわかったら、その情報をもとに抗がん剤の用量を定める。どのように定めるかには何通りかのアルゴリズムがあるが、大原則は、腫瘍を安定した状態に保つとともに、患者へのダメージが大きくなりすぎないような腫瘍サイズを維持することである。管理する対象が腫瘍というだけで、本質的にはＩＰＭと変わらない。

具体的な用量の決め方は研究によっていくらか異なるとはいえ、適応療法というプロセス自体の目指すところはひとつだ。つまり、腫瘍を安定させ、支配下に置くことである。まず最初に、腫瘍を小さくするために比較的高用量の抗がん剤を投与する（これによってがん性細胞集団の細胞数を減らすことで、その後の腫瘍内での進化のペースを遅らせる狙いがある）。次に、腫瘍を定期的にモニターしながら、そのふるまいに応じた抗がん剤治療を行う。腫瘍のサイズに変化がなければ用量も変えない。腫瘍が成長したら用量を増やし（ただし最大耐量を超えないようにする）、大きくならなければ用量を減らす。腫瘍のサイズが所定の下限値を下回ったら、再びその一線を超えるまで投薬は停止する。あるいは、同じ用量を維持しながらも、腫瘍が当初の半分のサイズになったら投薬を中断するというやり方もある。

適応療法は、がんに対するこれまでの考え方を一八〇度転換するものだ。破壊しようとするのではなく腫瘍が存在するのを許し、代わりにもっと手に負えるものに変える。これによりがんは急性の致死的な病から、扱いやすい慢性の病気へと変貌する。投薬をしなかったり、低用量の投薬しか行わなかったりすれば、腫瘍内の細胞は薬剤への感受性を失わないので攻撃性が低下する。結果的に、同じ薬剤を使って治療を続けることができる。しかも、腫瘍が成長しつつあるときにしか治療の強度を上げないため、短期間で分裂する細胞が進化のうえで有利になることがない。むしろ、もっと時間をかけて増殖する細胞が選択されると考えられる。また、腫瘍内の細胞が進化する速度を遅くできる可能性も開ける。もちろん、高用量の治療で完治させられることが明白なら（たとえば遺伝的に均一な細胞で構成されていて早期に発見された腫瘍などの場合）、適応療法が最善の選択肢とはいえないかもしれない。しかし、従来型の療法ではコントロールの難しい進行がんの場合には、適応療法が高用量療法に代わるものを与えてくれる。実際、のちに見ていくように、適応療法は後期のがんのコントロールに成果をあげてきた。

二〇〇九年に発表された研究（ゲイトンビーが私費で実施した研究）でゲイトンビーとそのチームは、異種移植したモデル動物（ヒトの卵巣がんを移植されたマウス）を使って、適応療法のアプローチを試験した。そのマウスを三つのグループに分け、ひとつには標準的な抗がん剤を用いた標準的な治療手順を施す（短い間隔で高用量治療を三回）。別のひとつには適応療法の手順を実施し、もうひとつは対照群として何の治療も与えなかった。すると、標準治療のマウスでは初めのうちこそ腫瘍が縮んだものの、数週間で元に戻った。それに対し、適応療法を受けたマウスの場合、腫瘍の状態は実験を通してかなり安定していた。ゲイトンビーたちはのちに同じ実験を繰り返したが、結果は同じだった。適応療法を用いることで、マウスの腫瘍を制御しておくことができたのである。[4]

適応療法のアプローチによって、マウスは「かなり安定した小さな腫瘍負荷と共にずっと生きられるようになった」[5]と、ゲイトンビーと同僚は結論づけた。研究チームはほかにもふたつの実験で、ヒトの乳がん細胞を移植したマウスを使って適応療法を試している。どちらの実験でも確認されたのは、時間の経過とともに用量を減らしていっても腫瘍をコントロールできることだった。[6]また、適応療法で治療している腫瘍のほうが壊死《えし》（死んだ組織）が少なく、血液供給が安定していることもわかった。この結果からは、腫瘍細胞の生態環境中の資源と危険度を適応療法が安定させている可能性がうかがえる。

前章でも指摘したように、環境が安定していればいるほど、より遅い生活史戦略を取る細胞が選択されやすい。[7]つまり、攻撃性の低い細胞のほうが生存と繁殖において有利になり、がん細胞の協力を促す選択圧も減少しやすいということである。環境が不安定だと、がん細胞間の協力が進化する状況につながりやすいのは前章で見た通りだ。だとすれば、適応療法がうまくいく理由の一端は、資源の流れを正常にしてがん細胞にかかる選択圧を変えることで、協力性が生じてこないようにしているからかもしれない。

ゲイトンビーは適応療法の実験が成功を収めたのを受け、次はこの療法をヒトで試験する番だと考えた。適応療法は、新しい種類の個別化《パーソナライズド》療法の一例である。抵抗性を生み出す進化の力学を理解し、その知識からヒントを得て誕生した療法といえる。個別化されているというだけでなく、変化にも富んでいる。がん細胞がどれくらい増殖しているかや、腫瘍が治療にどう反応するかに基づいて薬剤の用量を変えるからだ。適応療法は既存の薬剤や治療法をそのまま使うので、臨床の場で実践する際のハードルも低い。また、腫瘍負荷の大きさを判断する技法は何でもよく、画像技術でもいいし、血中の前立腺特異抗原（PSA）（前立腺がん特有の腫瘍マーカー）でも構わない。

ゲイトンビーは二〇一六年、同僚でがん専門医のジンソン・チャンと手を携え、適応療法をヒトに用いる初の臨床試験を実施した。試験に参加したのは転移性前立腺がんの患者一一名であり、いずれももはやホルモン療法に反応しないことが予備試験で確認されていた。通常、前立腺がん細胞は増殖のためにテストステロンを必要とするため、テストステロンの分泌を抑制するホルモン療法を行ってがん細胞が広がるのを防ぐ。ところが、前立腺がん細胞は往々にして自らテストステロンを産生することで、「去勢抵抗性」を獲得しやすい。アビラテロンという薬はテストステロンの合成を阻害するので、去勢抵抗性前立腺がんの治療によく処方される。ただしそれも、がん細胞がアビラテロンへの抵抗性を進化させるまでのあいだにすぎない。治療を始めてからアビラテロンへの抵抗性が現れるまでの時間には個人差が大きい。通常の継続治療の場合、一六・五か月経過した時点で患者の半数に腫瘍の進展が認められる（一六・五か月というのは、去勢抵抗性前立腺がんが治療への抵抗性を得るまでの期間の中央値。このゲイトンビーの研究は対照群を含まない）。ゲイトンビーによる適応療法の臨床試験では、腫瘍負荷を測定するのにＰＳＡ値を使用した。試験の手順は、試験開始時の五〇パーセント未満にまでＰＳＡ値が下がったら、アビラテロンの投与を中止するというものである。こうして、ＰＳＡ値が低いときには腫瘍をそのまま放置しておき、ＰＳＡ値が開始時の一〇〇パーセントを超えたときにのみ投薬を再開した。ゲイトンビーはこのやり方により、標準治療よりはるかに長く腫瘍をコントロールし続けることができた。二〇一七年一〇月（チャンとゲイトンビーの予備試験の論文掲載が受理された時期）の時点で、一一人の患者のうちがんの進展が確認されたのはひとりのみ。[8] これは驚異的な結果である。結局、適応療法の臨床試験では、がんが進展するまでの期間の中央値は少なくとも二七か月であり、典型的な一六・五か月を大幅に上回った。それどころか、実際には二七か月よりはるかに長かったと思われる（臨床試験中にがんが進展する患者の数があまりに少なかったため、本当の中央値を計算することができない）。しかも、適応療法の患者が投与されたアビラテロンの総用量は、推奨される標準治療の半分にも満たなかった。

ゲイトンビーは現在、メラノーマ、甲状腺がん、および卵巣がんについても、モフィットがんセンターで適応療法の臨床試験を開始すべく準備を進めている。ほかの研究機関（アリゾナ州立大学の私たちのチームやメイヨークリニックのアリゾナ州支部も含む）でも、別の種類のがんに対して適応療法の臨床試験を実施する計画だ。適応療法を用いれば、がんをより効果的に、より長くコントロールできるうえ、腫瘍を抑制しておくのに必要な投薬量を減らせる見込みも大きい。さらに私たちは患者の生活の質に関するデータも収集しており、適応療法のほうが生活の質が高くなるかどうかを正規の研究で確かめる予定である。

炎からよみがえる不死鳥《フェニックス》

古代エジプトの神話によれば、フェニックスは燃え盛る炎に自ら飛び込んで息絶えるが、やがてより強く、より若々しい新しい鳥となって灰の中から甦る。鮮やかな赤と金で描かれるこの不死鳥は、回復力と生存の象徴だ。しかしそれはあいにく、数々の治療をものともしないがんの回復力の象徴でもある。

がんも不死鳥のように灰から甦る。がんの破壊を期待して私たちが投じる力そのものによって、がんはかえって強さを得てしまう。このがんの回復力は進化に根差している。がんとは多様な細胞の集団であり、それが選択圧を受けて急速に進化しつつある。だから、放射線や抗がん剤でがんを治療すると、その治療自体が選択圧として働き、その治療で死なない細胞が選択される結果を招く。すると、腫瘍内の次世代の細胞は、その治療に耐える力の最も強い細胞の子孫で構成されることになる。したがって、治療によってがん細胞を残らず除去できなかった場合は（そういうケースが多いのだが）、がんは再び大きくなるおそれがある。要は私たちが腫瘍の進化を方向づけているのと同じことだ。そうするつもりがあろうとなかろうと。

過去数十年でがんの治療法は長足の進歩を遂げた。甲状腺がんや小児白血病などの一部のがんについては、完治できるまでになっている。五年生存率の非常に高いがんもあって、アメリカがん協会によれば初期の甲状腺がんなら一〇〇パーセント近く、小児白血病なら（タイプにもよるが）六〇〜八五パーセントである。[9] しかし、かなり進行したがんにどう対処すればいいかについては、私たちは足踏みを続けている。転移がんという獣《けだもの》はまだ十分に解明されていないし、薬剤抵抗性の転移がんともなればなおのこと私たちの手をすり抜ける。転移がんに対する現行の治療法では、余命を数か月延ばすのがせいぜいだ。患者が完治を目指して高価で苦しい治療を耐えても、結果は緩和ケア（患者の生活の質向上と痛みの緩和に主眼を置いたケア）とたいして変わらないと示唆する研究もある。[10]

こうした状況を受け、感染症を専門とする進化生物学者のアンドリュー・リードは次のような問いを投げかけた。「腫瘍や感染症がすでに薬剤抵抗性を獲得していて、しかもほかに選択肢が存在しない場合、私たちは患者をどう治療すればいいのだろうか」。攻撃的な治療を続けるのか、それとももっと攻撃性の低い治療を検討して、抵抗性を高めるような強い選択圧をかけないようにすべきなのか。「薬を使用すれば薬剤抵抗性を生じさせる。猛火のごとき薬剤を浴びせると、殺すことのできない細胞や微生物だけが残り、その競争相手となるものを除去してしまう。それこそが私たちの恐れる結末にほかならない」[11] とリードは指摘している。要するに、腫瘍の内部で進化がどういう方向に向かうかを決めているのは私たちの治療なのである。攻撃的な治療でがん細胞を残らず取り除けなかった場合、制御不能な細胞が有利になる条件を私たちは図らずもつくり出している。

では、攻撃的な方法でうまく治療できる腫瘍と、こちらの戦略の裏をかいて進化する腫瘍を、何らかの方法で区別できないか。同僚と私はそう考えた。この疑問に取り組むため、私たちはウェルカムトラスト・ゲノムセンターで合意形成のためのミーティングを開いた。ミーティングで私たちは、がんの進化可能性をどう測定するかに関する原則一式を定め、それを「進化《エヴォ》インデックスおよび生態系《エコ》インデックス」（図7－1参照）と名づけた。[12]「がんについて理解すべき最も重要な点のひとつは、それが絶え間なく変化していることである」。ミーティングを主導したカーロ・メイリーはそう述べた。「これまでの私たちは、腫瘍のそうした動的変化を測定（ないし推測）する手段をもたなかった」。進化《エヴォ》－生態系《エコ》インデックスは、進化と生態系の観点から見た性質をもとにしてがんをグループ分けするツールであり、新たなバイオマーカーを開発するための指針がこれによって得られる。

バイオマーカーは、がんを診断してリスクを分類するのに役立つ。つまり、どの患者のがんが転移にまで進展しそうかを予測する一助となる。ほとんどのバイオマーカーは特徴的な分子であり、それが特定の遺伝子変異や特定の受容体の存在を示す。どういうバイオマーカーが検出されるかによってがんの種類が判明したり、特定の治療に対してどんな反応が予想されるかが明らかになったりする。

病理検査では、腫瘍の生検検体を採取して顕微鏡で覗き、ある特定の時点における腫瘍の遺伝子の状態を調べるのが一般的だ。がん生物学者はこのやり方について、『スポーツ・イラストレイテッド』誌の写真からフットボールのルールを推測するようなもの、と表現することがある。要は、スナップショットを眺めるだけで動きをいっさい見ていない、ということである。

進化《エヴォ》－生態系《エコ》インデックスの枠組みを用いれば、がんの個別化医療に新しい角度から切り込むことができる。従来型のバイオマーカー（特定の遺伝子変異など）を探したり、その変異に基づく治療を行ったりするのではなく、進化と生態系という観点から見た特徴をもとにして腫瘍を分類（そして最終的には治療）する。メイリーは次のように述べている。「進化《エヴォ》－生態系《エコ》インデックスで私たちがやろう

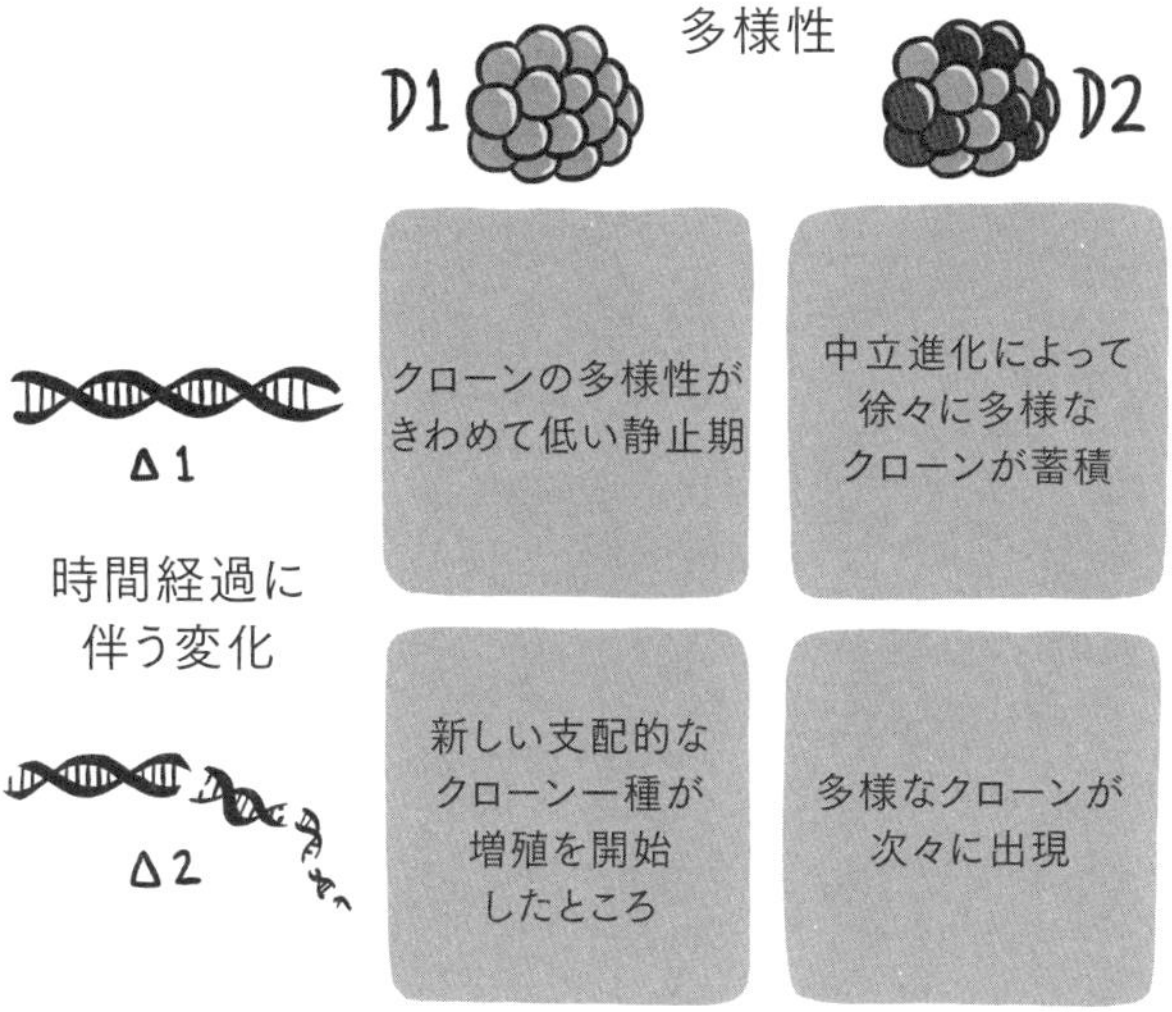

図7−1　「進化《エヴォ》インデックスおよび生態系《エコ》インデックス」は，腫瘍に働く進化と生態系の動的な力を数量化する手段のひとつである．進化《エヴォ》インデックス（上図）にはふたつの次元がある．腫瘍の多様性と，時間の経過に伴う腫瘍内の遺伝子の変化率だ．それぞれの次元について「高い」腫瘍と「低い」腫瘍があり，2×2で合計4タイプに分類できる．タイプが違えば，治療に対する反応が異なる可能性が高い．生態系《エコ》インデックス（ここには示されていない）にもふたつの次元がある．資源の利用可能性と危険の存在であり，こちらも2×2で4タイプに分かれる．両方のインデックスを組み合わせれば，がんの類型化と，より効果的な治療に役立つかもしれない．

としているのは、腫瘍細胞の動的な変化や変化の誘因や、腫瘍細胞にかかる選択圧を測定することによって、ゲームのルールを学ぶことだ」。進化《エヴォ》‐生態系《エコ》インデックスが目指すのは、一個の腫瘍における進化と生態系の状態を把握するうえで鍵となるパラメーターを測定し、腫瘍がどう進化するかを予測する精度を高めることである。

　進化《エヴォ》インデックスはふたつの次元で構成されている。ひとつは「腫瘍内の遺伝子の多様性」、もうひとつは「遺伝子の変化率」である。

生態系《エコ》インデックスのほうも、「腫瘍細胞を取り巻く環境内の資源」（血液供給など）と、「危険《ハザード》」の存在（免疫系による捕食など）という、ふたつの次元から成り立っている。これらの要素を総合すると、腫瘍がどう進化していきそうかに加え、様々な治療に対して腫瘍がどう反応する可能性があるかを予測する一助となり、そこがきわめて重要といえる。

腫瘍が違えば、その根底に働く進化の動的な力はおそらく異なっている。だから、単に腫瘍の静的な特性（特定の時点で切り取った遺伝子の特徴など）だけをもとにして治療するのではなく、腫瘍の特定の動的な変化に基づいた治療法の設計・調整を行うのがこのインデックスの目的だ。狙うのは、腫瘍が自分勝手な進化を遂げていくのを黙って眺めているのではなく、私たちの望む方向に腫瘍を進化させることである。

ここまで見てきたようにがんは複雑で適応力の高い敵であり、私たちが何かを浴びせたら、かならずそれに呼応して進化する。だから、がんをコントロールしたいと思うなら、アプローチの仕方についてもっと賢く戦略を立てなくてはいけない。従来型の治療はマシンガン方式がほとんどで、破壊と混沌をもって腫瘍を荒々しく粉砕する。だが、適応療法などのように、進化に関する情報を武器にする治療では、腫瘍細胞の進化の仕方に影響を与えて進化の道筋を変える戦術を用いる。それによってがん細胞の数を抑制するには、考えられる戦略がいくつもある。たとえば、進化のペースを遅らせる、進化の方向を変える、問題を最も起こしそうな細胞に絞って除去する、などだ。

進化しつつある生物集団について考えるとき、進化生物学者は前章でも触れた「適応度地形」という比喩を用いる。丘の頂上は適応度の最も高い状態を示し、谷は適応度の低さを表す。集団は進化す

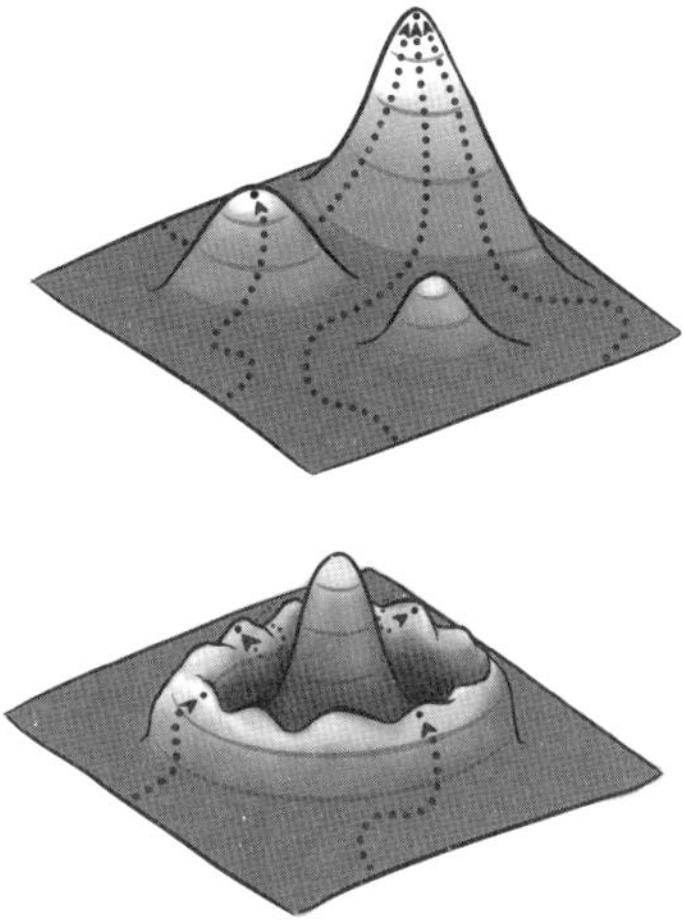

図7－2　がんが体内で進化する理由のひとつは，がん細胞のもつ特性のほうが正常な細胞よりも適応度が高いからである．この図は「適応度地形」といい，高度の高い地点ほど適応度が大きいことを表す．適応度地形は，細胞集団がどういう進化の道筋を歩むかを表現するための手法のひとつだ．細胞が体内で起こす変異の中には，適応度地形の高い箇所へとその細胞集団を押し上げるものがある．適応度の大きい細胞のほうが子孫細胞を残しやすく，細胞集団をさらに上へと移動させてがん化（頂上）に近づける．がんを防ぐには，適応度地形内で細胞集団がたどる道筋に影響を与えるのがひとつの手である．あるいは，適応度地形自体を改造するのもいい．それにはたとえば，体内の環境（ふもと）を変えるというのがひとつの方法である．

るにつれ、自らの適応度地形の中で「丘を登って」いき（図7－2参照）、遺伝子変異を通じてできるだけ高い適応度に到達しようとする。がんをコントロールするひとつの方法は、この適応度地形を操作することだ。つまり、頂上と谷のありようを変更して、私たちの望む方向にがん細胞を進化させる。たとえば、がん細胞を「局所的な頂上」から動けないようにして、比較的無害な状況に保つ手もあるだろう。適応度地形に手を加えて形を変えることができれば、がん細胞の進化の仕方に影響を与えることができる。

治療法への抵抗性を獲得しにくくさせることもできるし、攻撃性を下げるのも夢ではない。また、浸潤や転移をせずにその場にとどまるように仕向けることもできる。せめて私たちの命にかかわるような「頂上」には近づかせないようにしたり、行き止まりの道に追いやったりすることもできるかもしれない。適応度地形の言い回しを使うなら、局所的な最大高度に押し上げることで、私たちの生存と健康・幸福を脅かさない進化を遂げさせるのである（いわば、低い丘の上に連れて行って、高い山の頂上を見つけさせないようにする）。私たちは、どうやって適応度地形を正しい形にするかを考えさえすればいい。

本章の初めのほうで話したように、適応療法は早くも成果をあげていて、今後への期待を抱かせる。これは腫瘍の成長に応じて投薬量を変えるというものだったが、がんをコントロールするにはほかにどんな戦略が使えるだろうか。進化と生態系をベースにした原則を用いれば、根絶やしにするのではなく手なずけるための新しい戦略を編み出せるだろうか。

遅らせる

そのための一番単純な戦略は、細胞が進化する速度を遅らせて、適応度地形の中をゆっくり進ませることである。仮にその速度を半分にできれば、腫瘍のがん化に要する時間は二倍になる。最初の遺伝子変異が起きてから実際にがんが発見されるまでには、何十年とかかるケースが多い(13)。その期間が二倍になったら、がんの発生率は大幅に減少する。

ではどうやって進化を遅らせればいいのだろうか。ひとつの方法は、遺伝子の変異率を低下させることによって細胞集団内の多様性を小さくすることである。このアプローチは期待を集めている。というのも、ヒトを対象にしたある研究で、低用量アスピリンを一日一錠飲むというかたちで非ステロイド性抗炎症薬（NSAIDs）を摂取させたところ、遺伝子変異率が大幅に下がることが確認されたからだ。[14] また、ほかにも多数の研究によって、食道がんをはじめとする様々ながんの進展をNSAIDsが遅くすることが示されている[15]（これはNSAIDsが変異率にじかに影響しているのかもしれないし、[16] 服用の結果として炎症が減るためにがん抑制メカニズムが効果を発揮しやすくなるからかもしれない）。もうひとつの方法は繁殖を遅らせることであり、細胞の場合でいえば分裂のペースを落とさせることである。ほとんどの薬は、がん細胞を殺す能力を最大限に高める目的で開発されており、細胞分裂を最小限にとどめるものではない。もしかしたら、スクリーニング（薬剤候補の化学物質の中から所期の効果の最も高いものを選別すること）で弾かれた化学物質の中に、がん治療薬となり得るものがいくつも眠っているのではないだろうか。なぜなら、スクリーニング試験の評価対象となるのはがん細胞をどれだけ効果的に死滅させるかであって、がん細胞の分裂速度をどれだけ効果的に抑えるかではないからである。細胞増殖抑制剤はすでに何種類か存在し、乳がんの治療に広く用いられて成果をあげている。

それ以外の方法には、腫瘍内の細胞数を減らすことや、細胞間の適応度の差を小さくすることがある（生存能力や繁殖力に違いが存在することが進化の原動力となるため）。もっと全般的な戦略としては、がん細胞を取り巻く生態環境に働きかけて、がん細胞が「遅い生活史戦略」を取る方向に進化を促す方法が考えられる。第3章のたとえを用いるなら、がん細胞が大人しく物静かなルームメイトになるよう仕向ければいい。

薬のふりをする

進化という視点に触発されたゲイトンビーのがんコントロール戦略には、がんを優位に立たせないための独創的で気の利いた発想がたくさんある。たとえば、抵抗性にはコストがかかる（薬剤に抵抗するために細胞は働いてエネルギーを消費しなくてはならない）という点を踏まえ、ゲイトンビーはひとつのアイデアを思いついた。抵抗性をもつ細胞にそのコストを費やさせながらも、それによってかならずしも利益を得られないような状況をつくってはどうか。多剤抵抗性を得ている細胞は薬剤排出ポンプをもっていることが多く、このポンプを運転するにはエネルギーを必要とする。

多剤抵抗性という特性はむしろ弱点であり、その弱みにつけ込むことができるとゲイトンビーは考えた。どうするのかというと、細胞に「おとりの薬」を与える。毒性がまったくないか、最小限の毒性しかないような物質だ。このおとりの薬ががん細胞に薬剤排出ポンプを稼働させてエネルギーを使わせるにもかかわらず、抵抗性のない細胞と比べて生存上の利点があるわけではない。ゲイトンビーはこの種の薬を「代用薬（ersatzdroges）」と呼んでいる。「おとりの薬」より響きがいいし、意味は変わらないからである。ゲイトンビーと同僚は、培養した抵抗性細胞の増殖率を代用薬で下げられること、代用薬を投与したモデルマウスの細胞のほうが（抵抗性をもたない類似の細胞株より）増殖率が低いことを見出した。(17) この戦略によって抵抗性細胞は「只働《ただばたら》き」をさせられ（分子モーターを動かして実際には薬剤ではない物質を汲み出し）、結果的に増殖に振り向けるエネルギーが減った。

酸性度を下げる

ゲイトンビーには、がんをコントロールするための斬新な戦略を思いつく才能がある。がんが体内の生態系を変え、腫瘍微小環境を酸性に傾けることはすでに知られている。この酸が細胞外基質の分解を促すことで体内の環境が破壊されるだけでなく、浸潤や転移への道をも開く。自らを取り巻く環境の悪化に気づいた細胞が、そこを離れやすくなるということである。ゲイトンビーはこの認識を武器に、ひとつの実験をしてみることにした。マウスを使って、炭酸水素ナトリウム（重曹）が転移を減らすかどうかを確かめることである。

ゲイトンビーとそのチームは、乳がん細胞、前立腺がん細胞、またはメラノーマ細胞のいずれかをマウスに注射したうえで、重曹を経口摂取させた。すると、腫瘍微小環境の酸性度が低下し、「肺、腸、および横隔膜への転移巣の数と大きさが大幅に減少することにつながった」。原発腫瘍のサイズに変化はなかったものの、腫瘍微小環境のpHをより中性に近い状態に戻したことで転移巣の数は格段に減り、チームがいうところの「重曹療法」を受けたマウスの生存率は結果的に向上した。(18) 環境の酸性度を下げることは、腫瘍内のがん細胞の生活史進化にも影響を与えているかもしれない。がん細胞からすれば、高酸度がもたらす危険が低減されるとともに、転移してコロニーを形成する機会も減ることになる。どちらも、より遅い生活史戦略を取る細胞が選択される状況をつくる。

腫瘍に資源を与える

腫瘍内部が低酸素状態だというのは、腫瘍微小環境の重要な要素である。酸素濃度が低い環境では、がん細胞は浸潤と転移を起こしやすい[19]。資源が乏しいと、すぐに移動できるがん細胞が生存と繁殖のうえで有利になるからだ。これまでの研究からは、腫瘍への資源供給を正常化するとむしろ転移を減らすことができ[20]、低用量の抗血管新生薬（腫瘍への血流の調節を助ける）を用いると治療への反応がよくなることが示唆されている[21]。先にも触れたように、資源の流れが正常に近づくのは、適応療法でもたらされる結果のひとつでもある。適応療法が成果をあげている背景には、この資源の正常化があるのかもしれない。

腫瘍への資源の流れを正常にすれば、腫瘍内の細胞がどんな生活史戦略を進化させるかに影響を与えられる見込みが大きい。一般に、低レベルではあるが安定した資源を利用できるときには、遅い生活史戦略を採用する個体のほうが生存と繁殖において有利になる。腫瘍への資源供給を正常化した場合も、おそらく同じことが起きるだろう。つまり、より遅いペースで増殖し、分散しにくい細胞が選択されるということである。

安定した資源を腫瘍に供給するのは、直感に反する行為に思えるかもしれない。腫瘍というのは飢えさせるべきなのではないか、と。だが、それをすれば、内部の細胞が遺伝子の発現状態を変えて移動性を得やすくなるうえ、すぐに移動できる細胞ほど選択されるという結果も招く。これが厄介な問題を引き起こすのはいうまでもない。むしろ腫瘍に（安定した低レベルの）資源を与えてやれば、腫瘍はその場にとどまったまま成長を続けてくれる可能性がある。全体として見れば、浸潤と転移を促すよりそちらのほうがはるかに好ましい。かつてウィンストン・チャーチルは民主主義について、次のような主旨のことを語った――民主主義は最悪の政治形態だが、これまでに試みられてきたほかのすべての形態よりはましだ、と。[22]腫瘍に資源を提供することは、この言葉に通じるところがある。腫瘍に資源を利用させ、その場で増殖して成長するのを許すなんて、とんでもない戦略であるかに感じられる。だが、転移を後押しするような選択肢に比べたらはるかに優れているかもしれない。

がんのコントロールに協力理論を活用する

がんをコントロールする力を手に入れるにはもうひとつ方法がある。私たちの体はもともと、細胞の裏切りを見つけ出してそれに効果的に対処する能力をもっているのだから、その力を十分に発揮できるように助けてやればいい。体は細胞の裏切りを嗅ぎつけると、それががんへと進化する前に裏切りを阻んで私たちを守っている。この能力を高めることができれば、あるいは、仮にその能力に支障が生じて（がん抑制メカニズムとして働くはずの遺伝子が変異を起こすなどして）いるならそれを回復することができれば、もっとうまくがんの予防と治療を行う道が開ける。

ヒトの体には何重もの《裏切り者》検出システムが設けられており、それを使って細胞の裏切りを発見している。また、その《裏切り者》ががん化のプロセスを開始しないよう、あるいはがんの進展を促さないように防いでいる。だが、あいにくこの《裏切り者》検出システムは完璧ではない。がんは絶えず選択圧を受けて《裏切り者》検出システムをあざむき、その足元をすくおうとしている。そのため、診断できるほどの大きさになる頃には、がんはこのシステムをあらゆるレベルで回避して悪用する進化を遂げている。がん細胞の多くで*TP53*遺伝子に変異をきたしているのも、そのひとつだ。[23]「ご近所の目」による検出システムもうまく機能しなくなる。がん細胞がしばしば特別な因子（タンパク質）を分泌して周辺細胞をだまし、増殖や細胞の移動を「正常な」ふるまいとして黙認するよう仕向けるからである。もちろん、がんは進化して免疫系をかわせるようにもなる。被食動物が進化して、捕食動物からもっとたくみに逃げ隠れできるようになるように、がん細胞も免疫系のレーダーをかいくぐれる進化を遂げる。

細胞の《裏切り者》検出システムががんによって乱されているとき、どうすればがんをコントロールできるだろうか。

ひとつの選択肢は、細胞の自己制御能力を「再起動」し、もともともっているがん抑制メカニズムを再び適切に機能させることである。私たちの細胞ひとつひとつには複雑な遺伝子ネットワークが存在する。たとえば*TP53*を中心にした遺伝子ネットワークであれば、細胞周期を停止させ、DNAの修復を開始し、必要があれば細胞死を誘導する。がんの内部で*TP53*遺伝子が変異や欠失を起こすと、この細胞固有の《裏切り者》検出システムが往々にして失われる。細胞の自己制御能力を取り戻すための戦略としては、*TP53*が機能しなくなったときにそれを回復させることや[24]、単純にDNAの修復などを促すことが考えられるだろう。これまで様々な療法を通して、生きるべきではないときに生きている細胞のアポトーシス経路を再活性化させる試みがなされてきた。しかし、そうした療法に抵抗性をもつ細胞が急速に選択されてしまうために、その療法を長期的に用いるのは非常に難しい。

第5章に登場したリーサ・アベグレンとジョシュア・シフマン（ともにハンツマンがん研究所のがん生物学者）は今、ゾウの*TP53*遺伝子を用いた新しい治療法の開発に取り組んでいる。ふたりはこれまでの研究を通して、ヒトの骨肉腫細胞のp53タンパク質の機能とアポトーシスが、ゾウの*TP53*遺伝子によって正常な状態に回復できることを示してきた[25]。現在は、ゾウの*TP53*遺伝子がマウスの生体内で腫瘍にアポトーシスを誘導できるかどうかの実験を進めている。

*TP53*を中心とするもののような遺伝子ネットワークが、どのようにして情報を処理・統合しているのか、私たちは解明に向けた一歩を踏み出したばかりである。体をがんのない状態に保つために細胞がどうやって情報を利用しているかがわかれば、もっとうまくがんを予防できるようになるかもしれない。また、自分たちの体（およびとりわけがんへの抵抗性が高いゾウのような生物の体）がもつ集合的知性に目を向けることで、臨床の場でより効果的にがんをコントロールする手がかりが得られる可能性もある。こうしたアプローチから見えてくるのは、がんを測定・監視するうえではいくつもの情報

源からの情報を総合し、最も望ましい結果を生むようにその情報を活用できる意思決定ツールを開発すべきということだ。

すでに見てきた通り、仮に細胞が協力体制を裏切っても、そのまま見咎められずに済ませるのはきわめて難しい。私たちのがん抑制メカニズムは様々なかたちで働き、細胞の裏切りの取り締まりと抑制を助けている。たとえば*TP53*遺伝子は正常なふるまいの細胞にしか分裂を許さず、*BRCA*遺伝子はDNAの損傷を修復することで細胞の裏切りが起きないようにする。細胞の裏切りを一〇〇パーセント排除できるわけではないが、裏切りを制御し、多細胞生物に長く健康な生活を送らせるうえで、大いに役に立っているのは事実である。要するに、多細胞生物はがん抑制のための数々の武器を進化させることで、すでに細胞の裏切りの問題をおおむね解決している。がん細胞の成長を防ぐために非がん性のクローン増殖をつくり出すことも、そのようなメカニズムのひとつかもしれない。

私たち自身の体ががんをどう抑制しているか、そして様々な種類の生物がどうやってがんを抑えているのかをもっと理解すれば、新しい扉が開かれるのではないだろうか。その扉の向こうには、がんをコントロールして寿命を延ばすための新しい答えがある。さらには、新たながん抑制メカニズムを発見できる可能性もある。それは、細胞の変異が広範に及びすぎたときに平板動物がするような細胞の排出かもしれない。あるいはゾウのような大型動物に着目し、それらがどういう仕組みでがんを制御しているかを解明するのもいい。そうすれば、*TP53*のような既知のがん抑制メカニズムを、もっと有効活用する方法が見出せるかもしれない。また、進化という視点から眺めることで、ある種のがんを抑制しようとするとどんなトレードオフを伴うかについても理解が深まる。がん抑制遺伝子の*B*

*RCA*はその好例といえる。この遺伝子に変異が起きると、乳がんの発症率が上昇する一方で生殖能力が高まる場合もあるのだが、進化の視点に立てばそれがなぜかが見えてくる。

体本来の《裏切り者》検出システムの能力を高めるもうひとつの方法は、「地区」レベルでの監視システムをあるべき姿に戻すことだ。つまり、近所の細胞同士で監視させることである。がん細胞は創傷治癒因子を分泌して、周辺の正常な細胞を自分の目的のために利用することが多い。その種の因子のシグナルが何を意味しているかといえば、要は増殖や細胞の移動といったふるまいを黙認せよと周囲の細胞すべてに告げている（これには、周辺細胞に裏切り検出の閾値を上げさせることも含まれる）。がん細胞は傷を治癒するというシグナルを発することで、近隣の細胞から見咎められずにたちの悪い活動にいそしむことができる。NSAIDsで炎症を減らすとがんのリスクが低下するのは、ここに理由の一端があるのかもしれない（炎症を軽減すると、DNAの変異と小規模欠失の直接原因となり得る活性酸素の減少にもつながる）。炎症を抑えれば、シグナル伝達がなされる環境をきれいにする効果もある。そのおかげで、周辺でがんのような異常なふるまいが起きていることに正常な細胞が正しく気づけるようになるのかもしれない。また、炎症という「ノイズ（雑音）」が消えることで、免疫細胞が「本物のシグナル（信号）」（つまりがん細胞）に集中しやすくなるとも考えられる。[26]

がんをコントロールする方法はまだある。免疫系の働きを再度活発にして、がんを食い止めておけるようにすることだ。すでに見てきたように、がん性細胞は様々な戦略を編み出して免疫系に見つからないようにしている。しかし、免疫系ががんに反応し続けられるようにするだけでなく、がん細胞が免疫系から隠れられないようにすることは不可能ではない。それを目指すのががん免疫療法である。

がん細胞は自らの表面にあるタンパク質を変えることで、正常な細胞であるかのようなふりをすることがある。あるいは、免疫細胞をうまく利用して自らに有利なシグナルを出させ、何も異常がないから放っておいて大丈夫だと勘違いさせる場合もある。さらには、免疫系の武器である《裏切り者》検出システムをじかに妨害するケースもある。

正常な状態であれば、私たちの免疫系はチェックとバランスのシステムを通じて脅威（がん細胞や病原性微生物など）に対処している。その一方で、脅威が去れば警戒態勢を緩めることもできる。免疫系がどうやってそれを行っているかというと、「免疫チェックポイント」と呼ばれる機能を用いているる。これは、脅威が存在しないという情報を受け取ったときに免疫応答を止める機能であり、環境中に《裏切り者》がいないことに気づいたら警戒態勢を解くよう免疫系に告げるシステムといっていい。このようにして免疫系の警戒態勢を解除できることは、私たちの健康にとってきわめて重要な意味をもつ。そういう仕組みが備わっていなければ、私たちは自己免疫や過剰な炎症に苦しむ羽目になるからだ。ところが、これががんのつけ入る隙を生むことにもつながる。がん細胞がこの免疫チェックポイント機能をあざむく因子を分泌し、免疫応答を停止させる進化を遂げるからである。

現在、がん免疫療法で最も有望視されているのはまさにがんのこの能力を妨げるものであり、「免疫チェックポイント阻害療法」と呼ばれる。この療法ではがんのつくり出す分子の働きを妨げ、免疫系を不活性化できないようにする。結果的に免疫系は本来の働きを回復し、《裏切り者》細胞を発見できるようになる。おかげで、以前は治りにくかったがん（メラノーマや肺がんなど）についても、一部の患者では治療に成功している。[27]

始まった当初には多少の失敗があったものの、今やがん免疫療法はがん治療の最前線として非常に大きな期待を集めている。とはいえ、従来型の治療に対してがん細胞が抵抗性を獲得するように、免疫療法に対してもやはり抵抗性を進化させることに変わりはない[28]。したがって、免疫療法を用いた治療についても、進化の視点に基づくがんの管理が重要になってくる。

協力を妨害する

がん細胞は、多細胞間協力の根本原則に従わない進化を遂げる。その一方で、宿主を搾取する能力を高めるために、互い同士で協力する場合があるのは前章で見た通りである。これは厄介な反面、がんをコントロールするうえで別の標的が存在することを指し示してもいる。つまり、この協力を邪魔するという方法を使えばいい。たとえば、循環中のがん細胞の接着を防いで、クラスターをつくらせないようにできれば、転移の確率を下げられるかもしれない（単独の細胞より細胞クラスターのほうが転移を成功させやすいことが明らかになっているため[29]）。がん細胞が協力してシグナルを送るのを妨げることも、戦略の候補のひとつだ[30]。

私たちの体は、協力すべきでないのに協力するような不正な細胞を抑制する仕組みを発達させてきたはずである。このことから、がん治療の進むべき重要な方向性が見えてくる。がん細胞の協力を妨げることができれば、がんが転移の段階にまで進行するのを防げるのではないか。また、がん細胞コロニー内の協力と連携を妨害すれば、転移がんに対する治療効果を高められるのではないか。

私は感染症研究者のグンター・ヤンセンに、こうしたアイデアや問いをぶつけた。前述のアンドリュー・リードと同じくヤンセンも、感染症をどうコントロールするのが一番いいかに関して従来の前提にとらわれない見方をしている。私たちはどちらも、感染症をコントロールする戦略をがんのコントロールにも応用できるのではないかという発想に興味があった。とくに関心を抱いたのは、裏切る細胞間のコミュニケーションと協力をどうすれば途絶させられるか、である。

前章で触れたクオラムセンシング分子（微生物間で遺伝子発現や行動を連携させるためのコミュニケーション分子）を阻害する物質は「クオラムクエンチング剤」と呼ばれ、感染症のコントロールに使用されて成果をあげている。クオラムクエンチング剤が細菌の個体数を減らしたり、薬剤耐性につながるバイオフィルムのような構造の形成を防いだりする効果をもつためだ。がん細胞がコミュニケーションに使う分子（成長因子、血管新生因子、免疫抑制因子など）をターゲットにした薬剤も、販売されていないわけではない。だが、薬剤開発においては、破壊力の強さでがん治療薬が選ばれるのが一般的である。もしかしたら私たちは、がん細胞同士のコミュニケーションを邪魔して細胞間協力を妨害する薬を探し、使用すべきなのではないだろうか[31]。たとえそれががん細胞を一掃することにつながらなくても。

もうひとつ検討すべきは、先ほども触れたががん細胞の凝集を妨げる薬剤の開発である。たとえば、がん細胞が血流中を循環しているときにクラスターを形成しにくくすることができれば、それによって転移が減ることが期待できる。この種の腫瘍細胞クラスターは、プラコグロビンと呼ばれる接着分子を用いて固まっており、プラコグロビン値が高いほど患者の予後が思わしくないという関連性が確認されている。[32]だとすれば、このプラコグロビンを治療介入の対象にすればいい。

がん細胞は互いと協力するだけでなく、正常な細胞の協力的な性質を自分勝手な目的のために利用する。正常な細胞にシグナルを送って、さらなる資源や保護などの利益を要求するのである。私たちは多細胞生物として進化を遂げた結果、体を適切に機能させるために協力する細胞をもつまでになった。その協力のひとつのかたちが、ほかの細胞からのシグナルに反応して助けるのを厭わないことである。がん細胞はこの協力的なシグナル伝達システムを不正に操り、多細胞の体の根本にある協力的な性質につけ込む。また、免疫応答を悪用するほか、支持細胞を味方に引き入れて、自らの生存と増殖に都合のいい環境をつくる手助けをさせる。そうなれば、多細胞の体の健康と幸福を犠牲にしてがん細胞が繁栄できるようになる。進化の視点に基づくがん治療において、免疫療法がきわめて重要な武器だというのはここに理由がある。

がん細胞間の協力がどう進化するのか、そしてがん細胞同士の相互作用にそれがどういうかたちで現れるのか。その点が明確になれば、協力の妨害を狙った治療介入を設計できる。そのひとつの例が、公共財の生産を邪魔することだ。[33]すでに見てきたように、がん細胞の協力がとくに重要な意味をもつのは浸潤と転移の段階と考えられる。新しい組織に浸潤してコロニーを形成する際、がん細胞同士は協力的な相互作用をして自らの生存と繁栄を図ろうとする。それを阻むことができれば、がんという疾患による負荷を大幅に軽減できるかもしれない。また、がん細胞のあいだに協力が進化するメカニズムが解明できれば、そこに影響を与えるためのツールがもっと手に入るだろう。

コントロールを通した治癒

がんは将来的に治癒できるようになるのだろうか。この問いにどう答えるかは、「治癒」をどう定義するかで変わってくる。腫瘍内のすべての細胞とその子孫細胞を残らず消し去ることを治癒と捉えるのか。それとも、腫瘍をコントロールして、それが成長しないように、浸潤しないように、そして患者の生命を脅かさないように保つことを治癒とするのか。

ここまで本書で見てきた通り、体内の細胞間に進化の力が働く結果としてがんは生まれる。進化という視点に立つと、制御不能であることががんの本質のひとつといっていい。私たちの体内では細胞レベルの進化が起きていて、その進化においては、体を繁栄させるための仕事を怠る細胞のほうが有利になる。そうやって選択されたのががんだ。がんが生じると、その細胞レベルの進化が手に負えなくなり、がんが進行するとその傾向はなおさら顕著になる。

また、たとえ治療していても（治療しているときほど）がんが進化を続けることも私たちは知っている。したがって、がん細胞を一掃することで進行がんを治癒させるのはきわめて難しい。だが、可能性はもうひとつある。がんをコントロールすることで治癒を目指すことである。私たちの治療を受けてがんが進化してしまうからこそ、この種の「コントロールを通した治癒」なら実現する見込みは大きい。求められるのは、攻撃性の低いがん細胞が自然選択されるのを促し、正常な細胞を助け、腫瘍が大きくなりすぎるのを防ぐ（適応療法のような）治療法である。それを設計できれば、がんを手なずけて私たちの管理下に置き続けるのも夢ではない。

従来型の治療を用いても治癒（「完全寛解して再発率が低い」という意味で）が見込めない場合には、がんをコントロールすることを目指すべきである。これまでのようにがんの治療を「闘い」と捉え続けるなら、完治に向けた治療をやめることは「降伏」か「敗北」にしか思えないだろう。進化生物学者の故スティーヴン・ジェイ・グールドは私的なエッセイの中で、がんに直面した困難について次のように述べた。「私はもっと好戦的な見方をして、死を究極の敵と見るのを好む。だから、消えゆく光に怒り狂う（英詩人ディラン・トマスの詩節を踏まえたもので、死に抗うことを指す）人がいても、何ら咎め立てすべきことではないと考える」[34]。だが、弾薬と攻撃が戦争のすべてである必要はない。敵の動きを読み、戦略で相手の裏をかくのも立派な戦いである。

がんは私たちの一部であり、予測不能で適応力の高い相手だ。そのことを認め、がんと長期にわたって戦略的につき合っていく覚悟を決めれば、私たちにとって得るものは大きい。この真実から目をそらさず、がんと共に生きるという不確かな未来を受け入れるのには勇気がいる。いつの日か私たちは魔法の武器を見つけ、それでがんを世界から一掃できるという望みにすがりたくなる。だがそれは間違った希望でしかない。

適応療法のようなアプローチでがんを治療する戦略を決定する際、どんなパラメーター（進化《エヴォ》ー生《エ》態《コ》系インデックスのような）を用いればいいのかを、現在、大勢のがん研究者が明らかにしようとしている[35]。目指すのは鍵となるパラメーターを見つけ出し、それを使って、攻撃的な治療と根絶を選ぶべき時期と、コントロールと抑制でいくべき時期を賢く判断することだ。こういった方向に考え方をシフトさせれば、私たちはみな対処可能な慢性疾患としてがんを捉えられるようになり、それががんの予防と治療に新たな道を開く[36]。

体ががんを抑制しておけなくなったとき、私たちはどうすべきなのか。正しい答えが何かは、つまるところ患者がどういう種類のがんに直面しているか、がんのステージはどれくらいか、そして患者が残りの人生をどう生きたいかで決まる。治療できる可能性の高いがんだったり、初期のがんだったりするなら、完治を目指して攻撃的な治療法を用いるのがたぶん正しい選択だろう。

ここで思い出すのが、本書の冒頭で指摘したアテナ神とアレス神の戦い方の違いである。アテナは知恵と戦いの両方をつかさどる女神であるのに対し、アレス神は戦いだけの神であり、攻撃のための攻撃と、戦いの混沌を生き甲斐とする。アテナ神は知恵と戦略的な推論を駆使し、敵を食い止めつつも代償の大きい戦い方を避ける。私たちの通った跡に死と破壊の爪痕を残し、関係のないところにまで甚大な被害を負わせる必要はない。大切なのは敵を抑え込むことだ。標準的な高用量化学療法はアレス神の戦い方であり、適応療法など、本章で取り上げたいくつかの戦略はアテナ神の戦い方である。

がんは私たち全員に影響を及ぼしている。世界第二位の死因として、家族や地域社会や世界や、私たちの世界観に影を落としている。しかし、がんの勢力範囲はそれよりはるかに大きなものである。現代の人類を超え、多細胞生物誕生のときにまでさかのぼり、あらゆる種類の多細胞生物に広がっている。このようにもっと広範な進化の視点からがんを眺めれば、がんと苦闘しているのが私たちだけではないことが見えてくる。生命は、多細胞生物が産声を上げたときからがんに苦しめられてきた。

そして、私たちががんにかかるのも、がんをコントロールする希望をもてるのも、どちらもその理由が進化にあることがわかる。

ヒトががんと共に進化してきたことを理解し、それを受け入れれば、人類の健康と幸福のためによりよい未来を形づくることができる。多細胞生物が誕生したときからがんは生命の一部であり、つねに私たちと一緒に進化の道のりを歩んできた。この世に人類が登場したときから、私たちはこの《ただ乗り》のルームメイトと暮らしてきたが、そうして招かざる道連れを伴いながらも、進化の見地からすれば成功を収めてきた。

進化はじつに強い力である。この惑星の生命に多様性を与えるとともに、体内のがん細胞の多様性と回復力を生む原動力ともなってきた。がんによる負荷を減らすうえで最も有望なのは、この進化の力を私たちの手中に収めること。つまり、私たちの命を奪う存在にさせないように、また、制御不能の存在にさせないように、腫瘍の進化の道筋を方向づけてやることである。私たちは自分で気づいている以上に、その進化の方向性を左右できるかもしれない。それには、腫瘍の動的な変化を測定し、好ましい方向に腫瘍を進化させる療法を用いればいい。

その種のツールを開発するには、進化生物学、生態学、そして協力理論がひとつの出発点となる。進化《エヴォ》-生態系《エコ》インデックスのようなツールを用いれば、高用量療法で一掃できそうながんと、適応療法のようなアプローチが有効ながんを区別できるようになる。がんに総攻撃を仕掛けるのではなく、情報に基づいた作戦を展開できる。様々な情報を集め、それをもとにがんをどうコントロールするかを賢く判断し、そして共に生きていける伴侶へとがんを変えればいい。

がんは私たちの過去の一部であり、まず間違いなく未来の一部でもあるだろう。しかし、がんの未来をどのようなものにするのか——つまり御しがたい敵のままでいさせるのか、それとも私たちが変貌させるのか——は私たちにかかっている。人類の英知を結集してがんをもっと効果的に制御し、それを通して今より長く健康に生きる。それを実現できるチャンスが私たちには開けている。このチャンスを生かすには研究分野の垣根を越えて手を携え、適切にコミュニケーションを図り、この共通の目的が喫緊の課題であるという認識を共有しなくてはいけない。がんは学問の境界線など平然と無視する病気だ。私たちの暮らしのあらゆる側面を侵し、私たちの定住しているあらゆる領土に入り込んでいる。だからこそ、その本質を理解して最も効果的な治療法を突き止めるには、これまでにないほどの思いきった学際性と、思いきった協力をもって臨むしかない。

私たちにはがんを根絶することができないかもしれない。だが、長期的にがんをコントロールすることを「治癒」とみなす世界ならつくれる。人の命と生活の質をできる限り保つことに集中するのだ。そんな未来は手の届くところまで来ている。

謝辞

この本が誕生したのは、深夜のキッチンテーブルでの会話と、薄暗い会議室でのランチと、地下室でのコーヒーブレークと、ポーチでの楽しい時間をいくつも重ね、さらに学術会議で優秀な同僚の素晴らしい発表を聞きながら後ろの席で幾度となく走り書きをした結果である。大勢の共同研究者や同僚、そして友人が、数十年にわたってその頭脳を分け与えてくれ、その数々の考えが本書の土台となっている。本書に盛り込む考察やアイデアを文字通り何百という対話を通じて形づくってきたので、ここでそのひとりひとりにお礼の言葉を記すことはできない。だが、いろいろな見解や着想を聞かせてくれたすべての人に感謝している。きっとこれを読めば心当たりがおありになるだろう。そう、あなただ。ありがとう。全員の名前をあげられないことをどうか許してほしい。

時間を割いて本書の草稿を読み、フィードバックをくれた以下の同僚や友人、それから学生たちにはとくに感謝の言葉を贈りたい――ジェシカ・エアーズ、デイヴィッド・バス、リー・クロンク、ポーリーン・デイヴィーズ、マーク・フリン、リック・グロスバーグ、マイケル・ヘクター、ステフィ・カプセタキ、ジョゼフ・マモラ、プラナヴ・メノン、アーニャ・プルティンスキー、パメラ・ウィンフリー、それからカーロ・メイリーの二〇一八年春期「がんの進化」講座の受講生全員。アンドリュー・リードにはひとかたならずお世話になった。原稿に目を通し、考え抜かれた貴重な意見をじつに事細かく聞かせてくれた。また、ザカリー・シャファー、ロバート・ゲイトンビー、エイミー・ボディをはじめとする大勢の同僚たちは、本書執筆中にメールを通していろいろな質問に答え、ためになる提案をしてくれた。

プリンストン大学出版局のチームの面々にも謝意を表したい。なかでも担当編集者のアリソン・カレットは、励ましと率直なフィードバックを適切なバランスに配合し、最高に意欲を高めてくれた。担当科学編集者のジェーン・フーにもお礼をいいたい。執筆作業の一番大変だった時期に、きわめて重要なコメントやアドバイスや、サポートを与えてくれた。アマンダ・ムーンにもとてもお世話になった。本書の最終原稿が格段によいものになったのは、編集者としてのムーンの鋭い眼差しのおかげである。また、ふたりの匿名レビュアーと、匿名とはいいがたいレビュアーのジェームズ・デグレゴリは、原稿について細部にわたる思慮深い意見を聞かせてくれた。私の献身的な研究助手であるニコール・ハドソンは、たゆまぬ努力を傾けて巻末注をまとめ、その書式を決め、本書内の画像のいくつかについて使用許可を取ってくれた。とりわけ大きな感謝を贈りたいのが、私の研究室のラボマネージャーを務めるクリスティーナ・バチウである。執筆開始時のリサーチから本の最終的な体裁を整えるまで、本書執筆のあらゆる段階で大いに手を貸してくれた。そのうえ、とくに私の注意が本書に向いているときに、研究室をじつに円滑に運営してくれた。クリスティーナ、ありがとう。あなたの献身とサポートと、何よりその寛大な心と精神に感謝している。それから、才能溢れるアレックス・ケーガンに本書のイラストを描いてもらえたのは、本当に幸運だった。細部にまで注意を払い、グラフィックデザインの好みが（われながら）うるさい私の注文にも広い心で辛抱強く応えてくれた。ありがとう、アレックス。

執筆中に私が在籍したいくつもの大学や研究機関、そのほかの組織の支援がなければ、この本を書くことはできなかった。本書の着想を得たのは、ベルリン高等研究所（ヴィッセンシャフツコレグ・ツー・ベルリン）のがん進化ワーキンググループで素晴らしい一年を過ごしたときである。ワーキンググループで共に研究した仲間と、二〇一三〜一四年の特別研究員たちは、本当にたぐいのない知的環境を提供してくれた。なかでも故ポール・ロバートソンにお礼の言葉を贈りたい。ありがとう、ポール。あなたと一緒の素敵な朝食タイムに語り合ったいろいろなアイデアが、今この本のかなりの部分を形づくっている。あなたは親友であり、とても大切な同僚でもあった。また、進化・生態系・がん国際協会のメンバーは、本書に登場する数々のアイデアを育むうえでまたとない場を与えてくれた。バーディーナズとファイヤークリーク・コーヒーの店員にも心からの感謝を。草稿を書いては書き直すという作業を繰り返すあいだずっと、私を申し分なくカフェイン漬けにしてくれた。

私が本書の大半を執筆したのは、アリゾナ州立大学（ＡＳＵ）心理学部で助教授を務めているときだった。本書の執筆を支持してくれたことに対して、同じ学部はもちろんＡＳＵの様々な学部の同僚たちに謝意を表したい。とくに心理学部の前学部長だったキース・クルニックと、現学部長であるスティーヴ・ニューバーグは、私の執筆だけでなく、寛大にも私の学際的な研究プログラムを後押ししてくれた。さらにはASUの学長であるマイケル・クロウもサポートしてくれ、学際的な環境を整えてくれた。その環境からは、計り知れないほど大きな恩恵を受けてきている。

また、私は人生の長きにわたって大勢の教師や指導者に恵まれてきた。みな私を教え導き、学際的な研究に進むことに関して助言してくれた。ウィローブルック高校の教師たち、なかでもウィル・ニフォング（語学の楽しさを伝えてくれた）、ヴィッキー・エドワーズ（文章の書き方を最初に指導してくれた）、ジョイ・ジョイス（何事においても経済的側面が重要であることを示してくれた）、ジョン・モスタッツィ（学究心と不敵な精神を共に吹き込んでくれた）、エド・ラダッツ（学問を通して得た知識は実生活の問題に応用できるし、そうすべきであることを理解させてくれた）に感謝の言葉を捧げたい。リードカレッジの教授陣、とりわけ私の担当アドバイザーだったアレン・ニューリンガー（型にはまらないことがいかに大切かを教えてくれた）と、ノエル・ネトゥシル（割り当てられた新入生アドバイザーとの懇談が悲惨な結果に終わって放心状態で廊下を歩いていたとき、私を見つけて寛大にも「もらって」くれた）にもお礼を申し上げる。ペンシルヴェニア大学大学院で、大勢の熱心な教授たちに出会えたのも幸運だった。担当アドバイザーだったロバート・カーズバンや、故ジョン・サビーニ（様々な指導をしてくれた）、それからシャロン・トンプソン＝シル（最も必要としているときに助言と友情と励ましをくれた）もである。博士研究員として在籍したアリゾナ大学の生態学・進化生物学科の教授陣、とくにリチャード・ミコッドとアウロラ・ネデルクにも謝意を表したい。担当の博士研究員アドバイザーだった（そして現在は友人であり同僚でもある）ジョン・ペッパーには、とりわけ感謝している。進化とがんに対する私の興味に最初に火をつけ、それからその火をあおってくれた。そして本書を執筆するあいだ、私を支援してくれた以下の同僚と友人にもありがとうを贈る——マーティ・ヘーゼルトン（いつも励ましてくれる）、ニコール・ヘス（事の大小を問わずすべてにおいて揺るぎなく支えてくれる）、サラ・ヒル（どんなに荒唐無稽な思いつきであっても絶対に無下に切り捨てない）、そしてバーバラ・ナターソン＝ホロウィッツ（私が些細なことに気を取られているときにも全体像を見失わないように助けてくれる）。

同僚のメル・グリーヴズにも感謝する。夕食の席で聞いたものとしては最良のアドバイスをくれた——「誰の助言を採用するかに気をつけたほうがいい」。私が一貫して従っているアドバイスはこれくらいかもしれない（同じ会話のなかで塩分の摂りすぎも注意してくれたけれど、まだ塩を諦める気はないので悪しからず）。

執筆に要した年月のあいだ、子どもたちの世話に手を貸してくれたベビーシッターやナニー（家庭訪問型のサービスを提供する乳幼児教育の専門家）たちには、この先も感謝を忘れることはない。なかでもヴェロニカ・マータ・フォードとリーサ・レサードは、私たち一家のために心血を注いでくれた。

両親のステリオス・アクティピスとヘルガ・フィッツ・アクティピスには、いついかなるときにも感謝している。お父さん、私が小学校に通っているあいだずっと、大学まで我慢すれば学校が楽しくなるからと励まし続けてくれてありがとう。お母さん、つねにいろいろな視点から世界を眺めることと、知的な挑戦を恐れてはいけないことを教えてくれてありがとう。今もあなたのいないことを寂しく思わない日はないけれど、心の中にあなたは私と一緒にいる。それからたぶん、私の乳房にも脳にも、甲状腺にも免疫系にも。あなたのお腹の中にいたときに、私にマイクロキメリズム（胎盤を介して母と胎児の細胞が互いの体内に移入し、一部が定着・存続する現象）細胞を渡してくれてありがとう。

そして誰よりも感謝しなくてはならないのは、友人であり、同僚であり、夫でもあるカーロ・メイリーである。ありがとう、カーロ。幾晩も遅くまで私の話につき合い、原稿にミスがないかどうかを根気よくチェックし、様々な問いかけにもすぐさま答えてくれた。何よりありがたかったのは、私が週末に原稿を書いているあいだ子どもたちの面倒をよく見てくれたことだ。私の三人の子どもたち、アヴァンナ、モンティ、ヴォーンにも感謝の言葉を贈る。本書を執筆するあいだも、私を愛し、助け、理解してくれた。あなたたち三人に本書のいろいろな考え方や、執筆のプロセスや、本書への期待について話をしたときほど、この本を書いてよかったと思える瞬間はなかった。七年間ずっとわが家の一員だった腕白小僧のようなこの作品に対し、興味と忍耐を示してくれてありがとう、いとしいわが子たち。

訳者あとがき

ふたりにひとりががんになるといわれる現代、私たち自身や家族ががんを経験することは珍しくなくなった。日本はもとより世界中でがんの研究が進められ、数々の事実が解明されてきている。いまだ治療の難しいがんもある一方で、早期がんなどの治療法は著しい進展を遂げている。それとともに、がんに関する私たちの知識も大幅に向上してきた。

だが、そもそもがんとは何物で、どうしてこの世に存在するのだろうか。また、がんはじつは人間に限らずあらゆる多細胞生物（植物も含む）を苦しめているのだが、これほど厄介な現象がなぜ生物進化の過程で淘汰されてこなかったのか。

そうしたきわめて根本的な問いに切り込み、進化生物学をはじめとする学際的な協働を通してがんの本質をあぶり出す研究が、近年、注目の度合いを増している。まだ新しいその学問領域の最前線でいったい何が明らかになっているのか、それを第一線の研究者がまとめたのが本書『がんは裏切る細胞である』（原題 *The Cheating Cell*）だ。この本を読む前とあとでは、がんに対する読者の見方がきっと大きく変わっているだろう。

著者のアシーナ・アクティピスはアリゾナ州立大学の准教授であり、自らを「協力理論と理論進化生物学とがん生物学の交差する領域を探究する科学者」と表現する。その学際性にふさわしく、本書では「進化」「生態系」「協力理論」をキーワードに幅広い視点からがんの正体と性質を説き明かしていく。そのプロセスは大きく三つの軸で構成されている。ひとつめは、がんとは何物で、なぜ・どのようにして体内に発生するのか。ふたつめは、どうしてがんが今なお淘汰されていないのか。そして三つめは、進化・生態系・協力理論をベースにしたアプローチがどんな新しい治療法へとつながるのか、である。

ひとつめの軸で重要になるのが、体細胞進化だ。つまり、私たちの体内では約三〇兆個の細胞がこぞって進化の途上にあり、それは地球上の生物と何ら変わるところがない。自然界と同様、体内の細胞のあいだにも自然選択が働くため、体という生態系によりよく適応した細胞が、より多くの子孫細胞を生み出して優位に立つ。もっとも、通常であれば三〇兆個の細胞は見事に協力し合って私たちの体を機能させている。ところが、協力するための掟を回避するように進化する細胞が現れると、多細胞の協力体制は裏切られ、その《裏切り者》は無秩序に数を増やす。その《裏切り者》こそががんの正体だ。

要するに、がんは病気というより「多細胞生物に特有の性質」であり、生命は多細胞の形態に移行したときからずっとがんとつき合ってきた。では、あらゆる多細胞生物に災いをもたらしながら、どうして今なおがんがこの世に存続しているのか。その理由はいくつかあるものの、大きなひとつは、意外にもがんを完全に封じ込めてしまうと生物は不利益をこうむりかねないという点にある。だからがんはこれまで淘汰されてこなかったし、この先も私たちが多細胞生物である以上はがんを避けることができないと著者は説く。さらにこうも指摘する。「私たちは『がんと闘う』といいながら、実際には人間の手では如何ともしがたいプロセスと闘っている。つまり、進化というプロセスだ。それを遅らせたり、道筋を変えたりすることはできるかもしれない。しかし、進化自体を止めるのは不可能である」（第1章

より）

では望みはないのかといえば、そうではない。「体という生態系の中で進化しつつある生命」としてがんを捉えることで、新たな治療法も生まれている。本書では、すでに成果をあげつつある「適応療法」を中心に、進化と生態系という切り口をベースにした革新的な治療のアイデアを紹介する。ただし、それらはかならずしもがんの一掃を目指すものではない。体内のがんをその子孫細胞も含めて破壊し尽くすのは、（遺伝的に均一な早期のがんなどを除いて）不可能なことが多いからだ。そうではなく、がんをコントロールすることで共に生きていくという発想に基づいている。

著者は自身のものを含む数々の研究を踏まえ、進化生物学の基本的な概念も丁寧に解説しながら論を進めていく。特筆すべきはその空間的・時間的な視野の広さ、スケールの大きさだろう。ヒトにとどまらず多細胞生物全体を包含しているのに加えて、この世に多細胞生物が誕生したときからの数十億年の進化に目を向けている。そのようにして大きな生命進化の流れにがんを位置づけることが、多種多様な現象に通底する原理を見通すことにつながり、がんの本質に迫ることを可能にしている。

こうした角度からがんと四つに組むのは比較的新しいアプローチであり、ゲノム科学の進歩に後押しされて今世紀に入ってから盛んな研究が行われるようになった。まだ本邦への書籍の紹介は少ないものの、草分け的な『がん――進化の遺産』（メル・グリーヴス著、水谷修紀監訳、ブレーン出版、二〇〇二年）を皮切りに、最近では『人類の進化が病を生んだ』第5章「癌」（ジェレミー・テイラー著、小谷野昭子訳、河出書房新社、二〇一八年）や、『ヒトはなぜ「がん」になるのか』（キャット・アーニー著、矢野真知子訳、河出書房新社、二〇二一年）などが刊行されている。だが、この分野の成果と現状をこれほどのスケールと詳細さで、しかも現役の研究者が一般読者向けに綴ったものは本書が初めてである。

その意義は大きい。

私はがんの初歩をおおよそ理解しているつもりでいたが、本書を読んで認識が一八〇度変わった。第1章から最終章まで、驚きの連続だった。訳し終えて、がんは地球から根絶できないのかもしれないという静かな絶望を噛み締めつつも、がんと「闘う」のでも「闘わない」のでもない、第三の道が目の前に開けたような希望を感じてもいる。確かに著者も漏らしているように、それは「心穏やかな」道ではないかもしれない。誰だって体内の腫瘍には消えてほしい。しかし、とくに後期のがんについては、そして「形を得た進化そのもの」であるがんと向き合ううえでは、それが最善の戦略ではないか。本書は強い説得力とともにそう訴えかける。この分野の研究がさらなる飛躍を遂げ、その知見をもとに様々な治療法が開発されていく未来。その未来の一日も早い実現を切に願わずにはいられない。

最後に謝辞を。まず、細々《こまごま》とした質問にも丁寧に答えて下さった（そしてその細かさを気に入って次著の原注チェック係に私を抜擢しようとした）著者のアシーナ・アクティピスに感謝する。また、この重要な本を訳す機会を与えてくれ、深い知識と的確な指摘と細やかな配慮で訳者の至らなさをカバーして下さった編集部の市原加奈子さん、そして日本語版刊行にかかわって下さったすべての方々に、この場を借りて心よりお礼を申し上げる。

二〇二一年一一月

梶山あゆみ

索引

カ

サ

タ

ナ

ハ

ブラウン，ジョエル　112, 156

マ

ヤ

ラ

ワ

原 注

1 はじめに——がん、それは形を得た進化そのもの

1) A. R. David and Michael R. Zimmerman, "Cancer: An Old Disease, a New Disease or Something in Between?," *Nature Reviews Cancer* 10, no. 10 (2010): 728–33.

2) Luigi L. Capasso, "Antiquity of Cancer," *International Journal of Cancer* 113, no. 1 (January 2005): 2–13.

3) Edward J. Odes et al., "Earliest Hominin Cancer: 1.7-Million-Year-Old Osteosarcoma from Swartkrans Cave, South Africa," *South African Journal of Science* 112, no. 7/8 (July 2016), https://doi.org/10.17159/sajs.2016/20150471.

4) Capasso, "Antiquity of Cancer," 2–13.

5) Bruce M. Rothschild, Brian J. Witzke, and Israel Hershkovitz, "Metastatic Cancer in the Jurassic," *Lancet* 354, no. 9176 (July 1999): 398.

6) C. Athena Aktipis et al., "Cancer across the Tree of Life: Cooperation and Cheating in Multicellularity," *Philosophical Transactions of the Royal Society of London, Series B: Biological Sciences* 370, no. 1673 (2015), https://doi.org/10.1098/rstb.2014.0219.

7) Lon & Queta, Crested Saguaro Cactus with Half Moon Behind; SE Arizona is licensed under CC-BYNC-SA 2.0.

8) David J. Stang, *Mammillaria elongata cristata* is licensed under CC BY SA 4.0.

9) Pachycereus schottii f. monstrosus (Valentino Vallicelli, *Pachycereus schottii* f. *monstrosus* is available under CC-BY-SA.

10) Valentino Vallicelli, *Cereus jamacaru* f. *cristatus* hort is available under CC-BY-SA.

11) Aktipis, "Cancer across the Tree of Life."

12) Theodosius Dobzhansky, "Nothing in Biology Makes Sense Except in the Light of Evolution," *American Biology Teacher* 35, no. 3 (March 1973): 125–29.

13) David J. Hauser and Norbert Schwarz, "The War on Prevention: Bellicose Cancer Metaphors Hurt (Some) Prevention Intentions," *Personality and Social Psychology Bulletin* 41, no. 1 (January 2015): 66–77.

14) Aria Jones, "An Open Letter to People Who Use the 'Battle' Metaphor for Other People Who Have the Distinct Displeasure of Cancer," *McSweeney's Internet Tendency* (San Francisco: McSweeney's Publishing, October 19, 2012), https://www.mcsweeneys.net/articles/an-open-letter-to-people-who-use-the-battle-metaphor-for-other-people-who-have-the-distinct-displeasure-of-cancer; Katy Waldman, "We're Finally Winning the Battle against the Phrase 'Battle with Cancer,'" *Slate*, July 30, 2015, https://slate.com/

human-interest/2015/07/how-battle-with-cancer-is-being-replaced-by-journey-with-cancer.html.

2　がんはなぜ進化するのか

1) Peter C. Nowell, "The Clonal Evolution of Tumor Cell Populations," *Science* 194, no. 4260 (1976): 23–28.
2) J. Cairns, "Mutation Selection and the Natural History of Cancer," *Nature* 255, no. 5505 (1975): 197–200.
3) Michel Morange, "What History Tells Us XXVIII. What Is Really New in the Current Evolutionary Theory of Cancer?," *Journal of Biosciences* 37, no. 4 (September 2012): 609–12.
4) M. F. Greaves, *Cancer: The Evolutionary Legacy* (Oxford: Oxford University Press, 2000).〔メル・グリーブス著『がん――進化の遺産』水谷修紀監訳・コメディカルエディター，ブレーン出版，2002年〕
5) Leonard Nunney, "Lineage Selection and the Evolution of Multistage Carcinogenesis," *Proceedings of the Royal Society of London, Series B* 266, no. 1418 (March 7, 1999): 493–98.
6) M. Greaves and C. C. Maley, "Clonal Evolution in Cancer," *Nature* 481 (2012): 306–13; Lauren F. Merlo et al., "Cancer as an Evolutionary and Ecological Process," *Nature Reviews Cancer* 6, no. 12 (2006): 924–35.
7) Kalle Parvinen, "Evolutionary Suicide," *Acta Biotheoretica* 53, no. 3 (2005): 241–64.
8) Sun Tzu, *The Art of War: Complete Texts and Commentaries*, trans. Denma Translation Group (Boulder, CO: Shambhala Classics, 2005).
9) Dawkins, *The Selfish Gene* (Oxford University Press, 1976).

3　細胞同士の協力を裏切る

1) Jacob Brogan, http://www.jacobbrogan.com/blog/2014/11/18/quiet-company（リンク切れ）
2) Melanie Ghoul, Ashleigh S. Griffin, and Stuart A. West, "Toward an Evolutionary Definition of Cheating," *Evolution: International Journal of Organic Evolution* 68, no. 2 (February 2014): 318–31.
3) Aktipis, "Cancer across the Tree of Life"; Nunney, "Lineage Selection and the Evolution of Multistage Carcinogenesis."
4) D. Hanahan and R. A. Weinberg, "The Hallmarks of Cancer," *Cell* 100, no. 1 (2000): 57–70.
5) Douglas Hanahan and Robert A. Weinberg, "Hallmarks of Cancer: The Next Generation," *Cell* 144, no. 5 (March 2011): 646–74.
6) D. Hanahan and R. A. Weinberg, "The Hallmarks of Cancer." *Cell* 100 (2000): 57–70; D. Hanahan and R. A. Weinberg, "Hallmarks of Cancer: the Next Generation," *Cell* 144 (2011): 646–74.
7) C. A. Aktipis, et al., "Cancer across the Tree of Life: Cooperation and Cheating in

Multicellularity." *Philosophical Transasctions of the Royal Society B: Biological Sciences* 370, (2015).

8) Robert Axelrod and W. D. Hamilton, "The Evolution of Cooperation," *Science* 211, no. 4489 (1981): 1390– 96; Robert L. Trivers, "The Evolution of Reciprocal Altruism," *Quarterly Review of Biology* 46, no. 1 (March 1971): 35–57.

9) Ronald Noë and Peter Hammerstein, "Biological Markets: Supply and Demand Determine the Effect of Partner Choice in Cooperation, Mutualism and Mating," *Behavioral Ecology and Sociobiology* 35, no. 1 (1994): 1–11.

10) C. A. Aktipis, "Know When to Walk Away: Contingent Movement and the Evolution of Cooperation," *Journal of Theoretical Biology* 231, no. 2 (2004): 249–60; C. A. Aktipis, "Is Cooperation Viable in Mobile Organisms? Simple Walk Away Rule Favors the Evolution of Cooperation in Groups," *Evolution and Human Behavior* 32, no. 4 (2011): 263–76.

11) John Tyler Bonner, "The Origins of Multicellularity," *Integrative Biology: Issues, News, and Reviews* 1, no. 1 (1998): 27–36.

12) Aktipis, "Cancer across the Tree of Life," 370; A. Aktipis, "Principles of Cooperation across Systems: From Human Sharing to Multicellularity and Cancer," *Evolutionary Applications* 9, no. 1 (2015): 17–36.

13) Andrew H. Knoll and David Hewitt, "Phylogenetic, Functional and Geological Perspectives on Complex Multicellularity," in *The Major Transitions in Evolution Revisited*, ed. Brett Calcott and Kim Sterelny (Cambridge, MA: MIT Press, 2011), 251–70.

14) National Cancer Institute, "NCI Dictionary of Cancer Terms," accessed February 2, 2011. https://www.cancer.gov/publications/dictionaries/cancer-terms.

15) Elliott Sober and David Sloan Wilson, *Unto Others: The Evolution and Psychology of Unselfish Behavior* (Cambridge, MA: Harvard University Press, 1998).

16) Christopher Lean and Anya Plutynski, "The Evolution of Failure: Explaining Cancer as an Evolutionary Process," *Biology and Philosophy* 31, no. 1 (January 2016): 39–57; C. A. Aktipis and R. M. Nesse, "Evolutionary Foundations for Cancer Biology," *Evolutionary Applications* 6, no. 1 (2013): 144–59.

17) Lisa M. Abegglen et al., "Potential Mechanisms for Cancer Resistance in Elephants and Comparative Cellular Response to DNA Damage in Humans," *Journal of the American Medical Association* 314, no. 17 (November 2015): 1850–60.

18) Olivera J. Finn, "Human Tumor Antigens Yesterday, Today, and Tomorrow," *Cancer Immunology Research* 5, no. 5 (May 2017): 347–54.

19) Ioana Marin and Jonathan Kipnis, "Learning and Memory . . . and the Immune System," *Learning and Memory* 20, no. 10 (September 2013): 601–6.

20) Randolph M. Nesse, "Natural Selection and the Regulation of Defenses: A Signal Detection Analysis of the Smoke Detector Principle," *Evolution and Human Behavior* 26, no. 1 (2005): 88–105.

21) G. Pfister, "Multisensor/ Multicriteria Fire Detection: A New Trend Rapidly Becomes State of the Art," *Fire Technology* 33, no. 2 (May 1997): 115–39.

22) Svetlana V. Ukraintseva et al., "TradeOffs between Cancer and Other Diseases: Do They

Exist and Influence Longevity?," *Rejuvenation Research* 13, no. 4 (August 2010): 387–96.

4 がんは胎内から墓場まで

1) M. Greaves, "Does Everyone Develop Covert Cancer?," *Nature Reviews Cancer* 14, no. 4 (2014): 209–10.
2) Inigo Martincorena et al., "Tumor Evolution: High Burden and Pervasive Positive Selection of Somatic Mutations in Normal Human Skin," *Science* 348, no. 6237 (May 2015): 880–86.
3) Patrik L. Ståhl et al., "Sun-Induced Nonsynonymous p53 Mutations Are Extensively Accumulated and Tolerated in Normal Appearing Human Skin," *Journal of Investigative Dermatology* 131, no. 2 (February 2011): 504–8.
4) Kathy Hardy and Philip John Hardy, "1st Trimester Miscarriage: Four Decades of Study," *Translational Pediatrics* 4, no. 2 (April 2015): 189–200.
5) Melvin Ember, Carol R. Ember, and Bobbi S. Low, "Comparing Explanations of Polygyny," *Cross-Cultural Research* 41, no. 4 (November 2007): 428–40; Frank W. Marlowe, "The Mating System of Foragers in the Standard Cross-Cultural Sample," *Cross-Cultural Research* 37, no. 3 (August 2003): 282–306; Robert J. Quinlan and Marsha B. Quinlan, "Evolutionary Ecology of Human PairBonds: Cross-Cultural Tests of Alternative Hypotheses," *Cross-Cultural Research* 41, no. 2 (May 2007): 149–69.
6) David Haig, "Genomic Imprinting and the Theory of ParentOffspring Conflict," *Seminars in Developmental Biology* 3 (1992): 153–60.
7) Thomas McKeown and R. G. Record, "The Influence of Placental Size on Foetal Growth according to Sex and Order of Birth," *Journal of Endocrinology* 10, no. 1 (November 1953): 73–81.
8) Wolf Reik et al., "Regulation of Supply and Demand for Maternal Nutrients in Mammals by Imprinted Genes," *Journal of Physiology* 547, pt. 1 (February 2003): 35–44.
9) P. M. Coan, G. J. Burton, and A. C. Ferguson-Smith, "Imprinted Genes in the Placenta—A Review," *Placenta* 26, suppl. A (2005): S10–S20.
10) Xu Wang et al., "Paternally Expressed Genes Predominate in the Placenta," *Proceedings of the National Academy of Sciences of the United States of America* 110, no. 26 (June 2013): 10705–10.
11) David Haig, "Maternal-Fetal Conflict, Genomic Imprinting and Mammalian Vulnerabilities to Cancer," *Philosophical Transactions of the Royal Society of London, Series B: Biological Sciences* 370, no. 1673 (July 2015), https://doi.org/10.1098/rstb.2014.0178.
12) M. Monk and C. Holding, "Human Embryonic Genes ReExpressed in Cancer Cells," *Oncogene* 20, no. 56 (December 2001): 8085–91.
13) K. Summers, J. da Silva, and M. A. Farwell, "Intragenomic Conflict and Cancer," *Medical Hypotheses* 59, no. 2 (August 2002): 170–79.
14) Haig, "Maternal-Fetal Conflict," 370.
15) Haig, "Maternal-Fetal Conflict," 370.
16) Georg E. Luebeck et al., "Implications of Epigenetic Drift in Colorectal Neoplasia,"

Cancer Research 79, no. 3 (February 2019): 495–504.

17) R. Meza, E. G. Luebeck, and S. H. Moolgavkar, "Gestational Mutations and Carcinogenesis," *Mathematical Biosciences* 197, no. 2 (2005): 188–210; S. A. Frank and M. A. Nowak, "Cell Biology: Developmental Predisposition to Cancer," *Nature* 422, no. 6931 (2003): 494.

18) Benjamin Tiede and Yibin Kang, "From Milk to Malignancy: The Role of Mammary Stem Cells in Development, Pregnancy and Breast Cancer," *Cell Research* 21, no. 2 (February 2011): 245–57.

19) C. Athena Aktipis et al., "Modern Reproductive Patterns Associated with Estrogen Receptor Positive but Not Negative Breast Cancer Susceptibility," *Evolution, Medicine, and Public Health* 2015, no. 1 (2015): 52–74, https://dx.doi.org/10.1093/emph/eou028; Fabienne Meier-Abt, Mohamed Bentires-Alj, and Christoph Rochlitz, "Breast Cancer Prevention: Lessons to Be Learned from Mechanisms of Early Pregnancy-Mediated Breast Cancer Protection," *Cancer Research* 75, no. 5 (March 2015): 803–7.

20) Manuel Collado, Maria A. Blasco, and Manuel Serrano, "Cellular Senescence in Cancer and Aging," *Cell* 130, no. 2 (July 2007): 223–33.

21) Judith Campisi, "Cancer and Ageing: Rival Demons?," *Nature Reviews Cancer* 3, no. 5 (May 2003): 339–49.

22) Collado, Blasco, and Serrano, "Cellular Senescence in Cancer and Aging," 223–33.

23) Collado, Blasco, and Serrano, "Cellular Senescence in Cancer and Aging," 223–33.

24) Collado, Blasco, and Serrano, "Cellular Senescence in Cancer and Aging," 223–33.

25) Campisi, "Cancer and Ageing," 2–13.

26) Campisi, "Cancer and Ageing," 2–13.

27) Harold F. Dvorak, "Tumors: Wounds That Do Not Heal," *New England Journal of Medicine* 315, no. 26 (December 1986): 1650–59.

28) Mel Greaves, "A Causal Mechanism for Childhood Acute Lymphoblastic Leukaemia," *Nature Reviews Cancer* 18, no. 8 (August 2018): 471–84.

29) "Leukemia—Cancer Stat Facts," Surveillance, Epidemiology, and End Results Program, National Cancer Institute, accessed June 20, 2019, https:// seer.cancer.gov/statfacts/html/leuks.html.

30) K. B. Gale et al., "Backtracking Leukemia to Birth: Identification of Clonotypic Gene Fusion Sequences in Neonatal Blood Spots," *Proceedings of the National Academy of Sciences of the United States of America* 94, no. 25 (December 1997): 13950–54.

31) Greaves, "A Causal Mechanism for Childhood Acute Lymphoblastic Leukaemia."

32) Greaves, "A Causal Mechanism for Childhood Acute Lymphoblastic Leukaemia."

33) Tuya Pal et al., "Fertility in Women with BRCA Mutations: A Case-Control Study," *Fertility and Sterility* 93, no. 6 (April 2010): 1805–8.

34) "BRCA Mutations: Cancer Risk and Genetic Testing," *National Cancer Institute*, February 5, 2018, https://www.cancer.gov/about-cancer/causes-prevention/genetics/brca-fact-sheet.

35) Melissa S. Cline et al., "BRCA Challenge: BRCA Exchange as a Global Resource for Variants in BRCA1 and BRCA2," *PLoS Genetics* 14, no. 12 (December 2018): e1007752.

36) Allison W. Kurian et al., "Gaps in Incorporating Germline Genetic Testing into Treatment Decision-Making for Early-Stage Breast Cancer," *Journal of Clinical Oncology* 35, no. 20 (July 2017): 2232–39.
37) Cline et al., "BRCA Challenge."
38) Hagit Daum, Tamar Peretz, and Neri Laufer, "BRCA Mutations and Reproduction," *Fertility and Sterility* 109, no. 1 (January 2018): 33–38.
39) Karoline B. Kuchenbaecker et al., "Risks of Breast, Ovarian, and Contralateral Breast Cancer for BRCA1 and BRCA2 Mutation Carriers," *Journal of the American Medical Association* 317, no. 23 (June 2017): 2402–16.
40) Daum, Peretz, and Laufer, "BRCA Mutations and Reproduction," 33–38.
41) K. R. Smith et al., "Effects of BRCA1 and BRCA2 Mutations on Female Fertility," *Proceedings of the Royal Society of London, Series B* 279, no. 1732 (2011): 1389–95, https://doi.org/10.1098/rspb.2011.1697.
42) Fabrice Kwiatkowski et al., "BRCA Mutations Increase Fertility in Families at Hereditary Breast/Ovarian Cancer Risk," *PloS One* 10, no. 6 (June 2015): e0127363.
43) Pal et al., "Fertility in Women with BRCA Mutations."
44) Roxana Moslehi et al., "Impact of BRCA Mutations on Female Fertility and Offspring Sex Ratio," *American Journal of Human Biology* 22, no. 2 (March 2010): 201–5.
45) Brad Keoun, "Ashkenazim Not Alone: Other Ethnic Groups Have Breast Cancer Gene Mutations, Too," *Journal of the National Cancer Institute* 89, no. 1 (January 1997): 8–9.
46) Aktipis et al., "Modern Reproductive Patterns Associated with Estrogen Receptor Positive but Not Negative Breast Cancer Susceptibility."
47) L. C. Alvarado, "Do Evolutionary Life-History Trade-Offs Influence Prostate Cancer Risk? A Review of Population Variation in Testosterone Levels and Prostate Cancer Disparities," *Evolutionary Applications* 6, no. 1 (2013): 117–33.
48) A. M. Boddy et al., "Cancer Susceptibility and Reproductive Trade-Offs: A Model of the Evolution of Cancer Defences," *Philosophical Transactions of the Royal Society of London, Series B: Biological Sciences* 370, no. 1673 (2015), https:// doi.org/10.1098/rstb.2014.0220.
49) Boddy et al., "Cancer Susceptibility and Reproductive Trade-Offs," 370.
50) Greaves, "Does Everyone Develop Covert Cancer?"
51) K. Hawkes et al., "Grandmothering, Menopause, and the Evolution of Human Life Histories," *Proceedings of the National Academy of Sciences of the United States of America* 95, no. 3 (February 1998): 1336–39.
52) J. S. Brown and C. A. Aktipis, "Inclusive Fitness Effects Can Select for Cancer Suppression into Old Age," *Philosophical Transactions of the Royal Society of London, Series B: Biological Sciences* 370, no. 1673 (2015), https://doi.org/10.1098/rstb.2015.0160.
53) M. Gurven and H. Kaplan, "Longevity among Hunter-Gatherers: A Cross-Cultural Examination," *Population and Development Review* 33, no. 2 (2007): 321–65, https://onlinelibrary.wiley.com/doi/abs/10.1111/j.1728-4457.2007.00171.x.
54) Office for National Statistics, "Causes of Death over 100 Years," September 18, 2017, https://www.ons.gov.uk/peoplepopulationandcommunity/birthsdeath sandmarriages/

deaths/articles/causesofdeathover100years/2017-09-18.
55) Véronique Bouvard et al., "Carcinogenicity of Consumption of Red and Processed Meat," *Lancet Oncology* 16, no. 16 (December 2015): 1599–1600.
56) "Carcinogens Listed in the Eleventh Report," in *The Report on Carcinogens*, 11th ed. (Durham, NC: National Toxicology Program, U.S. Department of Health and Human Services, 2011), https://web.archive.org/web/20090507123840if_/http://ntp.niehs.nih.gov/ntp/roc/eleventh/known.pdf.
57) Alvarado, "Do Evolutionary Life-History Trade-Offs Influence Prostate Cancer Risk?"
58) F. Clavel-Chapelon and E3N Group, "Cumulative Number of Menstrual Cycles and Breast Cancer Risk: Results from the E3N Cohort Study of French Women," *Cancer Causes and Control* 13, no. 9 (November 2002): 831–38.
59) S. Davis, D. K. Mirick, and R. G. Stevens, "Night Shift Work, Light at Night, and Risk of Breast Cancer," *Journal of the National Cancer Institute* 93, no. 20 (October 2001): 1557–62.

5　がんはあらゆる多細胞生物に

1) Joshua D. Schiffman and Matthew Breen, "Comparative Oncology: What Dogs and Other Species Can Teach Us about Humans with Cancer," *Philosophical Transactions of the Royal Society of London, Series B: Biological Sciences* 370, no. 1673 (July 2015), https://doi.org/10.1098/rstb.2014.0231.
2) J. M. Fleming, K. E. Creevy, and D. E. L. Promislow, "Mortality in North American Dogs from 1984 to 2004: An Investigation into Age-, Size-, and Breed-Related Causes of Death," *Journal of Veterinary Internal Medicine* 25, no. 2 (March 2011): 187–98; Jane Green et al., "Height and Cancer Incidence in the Million Women Study: Prospective Cohort, and Meta-Analysis of Prospective Studies of Height and Total Cancer Risk," *Lancet Oncology* 12, no. 8 (August 2011): 785–94; Sara Wirén et al., "Pooled Cohort Study on Height and Risk of Cancer and Cancer Death," *Cancer Causes and Control* 25, no. 2 (February 2014): 151–59.
3) Lisa M. Abegglen et al., "Potential Mechanisms for Cancer Resistance in Elephants and Comparative Cellular Response to DNA Damage in Humans," *Journal of the American Medical Association* 314, no. 17 (November 2015): 1850–60.
4) R. Peto et al., "Cancer and Ageing in Mice and Men," *British Journal of Cancer* 32, no. 4 (October 1975): 411–26; Richard Peto, "Epidemiology, Multistage Models, and Short-Term Mutagenicity Tests," *International Journal of Epidemiology* 45, no. 3 (1977): 621–37.
5) Anton Baudoin, Virginia Polytechnic Institute and State University; Bugwood.org is licensed under CC BY 3.0.
6) Tyler ser Noche, File: Starr-180421-0291-Casuarina glauca-with fasciated branchHonolua Lipoa Point-Maui (41651326770).jpg is licensed under CC BY 3.0.
7) Perduejn, Mules Ear Fasciated is licensed under CC BY 3.0.
8) Anemone coronaria Thomas Bresson, 2014-03-09 14-30-31 fleur-18f is licensed under

CC BY 3.0.

9) Figure reprinted with permission, Aktipis 2015, licensed by CC BY 4.0); C. A. Aktipis et al. "Cancer across the Tree of Life: Cooperation and Cheating in Multicellularity." *Philosophical Transasctions of the Royal Society B: Biological Sciences* 370 (2015).

10) G. N. Agrios, *Plant Pathology* (Boston: Elsevier Academic Press, 2005), 922; Philip R. White and Armin C. Braun, "A Cancerous Neoplasm of Plants: Autonomous Bacteria-Free Crown-Gall Tissue," *Cancer Research* 2, no. 9 (1942): 597–617.

11) George T. Eisenhoffer et al., "Crowding Induces Live Cell Extrusion to Maintain Homeostatic Cell Numbers in Epithelia," *Nature* 484, no. 7395 (April 2012): 546–49.

12) Mihoko Kajita et al., "Filamin Acts as a Key Regulator in Epithelial Defence against Transformed Cells," *Nature Communications* 5 (July 2014): 4428.

13) Kajita et al., "Filamin Acts as a Key Regulator in Epithelial Defence against Transformed Cells," 4428.

14) Fleming, Creevy, and Promislow, "Mortality in North American Dogs from 1984 to 2004."

15) Green et al., "Height and Cancer Incidence in the Million Women Study"; Wirén et al., "Pooled Cohort Study on Height and Risk of Cancer and Cancer Death."

16) Leonard Nunney et al., "Peto's Paradox and the Promise of Comparative Oncology," *Philosophical Transactions of the Royal Society of London, Series B: Biological Sciences* 370, no. 1673 (July 2015), https://doi.org/10.1098/rstb.2014.0177.

17) Peto, "Epidemiology, Multistage Models, and Short-Term Mutagenicity Tests."

18) Abegglen et al., "Potential Mechanisms for Cancer Resistance in Elephants and Comparative Cellular Response to DNA Damage in Humans"; A. F. Caulin and C. C. Maley. "Peto's Paradox: Evolution's Prescription for Cancer Prevention." *Trends in Ecology and Evolution* 26, no. 4 (February 2011): 175–82.

19) Boddy et al., "Cancer Susceptibility and Reproductive Trade-Offs"; P. A. Johnson and J. R. Giles, "The Hen as a Model of Ovarian Cancer," *Nature Reviews Cancer* 13, no. 6 (2013): 432–36.

20) Robert A. Pierce II, Jason Sumners, and Emily Flinn, "Antler Development in White-Tailed Deer: Implications for Management," University of Missouri Extension, January 2012, https:// extension2.missouri.edu/g9486.

21) Yu Wang et al., "Genetic Basis of Ruminant Headgear and Rapid Antler Regeneration," *Science* 364, no. 6446 (June 2019), https://doi.org/10.1126/science.aav6335.

22) Wang et al., "Genetic Basis of Ruminant Headgear and Rapid Antler Regeneration."

23) Boddy et al., "Cancer Susceptibility and Reproductive Trade-Offs."

24) André A. Fernandez and Paul R. Bowser, "iSoenlefcor a Dominant Oncogene and Large Male Size as a Risk Factor for Melanoma in the Xiphophorus Animal Model," *Molecular Ecology* 19, no. 15 (August 2010): 3114–23.

25) Abegglen et al., "Potential Mechanisms for Cancer Resistance in Elephants and Comparative Cellular Response to DNA Damage in Humans."

26) Abegglen et al., "Potential Mechanisms for Cancer Resistance in Elephants and Comparative Cellular Response to DNA Damage in Humans."

27) Michael Sulak et al., "TP53 Copy Number Expansion Is Associated with the Evolution of Increased Body Size and an Enhanced DNA Damage Response in Elephants," *eLife* 5 (September 2016), https://doi.org/10.7554/eLife.11994.
28) Marc Tollis et al., "Return to the Sea, Get Huge, Beat Cancer: An Analysis of Cetacean Genomes Including an Assembly for the Humpback Whale (Megaptera Novaeangliae)," *Molecular Biology and Evolution* 36, no. 8 (August 2019): 1746–63.
29) Anna S. Trigos et al., "Altered Interactions between Unicellular and Multicellular Genes Drive Hallmarks of Transformation in a Diverse Range of Solid Tumors," *Proceedings of the National Academy of Sciences of the United States of America* 114, no. 24 (June 2017): 6406–11.
30) Trigos et al., "Altered Interactions between Unicellular and Multicellular Genes Drive Hallmarks of Transformation in a Diverse Range of Solid Tumors."
31) Richard K. Grosberg and Richard R. Strathmann, "The Evolution of Multicellularity: A Minor Major Transition?," *Annual Review of Ecology, Evolution, and Systematics* 38, no. 1 (December 2007): 621–54.
32) Leo W. Buss, *The Evolution of Individuality* (Princeton, NJ: Princeton University Press, 1987); L. W. Buss, "Somatic Cell Parasitism and the Evolution of Somatic Tissue Compatibility," *Proceedings of the National Academy of Sciences of the United States of America* 79, no. 17 (September 1982): 5337–41.
33) Ehrhardt Proksch, Johanna M. Brandner, and Jens-Michael Jensen, "The Skin: An Indispensable Barrier," *Experimental Dermatology* 17, no. 12 (December 2008): 1063–72.
34) Angela Perri et al., "New Evidence of the Earliest Domestic Dogs in the Americas," *bioRxiv*, June 27, 2018, https://doi.org/10.1101/343574.
35) E. P. Murchison, "Clonally Transmissible Cancers in Dogs and Tasmanian Devils," *Oncogene* 27, suppl. 2 (December 2008): S19–S30.
36) Clare A. Rebbeck et al., "Origins and Evolution of a Transmissible Cancer," *Evolution: International Journal of Organic Evolution* 63, no. 9 (September 2009): 2340–49.
37) Murchison, "Clonally Transmissible Cancers in Dogs and Tasmanian Devils."
38) Murchison, "Clonally Transmissible Cancers in Dogs and Tasmanian Devils."
39) Murchison, "Clonally Transmissible Cancers in Dogs and Tasmanian Devils."
40) Ruth J. Pye et al., "A Second Transmissible Cancer in Tasmanian Devils," *Proceedings of the National Academy of Sciences of the United States of America* 113, no. 2 (January 2016): 374–79.
41) Pye et al., "A Second Transmissible Cancer in Tasmanian Devils."
42) Murchison, "Clonally Transmissible Cancers in Dogs and Tasmanian Devils."
43) Hannah V. Siddle and Jim Kaufman, "A Tale of Two Tumours: Comparison of the Immune Escape Strategies of Contagious Cancers," *Molecular Immunology* 55, no. 2 (September 2013): 190–93.
44) Siddle and Kaufman, "A Tale of Two Tumours."
45) Siddle and Kaufman, "A Tale of Two Tumours."
46) Bassem Allam and David Raftos, "Immune Responses to Infectious Diseases in Bivalves,"

Journal of Invertebrate Pathology 131 (October 2015): 121–36.

47) Michael J. Metzger and Stephen P. Goff, "A Sixth Modality of Infectious Disease: Contagious Cancer from Devils to Clams and Beyond," *PLoS Pathogens* 12, no. 10 (October 2016): e1005904.

48) Metzger and Goff, "A Sixth Modality of Infectious Disease."

49) Atis Muehlenbachs et al., "Malignant Transformation of Hymenolepis Nana in a Human Host," *New England Journal of Medicine* 373, no. 19 (November 2015): 1845–52.

50) Muehlenbachs et al., "Malignant Transformation of Hymenolepis Nana in a Human Host"; Peter D. Olson et al., "Lethal Invasive Cestodiasis in Immunosuppressed Patients," *Journal of Infectious Diseases* 187, no. 12 (June 2003): 1962–66; M. Santamaría-Fríes et al., "Lethal Infection by a Previously Unrecognised Metazoan Parasite," *Lancet* 347, no. 9018 (June 1996): 1797–1801.

51) Olson et al., "Lethal Invasive Cestodiasis in Immunosuppressed Patients."

52) Health Resources and Services Administration, "Organ Donation Statistics," accessed December 19, 2017, https://www.organdonor.gov/statistics-stories/statistics.html.

53) I. Penn, C. G. Halgrimson, and T. E. Starzl, "De Novo Malignant Tumors in Organ Transplant Recipients," *Transplantation Proceedings* 3, no. 1 (March 1971): 773–78.

54) Beth Ann Witherow et al., "The Israel Penn International Transplant Tumor Registry," *AMIA Annual Symposium Proceedings* (2003): 1053.

55) H. Myron Kauffman et al., "Transplant Tumor Registry: Donor Related Malignancies," *Transplantation* 74, no. 3 (August 2002): 358–62.

56) H. Myron Kauffman et al., "Transplant Tumor Registry: Donors with Central Nervous System Tumors," *Transplantation* 73, no. 4 (February 2002): 579–82.

57) E. F. Scanlon et al., "Fatal Homotransplanted Melanoma: A Case Report," *Cancer* 18 (June 1965): 782– 89; A. E. Moore, C. P. Rhoads, and C. M. Southam, "Homotransplantation of Human Cell Lines," *Science* 125, no. 3239 (January 1957): 158–60.

58) Manish J. Gandhi and D. Michael Strong, "Donor Derived Malignancy Following Transplantation: A Review," *Cell and Tissue Banking* 8, no. 4 (April 2007): 267–86.

59) H. V. Gärtner et al., "Genetic Analysis of a Sarcoma Accidentally Transplanted from a Patient to a Surgeon," *New England Journal of Medicine* 335, no. 20 (November 1996): 1494–96.

60) E. A. Gugel and M. E. Sanders, "Needle-Stick Transmission of Human Colonic Adenocarcinoma," *New England Journal of Medicine* 315, no. 23 (December 1986): 1487.

61) Mel Greaves and William Hughes, "Cancer Cell Transmission via the Placenta," *Evolution, Medicine, and Public Health* 2018, no. 1 (April 2018): 106–15.

62) Mel F. Greaves et al., "Leukemia in Twins: Lessons in Natural History," *Blood* 102, no. 7 (October 2003): 2321–33.

63) Murchison, "Clonally Transmissible Cancers in Dogs and Tasmanian Devils"; Katherine Belov, "The Role of the Major Histocompatibility Complex in the Spread of Contagious Cancers," *Mammalian Genome* 22, no. 1–2 (February 2011): 83–90; Claudio

Murgia et al., "Clonal Origin and Evolution of a Transmissible Cancer," *Cell* 126, no. 3 (August 2006): 477–87; Sven Kurbel, Stjepko Plestina, and Damir Vrbanec, "Occurrence of the Acquired Immunity in Early Vertebrates due to Danger of Transmissible Cancers Similar to Canine Venereal Tumors," *Medical Hypotheses* 68, no. 5 (2007): 1185–86.

64) W. D. Hamilton, R. Axelrod, and R. Tanese, "Sexual Reproduction as an Adaptation to Resist Parasites (a Review)," *Proceedings of the National Academy of Sciences of the United States of America* 87, no. 9 (May 1990): 3566–73.

65) Frédéric Thomas et al., "Transmissible Cancer and the Evolution of Sex," *PLoS Biology* 17, no. 6 (June 2019): e3000275.

66) Murchison, "Clonally Transmissible Cancers in Dogs and Tasmanian Devils."

67) Perri et al., "New Evidence of the Earliest Domestic Dogs in the Americas."

6 がん細胞の知られざる生活

1) M. J. Bissell and W. C. Hines, "Why Don't We Get More Cancer? A Proposed Role of the Microenvironment in Restraining Cancer Progression," *Nature Medicine* 17, no. 3 (2011): 320–29.

2) C. Sonnenschein and A. M. Soto, *The Society of Cells: Cancer and Control of Cell Proliferation* (New York: Springer, 1999).

3) M. J. Bissell and D. Radisky, "Putting Tumours in Context," *Nature Reviews Cancer* 1, no. 1 (2001): 46–54.

4) James J. Elser et al., "Biological Stoichiometry in Human Cancer," *PloS One* 2, no. 10 (2007): e1028.

5) Robert A. Gatenby and Robert J. Gillies, "A Microenvironmental Model of Carcinogenesis," *Nature Reviews Cancer* 8, no. 1 (January 2008): 56–61.

6) Gavin P. Dunn et al., "Cancer Immunoediting: From Immunosurveillance to Tumor Escape," *Nature Immunology* 3, no. 11 (November 2002): 991–98.

7) Aktipis and Nesse, "Evolutionary Foundations for Cancer Biology."

8) D. Gabrilovich and V. Pisarev, "Tumor Escape from Immune Response: Mechanisms and Targets of Activity," *Current Drug Targets* 4, no. 7 (2003): 525–36; F. Cavallo et al., "2011: The Immune Hallmarks of Cancer," *Cancer Immunology, Immunotherapy* 60, no. 3 (2011): 319–26.

9) C. A. Aktipis, C. C. Maley, and J. W. Pepper, "Dispersal Evolution in Neoplasms: The Role of Disregulated Metabolism in the Evolution of Cell Motility," *Cancer Prevention Research* 5, no. 2 (2012): 266–75.

10) C. A. Aktipis et al., "Life History Trade-Offs in Cancer Evolution," *Nature Reviews Cancer* 13, no. 12 (2013): 883–92.

11) Aktipis et al., "Life History Trade-Offs in Cancer Evolution."

12) H. J. Broxterman et al., "Induction by Verapamil of a Rapid Increase in ATP Consumption in Multidrug-Resistant Tumor Cells," *FASEB Journal* 2, no. 7 (April 1988): 2278–82.

13) Anna Chapman et al., "Heterogeneous Tumor Subpopulations Cooperate to Drive Invasion," *Cell Reports* 8, no. 3 (August 2014): 688–95.
14) Guangping Tai, Michael Tai, and Min Zhao, "Electrically Stimulated Cell Migration and Its Contribution to Wound Healing," *Burns and Trauma* 6 (July 9, 2018): 20; Anna Haeger et al., "Collective Cell Migration: Guidance Principles and Hierarchies," *Trends in Cell Biology* 25, no. 9 (September 2015): 556–66.
15) Gatenby and Gillies, "A Microenvironmental Model of Carcinogenesis."
16) Gatenby and Gillies, "A Microenvironmental Model of Carcinogenesis."
17) Aktipis, Maley, and Pepper, "Dispersal Evolution in Neoplasms."
18) Hedayatollah Hosseini et al., "Early Dissemination Seeds Metastasis in Breast Cancer," *Nature* 540, no. 7634 (December 2016): 552–58.
19) Chapman et al., "Heterogeneous Tumor Subpopulations Cooperate to Drive Invasion."
20) Tai, Tai, and Zhao. "Electrically Stimulated Cell Migration and Its Contribution to Wound Healing"; Haeger et al., "Collective Cell Migration."
21) Lee Alan Dugatkin, "Animal Cooperation among Unrelated Individuals," *Die Naturwissenschaften* 89, no. 12 (December 2002): 533–41; R. Axelrod, D. E. Axelrod, and K. J. Pienta, "Evolution of Cooperation among Tumor Cells," *Proceedings of the National Academy of Sciences of the United States of America* 103, no. 36 (2006): 13474–79; Marco Archetti, "Cooperation between Cancer Cells," *Evolution, Medicine, and Public Health* 2018, no. 1 (January 2018): 1.
22) J. A. Fletcher and Michael Doebeli, "A Simple and General Explanation for the Evolution of Altruism," *Proceedings of the Royal Society B: Biological Sciences* 276, no. 1654 (2009): 13–19.
23) J. A. Fletcher and Michael Doebeli, "A Simple and General Explanation for the Evolution of Altruism," *Proceedings of the Royal Society B: Biological Sciences* 276, no. 1654 (2009): 13–19.
24) Axelrod, Axelrod, and Pienta, "Evolution of Cooperation among Tumor Cells."
25) Marco Archetti and Kenneth J. Pienta, "Cooperation among Cancer Cells: Applying Game Theory to Cancer," *Nature Reviews Cancer* 19, no. 2 (February 2019): 110–17.
26) Fletcher and Doebeli, "A Simple and General Explanation for the Evolution of Altruism."
27) C. A. Aktipis and E. Fernandez-Duque, "Parental Investment without Kin Recognition: Simple Conditional Rules for Parent–Offspring Behavior," *Behavioral Ecology and Sociobiology* 65, no. 5 (May 2011): 1079–91.
28) W. D. Hamilton, "The Genetical Evolution of Social Behaviour. I," *Journal of Theoretical Biology* 7, no. 1 (July 1964): 1–16; W. D. Hamilton, "The Genetical Evolution of Social Behaviour. II," *Journal of Theoretical Biology* 7, no. 1 (July 1964): 1–16.
29) Kathleen Sprouffske et al., "An Evolutionary Explanation for the Presence of Cancer Nonstem Cells in Neoplasms," *Evolutionary Applications* 6, no. 1 (January 2013): 92–101.
30) Kathleen Sprouffske et al., "An Evolutionary Explanation for the Presence of Cancer Nonstem Cells in Neoplasms," *Evolutionary Applications* 6, no. 1 (January 2013): 92–

101.

31) Ralph Bergmüller et al., "Integrating Cooperative Breeding into Theoretical Concepts of Cooperation," *Behavioural Processes* 76, no. 2 (2007): 61–72.

32) Bert Hölldobler and Edward O. Wilson, *The Superorganism: The Beauty, Elegance, and Strangeness of Insect Societies* (New York: W. W. Norton and Company, 2009); Lee Cronk et al., "Managing Risk through Cooperation: Need-Based Transfers and Risk Pooling among the Societies of the Human Generosity Project," in *Global Perspectives on Long-Term Community Resource Management*, ed. L. Lozny and T. McGovern (New York: Springer, 2019), 41–75.

33) Henrik Moller, "Lessons for Invasion Theory from Social Insects," *Biological Conservation* 78, no. 1 (October 1996): 125–42.

34) Nicola Aceto et al., "Circulating Tumor Cell Clusters Are Oligoclonal Precursors of Breast Cancer Metastasis," *Cell* 158, no. 5 (2014): 1110–22.

35) Andriy Marusyk et al., "NonCell-Autonomous Driving of Tumour Growth Supports Sub-Clonal Heterogeneity," *Nature* 514, no. 7520 (October 2014): 54–58.

36) Marusyk et al., "Non-Cell-Autonomous Driving of Tumour Growth Supports Sub-Clonal Heterogeneity."

37) Cronk et al., "Managing Risk through Cooperation."

38) Hölldobler and Wilson, *The Superorganism*.

39) A. Aktipis et al., "Understanding Cooperation through Fitness Interdependence," *Nature Human Behavior* 2 (2018): 429–431.

40) Archetti and Pienta, "Cooperation among Cancer Cells"

41) S. Turajlic and C. Swanton, "Metastasis as an Evolutionary Process," *Science* 352 (2016): 169–175.

42) Nowell, "The Clonal Evolution of Tumor Cell Populations."

43) Turajlic and Swanton, "Metastasis as an Evolutionary Process."

44) Turajlic and Swanton, "Metastasis as an Evolutionary Process."

45) John Maynard Smith, "Group Selection and Kin Selection," *Nature* 201 (March 1964): 1145.

46) C. A. Aktipis, "Is Cooperation Viable in Mobile Organisms? Simple Walk Away Rule Favors the Evolution of Cooperation in Groups," *Evolution and Human Behavior* 32, no. 4 (2011): 263–76; Joshua D. Schiffman, Richard M. White, Trevor A. Graham, Qihong Huang, and Athena Aktipis, "The Darwinian Dynamics of Motility and Metastasis," in *Frontiers in Cancer Research* (New York: Springer, 2016), 135–76.

47) Marco Gerlinger et al., "Genomic Architecture and Evolution of Clear Cell Renal Cell Carcinomas Defined by Multiregion Sequencing," *Nature Genetics* 46, no. 3 (March 2014): 225–33; M. Gerlinger et al., "Intratumor Heterogeneity and Branched Evolution Revealed by Multiregion Sequencing," *New England Journal of Medicine* 366, no. 10 (2012): 883–92.

48) Samra Turajlic and Charles Swanton, "Metastasis as an Evolutionary Process," *Science* 352, no. 6282 (April 2016): 169–75.

49) Turajlic and Swanton, "Metastasis as an Evolutionary Process."

50）Paula Chiarella et al., "Concomitant Tumor Resistance," *Cancer Letters* 324, no. 2 (November 2012): 133–41.
51）Chiarella et al., "Concomitant Tumor Resistance."
52）Aceto et al., "Circulating Tumor Cell Clusters Are Oligoclonal Precursors of Breast Cancer Metastasis."
53）Sprouffske et al., "An Evolutionary Explanation for the Presence of Cancer Nonstem Cells in Neoplasms."
54）Joshua D. Schiffman et al., "The Darwinian Dynamics of Motility and Metastasis," in *Frontiers in Cancer Research* (New York: Springer, 2016), 135–76.
55）Lean and Plutynski, "The Evolution of Failure."
56）Pierre-Luc Germain and Lucie Laplane, "Metastasis as SupraCellular Selection? A Reply to Lean and Plutynski," *Biology and Philosophy* 32, no. 2 (March 2017): 281–87.
57）Alison A. Bockoven, Shawn M. Wilder, and Micky D. Eubanks, "Intraspecific Variation among Social Insect Colonies: Persistent Regional and Colony-Level Differences in Fire Ant Foraging Behavior," *PloS One* 10, no. 7 (2015): e0133868; Justin T. Walsh, Simon Garnier, and Timothy A. Linksvayer, "Ant Collective Behavior Is Heritable and Shaped by Selection," *bioRxiv* (March 2019): 567503.
58）Hedayatollah Hosseini et al., "Early Dissemination Seeds Metastasis in Breast Cancer," *Nature* 540, no. 7634 (December 2016): 552–58.
59）Chiarella et al., "Concomitant Tumor Resistance."
60）Schiffman et al., "The Darwinian Dynamics of Motility and Metastasis," 135–76.
61）Chiarella et al., "Concomitant Tumor Resistance."
62）Axelrod, Axelrod, and Pienta, "Evolution of Cooperation among Tumor Cells."
63）Dugatkin, "Animal Cooperation among Unrelated Individuals."
64）Axelrod, Axelrod, and Pienta, "Evolution of Cooperation among Tumor Cells."
65）Fletcher and Doebeli, "A Simple and General Explanation for the Evolution of Altruism."
66）Tai, Tai, and Zhao, "Electrically Stimulated Cell Migration and Its Contribution to Wound Healing"; Haeger et al., "Collective Cell Migration."
67）Aceto et al., "Circulating Tumor Cell Clusters Are Oligoclonal Precursors of Breast Cancer Metastasis."
68）H. Wasielewski, J. Alcock, and A. Aktipis, "Resource Conflict and Cooperation between Human Host and Gut Microbiota: Implications for Nutrition and Health," *Annals of the New York Academy of Sciences* 1372, no. 1 (2016): 20–28.
69）Wasielewski, Alcock, and Aktipis, "Resource Conflict and Cooperation between Human Host and Gut Microbiota."
70）Catherine de Martel et al., "Global Burden of Cancers Attributable to Infections in 2008: A Review and Synthetic Analysis," *Lancet Oncology* 13, no. 6 (June 2012): 607–15.
71）Paul W. Ewald, "An Evolutionary Perspective on Parasitism as a Cause of Cancer," in *Advances in Parasitology*, vol. 68 (Cambridge, MA: Academic Press, 2009), 21–43.
72）Patricia A. Pesavento et al., "Cancer in Wildlife: Patterns of Emergence," *Nature Reviews Cancer* 18, no. 10 (October 2018): 646–61.

73) C. Whisner and A. Aktipis, "The Role of the Microbiome in Cancer Initiation and Progression: How Microbes and Cancer Cells Utilize Excess Energy and Promote One Another's Growth," *Current Nutrition Reports* 8, no. 1 (March 2019): 42–51.

74) Fletcher and Doebeli, "A Simple and General Explanation for the Evolution of Altruism."

75) Nubia Muñoz et al., "Chapter 1: HPV in the Etiology of Human Cancer," *Vaccine* 24, suppl. 3 (August 2006): S3/1–10.

76) Jean-Philippe Nougayrède et al., "Escherichia Coli Induces DNA Double-Strand Breaks in Eukaryotic Cells," *Science* 313, no. 5788 (August 2006): 848–51; Aadra P. Bhatt, Matthew R. Redinbo, and Scott J. Bultman, "The Role of the Microbiome in Cancer Development and Therapy," *CA: A Cancer Journal for Clinicians* 67, no. 4 (July 2017): 326–44; Andrew C. Goodwin et al., "Polyamine Catabolism Contributes to Enterotoxigenic Bacteroides Fragilis-Induced Colon Tumorigenesis," *Proceedings of the National Academy of Sciences of the United States of America* 108, no. 37 (September 2011): 15354–59.

77) Antony Cougnoux et al., "Bacterial Genotoxin Colibactin Promotes Colon Tumour Growth by Inducing a Senescence-Associated Secretory Phenotype," *Gut* 63, no. 12 (December 2014): 1932–42; Guillaume Dalmasso et al., "The Bacterial Genotoxin Colibactin Promotes Colon Tumor Growth by Modifying the Tumor Microenvironment," *Gut Microbes* 5, no. 5 (2014): 675–80.

78) Cougnoux et al., "Bacterial Genotoxin Colibactin Promotes Colon Tumour Growth by Inducing a Senescence-Associated Secretory Phenotype"; Dalmasso et al., "The Bacterial Genotoxin Colibactin Promotes Colon Tumor Growth by Modifying the Tumor Microenvironment."

79) T. Hussell et al., "Helicobacter Pylori-Specific Tumour-Infiltrating T Cells Provide Contact Dependent Help for the Growth of Malignant B Cells in Low-Grade Gastric Lymphoma of Mucosa-Associated Lymphoid Tissue," *Journal of Pathology* 178, no. 2 (February 1996): 122–27; Marc Lecuit et al., "Immunoproliferative Small Intestinal Disease Associated with Campylobacter Jejuni," *New England Journal of Medicine* 350, no. 3 (January 2004): 239–48; Andrés J. M. Ferreri et al., "Chlamydophila Psittaci Eradication with Doxycycline as First-Line Targeted Therapy for Ocular Adnexae Lymphoma: Final Results of an International Phase II Trial," *Journal of Clinical Oncology* 30, no. 24 (August 2012): 2988–94; Brian Goodman and Humphrey Gardner, "The Microbiome and Cancer," *Journal of Pathology* 244, no. 5 (April 2018): 667–76; Shaoguang Wu et al., "A Human Colonic Commensal Promotes Colon Tumorigenesis via Activation of T Helper Type 17 T Cell Responses," *Nature Medicine* 15, no. 9 (September 2009): 1016–22.

80) Sara Gaines et al., "How the Microbiome Is Shaping Our Understanding of Cancer Biology and Its Treatment," *Seminars in Colon and Rectal Surgery* 29, no. 1 (March 2018): 12–16.

81) Evelien Wynendaele et al., "Crosstalk between the Microbiome and Cancer Cells by Quorum Sensing Peptides," *Peptides* 64 (February 2015): 40–48.

82）Mycobacterium bovis *BCG in the treatment of bladder cancer* A. M. Chakrabarty, "Microorganisms and Cancer: Quest for a Therapy," *Journal of Bacteriology* 185, no. 9（May 2003）: 2683–86.
83）Chakrabarty, "Microorganisms and Cancer."
84）Noriho Iida et al., "Commensal Bacteria Control Cancer Response to Therapy by Modulating the Tumor Microenvironment," *Science* 342, no. 6161（November 2013）: 967–70.
85）Alasdair J. Scott et al., "Pre-, Proand Synbiotics in Cancer Prevention and Treatment—A Review of Basic and Clinical Research," *ecancermedicalscience* 12（September 2018）: 869.
86）Qiwen Ben et al., "Dietary Fiber Intake Reduces Risk for Colorectal Adenoma: A Meta-Analysis," *Gastroenterology* 146, no. 3（March 2014）: 689–99.
87）Scott et al., "Pre-, Proand Synbiotics in Cancer Prevention and Treatment."
88）Wasielewski, Alcock, and Aktipis, "Resource Conflict and Cooperation between Human Host and Gut Microbiota."
89）Whisner and Aktipis, "The Role of the Microbiome in Cancer Initiation and Progression."
90）Inigo Martincorena et al., "Somatic Mutant Clones Colonize the Human Esophagus with Age," *Science* 362, no. 6417（November 2018）: 911–17.
91）Martincorena et al., "Somatic Mutant Clones Colonize the Human Esophagus with Age."
92）Akira Yokoyama et al., "Age-Related Remodelling of Oesophageal Epithelia by Mutated Cancer Drivers," *Nature* 565, no. 7739（January 2019）: 312–17.
93）Kelly C. Higa and James DeGregori, "Decoy Fitness Peaks, Tumor Suppression, and Aging," *Aging Cell* 18, no. 3（June 2019）: e12938.
94）Igor B. Rogozin and Youri I. Pavlov, "Theoretical Analysis of Mutation Hotspots and Their DNA Sequence Context Specificity," *Mutation Research* 544, no. 1（September 2003）: 65–85.
95）Raul Correa et al., "Oxygen and RNA in Stress-Induced Mutation," *Current Genetics* 64, no. 4（August 2018）: 769–76; S. M. Rosenberg, "Evolving Responsively: Adaptive Mutation," *Nature Reviews Genetics* 2, no. 7（July 2001）: 504–15.
96）Wasielewski, Alcock, and Aktipis, "Resource Conflict and Cooperation between Human Host and Gut Microbiota."
97）J. Featherston and P. M. Durand, "Cooperation and Conflict in Cancer: An Evolutionary Perspective," *South African Journal of Science* 108, no. 9–10（January 2012）.
98）Buss, *The Evolution of Individuality*; John Maynard Smith and Eörs Szathmáry, *The Major Transitions in Evolution*（Oxford: Oxford University Press, 1995）.
99）Featherston and Durand, "Cooperation and Conflict in Cancer."
100）Kathleen H. Burns, "Transposable Elements in Cancer," *Nature Reviews Cancer* 17, no. 7（July 2017）: 415–24.
101）Featherston and Durand, "Cooperation and Conflict in Cancer."
102）Featherston and Durand, "Cooperation and Conflict in Cancer."

103）Kristen M. Turner et al., "Extrachromosomal Oncogene Amplification Drives Tumour Evolution and Genetic Heterogeneity," *Nature* 543 (February 2017): 122.

7　がんをいかにコントロールするか

1）T. D. Landis and R. K. Dumroese, "Integrated Pest Management—An Overview and Update," *Forest Nursery Notes* (2014), https://www.researchgate.net/profile/R_Kasten_Dumroese/publication/272682105_Integrated_pest_management-an_overview_and_update/links/54ebbce10cf2082851be7e2b.pdf.
2）D. G. Alston, *The Integrated Pest Management (IPM) Concept* (Logan: Utah State University Extension and Utah Plant Pest Diagnostic Laboratory, 2011).
3）Luis A. Diaz Jr. et al., "The Molecular Evolution of Acquired Resistance to Targeted EGFR Blockade in Colorectal Cancers," *Nature* 486, no. 7404 (June 2012): 537–40; Rita Nahta et al., "Mechanisms of Disease: Understanding Resistance to HER2-Targeted Therapy in Human Breast Cancer," *Nature Clinical Practice Oncology* 3, no. 5 (May 2006): 269–80; Robert A. Gatenby et al., "Adaptive Therapy," *Cancer Research* 69, no. 11 (June 2009): 4894–903.
4）Gatenby et al., "Adaptive Therapy."
5）Gatenby et al., "Adaptive Therapy."
6）Pedro M. Enriquez-Navas et al., "Exploiting Evolutionary Principles to Prolong Tumor Control in Preclinical Models of Breast Cancer," *Science Translational Medicine* 8, no. 327 (February 2016): 327ra24.
7）Aktipis et al., "Life History Trade-Offs in Cancer Evolution."
8）Jingsong Zhang et al., "Integrating Evolutionary Dynamics into Treatment of Metastatic Castrate-Resistant Prostate Cancer," *Nature Communications* 8, no. 1 (November 2017): 1816.
9）R. L. Siegel, K. D. Miller, and A. Jemal, "Cancer Statistics, 2018," *CA: A Cancer Journal for Clinicians* 68, no. 1 (2018): 7–30.
10）Jennifer S. Temel et al., "Early Palliative Care for Patients with Metastatic Non-Small-Cell Lung Cancer," *New England Journal of Medicine* 363, no. 8 (August 2010): 733–42; Stephen R. Connor et al., "Comparing Hospice and Nonhospice Patient Survival among Patients Who Die within a Three-Year Window," *Journal of Pain and Symptom Management* 33, no. 3 (March 2007): 238–46.
11）Andrew F. Read, "The Selfish Germ," *PLoS Biology* 15, no. 7 (July 2017): e2003250.
12）Carlo C. Maley et al., "Classifying the Evolutionary and Ecological Features of Neoplasms," *Nature Reviews Cancer* 17, no. 10 (October 2017): 605–19.
13）S. Jones et al., "Comparative Lesion Sequencing Provides Insights into Tumor Evolution," *Proceedings of the National Academy of Sciences of the United States of America* 105, no. 11 (2008): 4283–88.
14）Rumen L. Kostadinov et al., "NSAIDs Modulate Clonal Evolution in Barrett's Esophagus," *PLoS Genetics* 9, no. 6 (June 2013): e1003553.
15）Jack Cuzick et al., "Aspirin and Non-Steroidal Anti-Inflammatory Drugs for Cancer

Prevention: An International Consensus Statement," *Lancet Oncology* 10, no. 5 (May 2009): 501–7; Enrico Flossmann, Peter M. Rothwell, and British Doctors Aspirin Trial and the U.K.-TIA Aspirin Trial, "Effect of Aspirin on Long-Term Risk of Colorectal Cancer: Consistent Evidence from Randomised and Observational Studies," *Lancet* 369, no. 9573 (May 2007): 1603–13; Peter M. Rothwell et al., "Effect of Daily Aspirin on Long-Term Risk of Death due to Cancer: Analysis of Individual Patient Data from Randomised Trials," *Lancet* 377, no. 9759 (January 2011): 31–41; Thomas L. Vaughan et al., "Non-Steroidal Anti-Inflammatory Drugs and Risk of Neoplastic Progression in Barrett's Oesophagus: A Prospective Study," *Lancet Oncology* 6, no. 12 (December 2005): 945–52, https://doi.org/10.1016/S1470-2045(05)70431-9.

16) Kostadinov et al., "NSAIDs Modulate Clonal Evolution in Barrett's Esophagus."

17) Kam et al., "Sweat but No Gain," *International Journal of Cancer* 136, no. 4 (2015): E188–96.

18) Ian F. Robey et al., "Bicarbonate Increases Tumor pH and Inhibits Spontaneous Metastases," *Cancer Research* 69, no. 6 (March 2009): 2260–68.

19) Erinn B. Rankin and Amato J. Giaccia, "Hypoxic Control of Metastasis," *Science* 352, no. 6282 (April 2016): 175–80.

20) M. Mazzone et al., "Heterozygous Deficiency of PHD2 Restores Tumor Oxygenation and Inhibits Metastasis via Endothelial Normalization," *Cell* 136, no. 5 (2009): 839–51.

21) Yuhui Huang et al., "Vascular Normalization as an Emerging Strategy to Enhance Cancer Immunotherapy," *Cancer Research* 73, no. 10 (May 2013): 2943–48.

22) Winston S. Churchill, November 11, 1947, The International Churchill Society, https://winstonchurchill.org/resources/quotes/the-worst-form-of-government/.

23) Karen H. Vousden and Xin Lu, "Live or Let Die: The Cell's Response to p53," *Nature Reviews Cancer* 2, no. 8 (August 2002): 594–604.

24) A. N. Bullock and A. R. Fersht, "Rescuing the Function of Mutant p53," *Nature Reviews Cancer* 1, no. 1 (October 2001): 68–76.

25) Lisa M. Abegglen et al., "Abstract A25: Elephant p53 (EP53) Enhances and Restores p53-Mediated Apoptosis in Human and Canine Osteosarcoma," *Clinical Cancer Research* 24, no. 2 suppl. (January 2018): 48–49.

26) Kostadinov et al., "NSAIDs Modulate Clonal Evolution in Barrett's Esophagus."

27) Drew M. Pardoll, "The Blockade of Immune Checkpoints in Cancer Immunotherapy," *Nature Reviews Cancer* 12, no. 4 (March 2012): 252–64; Suzanne L. Topalian et al., "Safety, Activity, and Immune Correlates of Anti-PD-1 Antibody in Cancer," *New England Journal of Medicine* 366, no. 26 (June 2012): 2443–54; F. Stephen Hodi et al., "Improved Survival with Ipilimumab in Patients with Metastatic Melanoma," *New England Journal of Medicine* 363, no. 8 (August 2010): 711–23.

28) Russell W. Jenkins et al., "Mechanisms of Resistance to Immune Checkpoint Inhibitors," *British Journal of Cancer* 118, no. 1 (January 2018): 9–16.

29) Aceto et al., "Circulating Tumor Cell Clusters Are Oligoclonal Precursors of Breast Cancer Metastasis."

30) G. Jansen, R. Gatenby, and C. A. Aktipis, "Opinion: Control vs. Eradication; Applying

Infectious Disease Treatment Strategies to Cancer," *Proceedings of the National Academy of Sciences of the United States of America* 112, no. 4 (2015): 937–38.

31) Jansen, Gatenby, and Aktipis, "Opinion: Control vs. Eradication."

32) Aceto et al., "Circulating Tumor Cell Clusters Are Oligoclonal Precursors of Breast Cancer Metastasis."

33) John W. Pepper, "Drugs That Target Pathogen Public Goods Are Robust against Evolved Drug Resistance," *Evolutionary Applications* 5, no. 7 (November 2012): 757–61.

34) Stephen J. Gould, "The Median Isn't the Message," *Discover* 6, no. 6 (1985): 40–42.

35) Gatenby et al., "Adaptive Therapy"; Maley et al., "Classifying the Evolutionary and Ecological Features of Neoplasms."; Elsa Hansen, Robert J. Woods, and Andrew F. Read, "How to Use a Chemotherapeutic Agent When Resistance to It Threatens the Patient," *PLoS Biology* 15, no. 2 (2017): e2001110.

36) Robert A. Gatenby, "A Change of Strategy in the War on Cancer," *Nature* 459, no. 7246 (2009): 508–9; Sui Huang, "The War on Cancer: Lessons from the War on Terror," *Frontiers in Oncology* 4 (October 2014): 293; Bryan Oronsky et al., "The War on Cancer: A Military Perspective," *Frontiers in Oncology* 4 (2014): 387.

参考文献

Abegglen, Lisa M., Aleah F. Caulin, Ashley Chan, Kristy Lee, Rosann Robinson, Michael S. Campbell, Wendy K. Kiso, et al. "Potential Mechanisms for Cancer Resistance in Elephants and Comparative Cellular Response to DNA Damage in Humans." *Journal of the American Medical Association* 314, no. 17 (Novem ber 2015): 1850–60.

Abegglen, Lisa M., Cristhian Toruno, Lauren N. Donovan, Rosann Robinson, Mor Goldfeder, Genevieve Couldwell, Wendy K. Kiso, et al. "Abstract A25: Elephant p53 (EP53) Enhances and Restores p53-Mediated Apoptosis in Human and Canine Osteosarcoma." *Clinical Cancer Research* 24, no. 2 suppl. (January 2018): 48–49.

Aceto, Nicola, Aditya Bardia, David T. Miyamoto, Maria C. Donaldson, Ben S. Wittner, Joel A. Spencer, Min Yu, Adam Pely, Amanda Engstrom, and Huili Zhu. "Circulating Tumor Cell Clusters Are Oligoclonal Precursors of Breast Cancer Metastasis." *Cell* 158, no. 5 (2014): 1110–22.

Agrios, G. N. *Plant Pathology*. Boston: Elsevier Academic Press, 2005.

Aktipis, A. "Principles of Cooperation across Systems: From Human Sharing to Multicellularity and Cancer." *Evolutionary Applications* 9, no. 1 (2015): 17–36. Aktipis, A., L. Cronk, D. Sznycer, J. Alcock, J. Ayers, C. Baciu, D. Balliet, et al. "Understanding Cooperation through Fitness Interdependence." *Nature Human Behavior* 2 (2018): 429–431.

Aktipis, C. A. "Is Cooperation Viable in Mobile Organisms? Simple Walk Away Rule Favors the Evolution of Cooperation in Groups." *Evolution and Human Behavior* 32, no. 4 (2011): 263–76.

Aktipis, C. A. "Know When to Walk Away: Contingent Movement and the Evolu tion of Cooperation." *Journal of Theoretical Biology* 231, no. 2 (2004): 249–60. Aktipis, C. A., A. M. Boddy, R. A. Gatenby, J. S. Brown, and C. C. Maley. "Life History Trade-Offs in Cancer Evolution." *Nature Reviews Cancer* 13, no. 12 (2013): 883–92.

Aktipis, C. A., Amy M. Boddy, G. Jansen, U. Hibner, M. E. Hochberg, C. C. Maley, and G. S. Wilkinson. "Cancer across the Tree of Life: Cooperation and Cheating in Multicellularity." *Philosophical Transactions of the Royal Society of London, Series B: Biological Sciences* 370, no. 1673 (2015). https://doi.org/10.1098/rstb.2014.0219.

Aktipis, C. A., and E. Fernandez-Duque. "Parental Investment without Kin Recog nition: Simple Conditional Rules for Parent–Offspring Behavior." *Behavioral Ecology and Sociobiology* 65, no. 5 (May 2011): 1079–91.

Aktipis, C. A., C. C. Maley, and J. W. Pepper. "Dispersal Evolution in Neoplasms: The Role of Disregulated Metabolism in the Evolution of Cell Motility." *Cancer Prevention Research* 5, no. 2 (2012): 266–75.

Aktipis, C. A., and R. M. Nesse. "Evolutionary Foundations for Cancer Biology." *Evolutionary Applications* 6, no. 1 (2013): 144–59.

Aktipis, C. Athena, Bruce J. Ellis, Katherine K. Nishimura, and Robert A. Hiatt. "Modern Reproductive Patterns Associated with Estrogen Receptor Positive but Not Negative Breast Cancer Susceptibility." *Evolution, Medicine, and Public Health* 2015, no. 1 (2015): 52–74. https://dx.doi.org/10.1093/emph/eou028.

Allam, Bassem, and David Raftos. "Immune Responses to Infectious Diseases in Bivalves." *Journal of Invertebrate Pathology* 131 (October 2015): 121–36.

Alston, D. G. *The Integrated Pest Management (IPM) Concept*. Logan: Utah State University Extension and Utah Plant Pest Diagnostic Laboratory, 2011.

Alvarado, L. C. "Do Evolutionary Life-History Trade-Offs Influence Prostate Cancer Risk? A Review of Population Variation in Testosterone Levels and Prostate Cancer Disparities." *Evolutionary Applications* 6, no. 1 (2013): 117–33. Archetti, Marco. "Cooperation between Cancer Cells." *Evolution, Medicine, and Public Health* 2018, no. 1 (January 2018): 1.

Archetti, Marco, and Kenneth J. Pienta. "Cooperation among Cancer Cells: Apply ing Game Theory to Cancer." *Nature Reviews Cancer* 19, no. 2 (February 2019): 110–17.

Axelrod, R., D. E. Axelrod, and K. J. Pienta. "Evolution of Cooperation among Tumor Cells." *Proceedings of the National Academy of Sciences of the United States of America* 103, no. 36 (2006): 13474–79.

Axelrod, Robert, and W. D. Hamilton. "The Evolution of Cooperation." *Science* 211, no. 4489 (1981): 1390–96.

Bagnardi, V., M. Rota, E. Botteri, I. Tramacere, F. Islami, V. Fedirko, L. Scotti, et al. "Alcohol Consumption and Site-Specific Cancer Risk: A Comprehensive Dose-Response Meta-Analysis." *British Journal of Cancer* 112, no. 3 (February 2015): 580–93.

Belov, Katherine. "The Role of the Major Histocompatibility Complex in the Spread of Contagious Cancers." *Mammalian Genome* 22, no. 1–2 (February 2011): 83–90.

Ben, Qiwen, Yunwei Sun, Rui Chai, Aihua Qian, Bin Xu, and Yaozong Yuan. "Dietary Fiber Intake Reduces Risk for Colorectal Adenoma: A Meta-Analysis." *Gastroenterology* 146, no. 3 (March 2014): 689–99.

Bergmüller, Ralph, Rufus A. Johnstone, Andrew F. Russell, and Redouan Bshary. "Integrating Cooperative Breeding into Theoretical Concepts of Cooperation." *Behavioural Processes* 76, no. 2 (2007): 61–72.

Bhatt, Aadra P., Matthew R. Redinbo, and Scott J. Bultman. "The Role of the Microbiome in Cancer Development and Therapy." *CA: A Cancer Journal for Clinicians* 67, no. 4 (July 2017): 326–44.

Bissell, M. J., and W. C. Hines. "Why Don't We Get More Cancer? A Proposed Role of the Microenvironment in Restraining Cancer Progression." *Nature Medicine* 17, no. 3 (2011): 320–29.

Bissell, M. J., and D. Radisky. "Putting Tumours in Context." *Nature Reviews Cancer* 1, no. 1 (2001): 46–54.

Bockoven, Alison A., Shawn M. Wilder, and Micky D. Eubanks. "Intraspecific Variation among Social Insect Colonies: Persistent Regional and Colony-Level Differences in Fire Ant Foraging Behavior." *PloS One* 10, no. 7 (2015): e0133868. Boddy, A. M., H. Kokko, F. Breden, G. S. Wilkinson, and C. A. Aktipis. "Cancer Susceptibility and Reproductive Trade-Offs: A Model of the Evolution of Cancer Defences." *Philosophical Transactions of the Royal Society of London, Series B: Bio logical Sciences* 370, no. 1673 (2015). https://doi.org/10.1098/rstb.2014.0220.

Bonner, John Tyler. "The Origins of Multicellularity." *Integrative Biology: Issues, News, and Reviews* 1, no. 1 (1998): 27–36.

Bouvard, Véronique, Dana Loomis, Kathryn Z. Guyton, Yann Grosse, Fatiha El Ghissassi, Lamia Benbrahim-Tallaa, Neela Guha, Heidi Mattock, Kurt Straif, and International Agency for Research on Cancer Monograph Working Group. "Carcinogenicity of Consumption of Red and Processed Meat." *Lancet Oncology* 16, no. 16 (December 2015): 1599–1600.

"BRCA Mutations: Cancer Risk and Genetic Testing." *National Cancer Institute*, February 5, 2018. https://www.cancer.gov/about-cancer/causes-prevention/genetics/brca-fact-sheet.

Brown, J. S., and C. A. Aktipis. "Inclusive Fitness Effects Can Select for Cancer Suppression into Old Age." *Philosophical Transactions of the Royal Society of London, Series B: Biological Sciences* 370, no. 1673 (2015). https://doi.org/10.1098/rstb.2015.0160.

Broxterman, H. J., H. M. Pinedo, C. M. Kuiper, L. C. Kaptein, G. J. Schuurhuis, and J. Lankelma. "Induction by Verapamil of a Rapid Increase in ATP Consumption in Multidrug-Resistant Tumor Cells." *FASEB Journal* 2, no. 7 (April 1988): 2278–82.

Bullock, A. N., and A. R. Fersht. "Rescuing the Function of Mutant p53." *Nature Reviews Cancer* 1, no. 1 (October 2001): 68–76.

Burns, Kathleen H. "Transposable Elements in Cancer." *Nature Reviews Cancer* 17, no. 7 (July 2017): 415–24.

Buss, L. W. "Somatic Cell Parasitism and the Evolution of Somatic Tissue Compatibility." *Proceedings of the National Academy of Sciences of the United States of America* 79, no. 17 (September 1982): 5337–41.

Buss, Leo W. *The Evolution of Individuality*. Princeton, NJ: Princeton University Press, 1987.

Cairns, J. "Mutation Selection and the Natural History of Cancer." *Nature* 255, no. 5505 (1975): 197–200.

Campisi, Judith. "Cancer and Ageing: Rival Demons?" *Nature Reviews Cancer* 3, no. 5 (May 2003): 339–49.

Capasso, Luigi L. "Antiquity of Cancer." *International Journal of Cancer* 113, no. 1 (January 2005): 2–13.

"Carcinogens Listed in the Eleventh Report." In *The Report on Carcinogens*, 11th ed. Durham, NC: National Toxicology Program, U.S. Department of Health and Human Services, 2011. https://web.archive.org/web/20090507123840if_/http://ntp.niehs.nih.gov/ntp/roc/eleventh/known.pdf.

Caulin, A. F., and C. C. Maley. "Peto's Paradox: Evolution's Prescription for Cancer Prevention." *Trends in Ecology and Evolution* 26, no. 4 (February 2011): 175–82. Cavallo, F., C. De Giovanni, P. Nanni, G. Forni, and P. L. Lollini. "2011: The Immune Hallmarks of Cancer." *Cancer Immunology, Immunotherapy* 60, no. 3 (2011): 319–26.

Chakrabarty, A. M. "Microorganisms and Cancer: Quest for a Therapy." *Journal of Bacteriology* 185, no. 9 (May 2003): 2683–86.

Chapman, Anna, Laura Fernandez del Ama, Jennifer Ferguson, Jivko Kamarashev, Claudia Wellbrock, and Adam Hurlstone. "Heterogeneous Tumor Subpopulations Cooperate to Drive Invasion." *Cell Reports* 8, no. 3 (August 2014): 688–95. Chiarella, Paula, Juan Bruzzo, Roberto P. Meiss, and Raúl A. Ruggiero. "Concomitant Tumor Resistance." *Cancer Letters* 324, no. 2 (November 2012): 133–41. Churchill, Winston S. November 11, 1947. The International Churchill Society.https://winstonchurchill.org/resources/quotes/the-worst-form-of-government/.

Clavel-Chapelon, F., and E3N Group. "Cumulative Number of Menstrual Cycles and Breast Cancer Risk: Results from the E3N Cohort Study of French Women." *Cancer Causes and Control* 13, no. 9 (November 2002): 831–38.

Cline, Melissa S., Rachel G. Liao, Michael T. Parsons, Benedict Paten, Faisal Alquaddoomi, Antonis Antoniou, Samantha Baxter, et al. "BRCA Challenge: BRCA Exchange as a Global Resource for Variants in BRCA1 and BRCA2." *PLoS Genetics* 14, no. 12 (December 2018): e1007752.

Coan, P. M., G. J. Burton, and A. C. Ferguson-Smith. "Imprinted Genes in the Placenta—A Review." *Placenta* 26, suppl. A (2005): S10–S20.

Collado, Manuel, Maria A. Blasco, and Manuel Serrano. "Cellular Senescence in Cancer and Aging." *Cell* 130, no. 2 (July 2007): 223–33.

Connor, Stephen R., Bruce Pyenson, Kathryn Fitch, Carol Spence, and Kosuke Iwasaki. "Comparing Hospice and Nonhospice Patient Survival among Patients Who Die within a Three-Year Window." *Journal of Pain and Symptom Management* 33, no. 3 (March 2007): 238–46.

Correa, Raul, Philip C. Thornton, Susan M. Rosenberg, and P. J. Hastings. "Oxygen and RNA in Stress-Induced Mutation." *Current Genetics* 64, no. 4 (August 2018): 769–76.

Cougnoux, Antony, Guillaume Dalmasso, Ruben Martinez, Emmanuel Buc, Julien Delmas, Lucie Gibold, Pierre Sauvanet, et al. "Bacterial Genotoxin Colibactin Promotes Colon Tumour Growth by Inducing a Senescence-Associated Secretory Phenotype." *Gut* 63, no. 12 (December 2014): 1932–42.

Cronk, Lee, Colette Berbesque, Thomas Conte, Matthew Gervais, Padmini Iyer, Brighid McCarthy, Dennis Sonkoi, Cathryn Townsend, and Athena Aktipis. "Managing Risk through Cooperation: Need-Based Transfers and Risk Pooling among the Societies of the Human Generosity Project." In *Global Perspectives on Long-Term Community Resource Resource Management*, edited by L. Lozny and T. McGovern, 41–75. New York: Springer, 2019.

Cuzick, Jack, Florian Otto, John A. Baron, Powel H. Brown, John Burn, Peter Greenwald, Janusz Jankowski, et al. "Aspirin and Non-Steroidal Anti-Inflammatory Drugs for Cancer

Prevention: An International Consensus Statement." *Lancet Oncology* 10, no. 5 (May 2009): 501–7.

Dalmasso, Guillaume, Antony Cougnoux, Julien Delmas, Arlette DarfeuilleMichaud, and Richard Bonnet. "The Bacterial Genotoxin Colibactin Promotes Colon Tumor Growth by Modifying the Tumor Microenvironment." *Gut Microbes* 5, no. 5 (2014): 675–80.

Daum, Hagit, Tamar Peretz, and Neri Laufer. "BRCA Mutations and Reproduction." *Fertility and Sterility* 109, no. 1 (January 2018): 33–38.

Davis, S., D. K. Mirick, and R. G. Stevens. "Night Shift Work, Light at Night, and Risk of Breast Cancer." *Journal of the National Cancer Institute* 93, no. 20 (October 2001): 1557–62.

Dawkins, Richard. *The Selfish Gene*. Oxford: Oxford University Press, 1976.〔リチャード・ドーキンス著『利己的な遺伝子』日高敏隆［ほか］訳，紀伊國屋書店，2018年〕

de Martel, Catherine, Jacques Ferlay, Silvia Franceschi, Jérôme Vignat, Freddie Bray, David Forman, and Martyn Plummer. "Global Burden of Cancers Attributable to Infections in 2008: A Review and Synthetic Analysis." *Lancet Oncology* 13, no. 6 (June 2012): 607–15.

Diaz, Luis A., Jr., Richard T. Williams, Jian Wu, Isaac Kinde, J. Randolph Hecht, Jordan Berlin, Benjamin Allen, et al. "The Molecular Evolution of Acquired Resistance to Targeted EGFR Blockade in Colorectal Cancers." *Nature* 486, no. 7404 (June 2012): 537–40.

Dobzhansky, Theodosius. "Nothing in Biology Makes Sense Except in the Light of Evolution." *American Biology Teacher* 35, no. 3 (March 1973): 125–29.

Dugatkin, Lee Alan. "Animal Cooperation among Unrelated Individuals." *Die Naturwissenschaften* 89, no. 12 (December 2002): 533–41.

Dunn, Gavin P., Allen T. Bruce, Hiroaki Ikeda, Lloyd J. Old, and Robert D. Schreiber. "Cancer Immunoediting: From Immunosurveillance to Tumor Escape." *Nature Immunology* 3, no. 11 (November 2002): 991–98.

Dvorak, Harold F. "Tumors: Wounds That Do Not Heal." *New England Journal of Medicine* 315, no. 26 (December 1986): 1650–59.

Eisenhoffer, George T., Patrick D. Loftus, Masaaki Yoshigi, Hideo Otsuna, ChiBin Chien, Paul A. Morcos, and Jody Rosenblatt. "Crowding Induces Live Cell Extrusion to Maintain Homeostatic Cell Numbers in Epithelia." *Nature* 484, no. 7395 (April 2012): 546–49.

Elser, James J., Marcia M. Kyle, Marilyn S. Smith, and John D. Nagy. "Biological Stoichiometry in Human Cancer." *PloS One* 2, no. 10 (2007): e1028.

Ember, Melvin, Carol R. Ember, and Bobbi S. Low. "Comparing Explanations of Polygyny." *Cross-Cultural Research* 41, no. 4 (November 2007): 428–40.

Enriquez-Navas, Pedro M., Yoonseok Kam, Tuhin Das, Sabrina Hassan, Ariosto Silva, Parastou Foroutan, Epifanio Ruiz, et al. "Exploiting Evolutionary Principles to Prolong Tumor Control in Preclinical Models of Breast Cancer." *Science Translational Medicine* 8, no. 327 (February 2016): 327ra24.

Ewald, Paul W. "An Evolutionary Perspective on Parasitism as a Cause of Cancer." In *Advances in Parasitology*, vol. 68, 21–43. Cambridge, MA: Academic Press, 2009.

Featherston, J., and P. M. Durand. "Cooperation and Conflict in Cancer: An Evolutionary Perspective." *South African Journal of Science* 108, no. 9–10 (January 2012).

Fernandez, André A., and Paul R. Bowser. "Selection for a Dominant Oncogene and Large Male Size as a Risk Factor for Melanoma in the Xiphophorus Animal Model." *Molecular Ecology* 19, no. 15 (August 2010): 3114–23.

Ferreri, Andrés J. M., Silvia Govi, Elisa Pasini, Silvia Mappa, Francesco Bertoni, Francesco Zaja, Carlos Montalbán, et al. "Chlamydophila Psittaci Eradication with Doxycycline as First-Line Targeted Therapy for Ocular Adnexae Lymphoma: Final Results of an International Phase II Trial." *Journal of Clinical Oncology* 30, no. 24 (August 2012): 2988–94.

Finn, Olivera J. "Human Tumor Antigens Yesterday, Today, and Tomorrow." *Cancer Immunology Research* 5, no. 5 (May 2017): 347–54.

Fleming, J. M., K. E. Creevy, and D. E. L. Promislow. "Mortality in North American Dogs from 1984 to 2004: An Investigation into Age-, Size-, and Breed-Related Causes of Death." *Journal of Veterinary Internal Medicine* 25, no. 2 (March 2011): 187–98.

Fletcher, J. A., and Michael Doebeli. "A Simple and General Explanation for the Evolution of Altruism." *Proceedings of the Royal Society B: Biological Sciences* 276, no. 1654 (2009): 13–19.

Flossmann, Enrico, Peter M. Rothwell, and British Doctors Aspirin Trial and the U.K.-TIA Aspirin Trial. "Effect of Aspirin on Long-Term Risk of Colorectal Cancer: Consistent Evidence from Randomised and Observational Studies." *Lancet* 369, no. 9573 (May 2007): 1603–13.

Frank, S. A., and M. A. Nowak. "Cell Biology: Developmental Predisposition to Cancer." *Nature* 422, no. 6931 (2003): 494.

Gabrilovich, D., and V. Pisarev. "Tumor Escape from Immune Response: Mechanisms and Targets of Activity." *Current Drug Targets* 4, no. 7 (2003): 525–36.

Gaines, Sara, Ashley J. Williamson, Neil Hyman, and Jessica Kandel. "How the Microbiome Is Shaping Our Understanding of Cancer Biology and Its Treatment." *Seminars in Colon and Rectal Surgery* 29, no. 1 (March 2018): 12–16.

Gale, K. B., A. M. Ford, R. Repp, A. Borkhardt, C. Keller, O. B. Eden, and M. F. Greaves. "Backtracking Leukemia to Birth: Identification of Clonotypic Gene Fusion Sequences in Neonatal Blood Spots." *Proceedings of the National Academy of Sciences of the United States of America* 94, no. 25 (December 1997): 13950–54.

Gandhi, Manish J., and D. Michael Strong. "Donor Derived Malignancy Following Transplantation: A Review." *Cell and Tissue Banking* 8, no. 4 (April 2007): 267–86.

Gärtner, H. V., C. Seidl, C. Luckenbach, G. Schumm, E. Seifried, H. Ritter, and B. Bültmann. "Genetic Analysis of a Sarcoma Accidentally Transplanted from a Patient to a Surgeon." *New England Journal of Medicine* 335, no. 20 (November 1996): 1494–96.

Gatenby, Robert A. "A Change of Strategy in the War on Cancer." *Nature* 459, no. 7246 (2009): 508–9.

Gatenby, Robert A., and Robert J. Gillies. "A Microenvironmental Model of Carcinogenesis." *Nature Reviews Cancer* 8, no. 1 (January 2008): 56–61.

Gatenby, Robert A., Ariosto S. Silva, Robert J. Gillies, and B. Roy Frieden. "Adaptive Therapy." *Cancer Research* 69, no. 11 (June 2009): 4894–903.

Gerlinger, M., A. J. Rowan, S. Horswell, J. Larkin, D. Endesfelder, E. Gronroos, P. Martinez, et al. "Intratumor Heterogeneity and Branched Evolution Revealed by Multiregion Sequencing." *New England Journal of Medicine* 366, no. 10 (2012): 883–92.

Gerlinger, Marco, Stuart Horswell, James Larkin, Andrew J. Rowan, Max P. Salm, Ignacio Varela, Rosalie Fisher, et al. "Genomic Architecture and Evolution of Clear Cell Renal Cell Carcinomas Defined by Multiregion Sequencing." *Nature Genetics* 46, no. 3 (March 2014): 225–33.

Germain, Pierre-Luc, and Lucie Laplane. "Metastasis as Supra-Cellular Selection? A Reply to Lean and Plutynski." *Biology and Philosophy* 32, no. 2 (March 2017): 281–87.

Ghoul, Melanie, Ashleigh S. Griffin, and Stuart A. West. "Toward an Evolutionary Definition of Cheating." *Evolution: International Journal of Organic Evolution* 68, no. 2 (February 2014): 318–31.

Goodman, Brian, and Humphrey Gardner. "The Microbiome and Cancer." *Journal of Pathology* 244, no. 5 (April 2018): 667–76.

Goodwin, Andrew C., Christina E. Destefano Shields, Shaoguang Wu, David L. Huso, Xinqun Wu, Tracy R. Murray-Stewart, Amy Hacker-Prietz, et al. "Polyamine Catabolism Contributes to Enterotoxigenic Bacteroides Fragilis-Induced Colon Tumorigenesis." *Proceedings of the National Academy of Sciences of the United States of America* 108, no. 37 (September 2011): 15354–59.

Gould, Stephen J. "The Median Isn't the Message." *Discover* 6, no. 6 (1985): 40–42. Greaves, M. "Does Everyone Develop Covert Cancer?" *Nature Reviews Cancer* 14, no. 4 (2014): 209–10.

Greaves, M., and C. C. Maley. "Clonal Evolution in Cancer." *Nature* 481 (2012): 306–13.

Greaves, M. F. *Cancer: The Evolutionary Legacy*. Oxford: Oxford University Press, 2000.〔メル・グリーブス著『がん——進化の遺産』水谷修紀監訳・コメディカルエディター，ブレーン出版，2002年〕

Greaves, Mel. "A Causal Mechanism for Childhood Acute Lymphoblastic Leukaemia." *Nature Reviews Cancer* 18, no. 8 (August 2018): 471–84.

Greaves, Mel, and William Hughes. "Cancer Cell Transmission via the Placenta." *Evolution, Medicine, and Public Health* 2018, no. 1 (April 2018): 106–15.

Greaves, Mel F., Ana Teresa Maia, Joseph L. Wiemels, and Anthony M. Ford. "Leukemia in Twins: Lessons in Natural History." *Blood* 102, no. 7 (October 2003): 2321–33.

Green, Jane, Benjamin J. Cairns, Delphine Casabonne, F. Lucy Wright, Gillian Reeves, and Valerie Beral. "Height and Cancer Incidence in the Million Women Study: Prospective Cohort, and Meta-Analysis of Prospective Studies of Height and Total Cancer Risk." *Lancet Oncology* 12, no. 8 (August 2011): 785–94.

Grosberg, Richard K., and Richard R. Strathmann. "The Evolution of Multicellularity: A Minor Major Transition?" *Annual Review of Ecology, Evolution, and Systematics* 38, no. 1 (December 2007): 621–54.

Gugel, E. A., and M. E. Sanders. "Needle-Stick Transmission of Human Colonic

Adenocarcinoma." *New England Journal of Medicine* 315, no. 23 (December 1986): 1487.

Gurven, M., and H. Kaplan. "Longevity among Hunter-Gatherers: A CrossCultural Examination." *Population and Development Review* 33, no. 2 (2007): 321–65. https://onlinelibrary.wiley.com/doi/abs/10.1111/j.1728-4457.2007.00171.x.

Haeger, Anna, Katarina Wolf, Mirjam M. Zegers, and Peter Friedl. "Collective Cell Migration: Guidance Principles and Hierarchies." *Trends in Cell Biology* 25, no. 9 (September 2015): 556–66.

Haig, David. "Genomic Imprinting and the Theory of Parent-Offspring Conflict." *Seminars in Developmental Biology* 3 (1992): 153–60.

Haig, David. "Maternal-Fetal Conflict, Genomic Imprinting and Mammalian Vulnerabilities to Cancer." *Philosophical Transactions of the Royal Society of London, Series B: Biological Sciences* 370, no. 1673 (July 2015). https://doi.org/10.1098/rstb.2014.0178.

Hamilton, W. D. "The Genetical Evolution of Social Behaviour. I." *Journal of Theoretical Biology* 7, no. 1 (July 1964): 1–16.

Hamilton, W. D. "The Genetical Evolution of Social Behaviour. II." *Journal of Theoretical Biology* 7, no. 1 (July 1964): 1–16.

Hamilton, W. D., R. Axelrod, and R. Tanese. "Sexual Reproduction as an Adaptation to Resist Parasites (a Review)." *Proceedings of the National Academy of Sciences of the United States of America* 87, no. 9 (May 1990): 3566–73.

Hanahan, D., and R. A. Weinberg. "The Hallmarks of Cancer." *Cell* 100, no. 1 (2000): 57–70.

Hanahan, Douglas, and Robert A. Weinberg. "Hallmarks of Cancer: The Next Generation." *Cell* 144, no. 5 (March 2011): 646–74.

Hansen, Elsa, Robert J. Woods, and Andrew F. Read. "How to Use a Chemotherapeutic Agent When Resistance to It Threatens the Patient." *PLoS Biology* 15, no. 2 (2017): e2001110.

Hardy, Kathy, and Philip John Hardy. "1st Trimester Miscarriage: Four Decades of Study." *Translational Pediatrics* 4, no. 2 (April 2015): 189–200.

Hauser, David J., and Norbert Schwarz. "The War on Prevention: Bellicose Cancer Metaphors Hurt (Some) Prevention Intentions." *Personality and Social Psychology Bulletin* 41, no. 1 (January 2015): 66–77.

Hawkes, K., J. F. O'Connell, N. G. Jones, H. Alvarez, and E. L. Charnov. "Grandmothering, Menopause, and the Evolution of Human Life Histories." *Proceedings of the National Academy of Sciences of the United States of America* 95, no. 3 (February 1998): 1336–39.

Health Resources and Services Administration. "Organ Donation Statistics." Accessed December 19, 2017. https://www.organdonor.gov/statistics-stories/statistics.html.

Higa, Kelly C., and James DeGregori. "Decoy Fitness Peaks, Tumor Suppression, and Aging." *Aging Cell* 18, no. 3 (June 2019): e12938.

Hodi, F. Stephen, Steven J. O'Day, David F. McDermott, Robert W. Weber, Jeffrey A. Sosman, John B. Haanen, Rene Gonzalez, et al. "Improved Survival with Ipilimumab in Patients with Metastatic Melanoma." *New England Journal of Medicine* 363, no. 8 (August 2010): 711–23.

Hölldobler, Bert, and Edward O. Wilson. *The Superorganism: The Beauty, Elegance, and Strangeness of Insect Societies*. New York: W. W. Norton and Company, 2009.

Hosseini, Hedayatollah, Milan M. S. Obradović, Martin Hoffmann, Kathryn L. Harper, Maria Soledad Sosa, Melanie Werner-Klein, Lahiri Kanth Nanduri, et al. "Early Dissemination Seeds Metastasis in Breast Cancer." *Nature* 540, no. 7634 (December 2016): 552–58.

Huang, Sui. "The War on Cancer: Lessons from the War on Terror." *Frontiers in Oncology* 4 (October 2014): 293.

Huang, Yuhui, Shom Goel, Dan G. Duda, Dai Fukumura, and Rakesh K. Jain. "Vascular Normalization as an Emerging Strategy to Enhance Cancer Immunotherapy." *Cancer Research* 73, no. 10 (May 2013): 2943–48.

Hussell, T., P. G. Isaacson, J. E. Crabtree, and J. Spencer. "Helicobacter PyloriSpecific Tumour-Infiltrating T Cells Provide Contact Dependent Help for the Growth of Malignant B Cells in Low-Grade Gastric Lymphoma of MucosaAssociated Lymphoid Tissue." *Journal of Pathology* 178, no. 2 (February 1996): 122–27.

Iida, Noriho, Amiran Dzutsev, C. Andrew Stewart, Loretta Smith, Nicolas Bouladoux, Rebecca A. Weingarten, Daniel A. Molina, et al. "Commensal Bacteria Control Cancer Response to Therapy by Modulating the Tumor Microenvironment." *Science* 342, no. 6161 (November 2013): 967–70.

Jansen, G., R. Gatenby, and C. A. Aktipis. "Opinion: Control vs. Eradication: Applying Infectious Disease Treatment Strategies to Cancer." *Proceedings of the National Academy of Sciences of the United States of America* 112, no. 4 (2015): 937–38.

Jenkins, Russell W., David A. Barbie, and Keith T. Flaherty. "Mechanisms of Resistance to Immune Checkpoint Inhibitors." *British Journal of Cancer* 118, no. 1 (January 2018): 9–16.

Johnson, A., and J. R. Giles. "The Hen as a Model of Ovarian Cancer." *Nature Reviews Cancer* 13, no. 6 (2013): 432–36.

Jones, Aria. "An Open Letter to People Who Use the 'Battle' Metaphor for Other People Who Have the Distinct Displeasure of Cancer." *McSweeney's Internet Tendency*. San Francisco: McSweeney's Publishing, October 19, 2012. https:// www.mcsweeneys.net/articles/an-open-letter-to-people-who-use-the-battle-metaphor-for-other-people-who-have-the-distinct-displeasure-of-cancer.

Jones, S., W. D. Chen, G. Parmigiani, F. Diehl, N. Beerenwinkel, T. Antal, A. Traulsen, et al. "Comparative Lesion Sequencing Provides Insights into Tumor Evolution." *Proceedings of the National Academy of Sciences of the United States of America* 105, no. 11 (2008): 4283–88.

Kajita, Mihoko, Kaoru Sugimura, Atsuko Ohoka, Jemima Burden, Hitomi Suganuma, Masaya Ikegawa, Takashi Shimada, et al. "Filamin Acts as a Key Regulator in Epithelial Defence against Transformed Cells." *Nature Communications* 5 (July 2014): 4428.

Kam, Yoonseok, Tuhin Das, Haibin Tian, Parastou Foroutan, Epifanio Ruiz, Gary Martinez, Susan Minton, Robert J. Gillies, and Robert A. Gatenby. "Sweat but No Gain: Inhibiting Proliferation of Multidrug Resistant Cancer Cells with 'ersatzdroges.'" *International*

Journal of Cancer 136, no. 4 (2015): E188–96.
Kauffman, H. Myron, Maureen A. McBride, Wida S. Cherikh, Pamela C. Spain, and Francis L. Delmonico. "Transplant Tumor Registry: Donors with Central Nervous System Tumors." *Transplantation* 73, no. 4 (February 2002): 579–82. Kauffman, H. Myron, Maureen A. McBride, Wida S. Cherikh, Pamela C. Spain, William H. Marks, and Allan M. Roza. "Transplant Tumor Registry: Donor Related Malignancies." *Transplantation* 74, no. 3 (August 2002): 358–62.
Keoun, Brad. "Ashkenazim Not Alone: Other Ethnic Groups Have Breast Cancer Gene Mutations, Too." *Journal of the National Cancer Institute* 89, no. 1 (January 1997): 8–9.
Knoll, Andrew H., and David Hewitt. "Phylogenetic, Functional and Geological Perspectives on Complex Multicellularity." In *The Major Transitions in Evolution Revisited*, edited by Brett Calcott and Kim Sterelny, 251–70. Cambridge, MA: MIT Press, 2011.
Kostadinov, Rumen L., Mary K. Kuhner, Xiaohong Li, Carissa A. Sanchez, Patricia C. Galipeau, Thomas G. Paulson, Cassandra L. Sather, et al. "NSAIDs Modulate Clonal Evolution in Barrett's Esophagus." *PLoS Genetics* 9, no. 6 (June 2013): e1003553.
Kuchenbaecker, Karoline B., John L. Hopper, Daniel R. Barnes, Kelly-Anne Phillips, Thea M. Mooij, Marie-José Roos-Blom, Sarah Jervis, et al. "Risks of Breast, Ovarian, and Contralateral Breast Cancer for BRCA1 and BRCA2 Mutation Carriers." *Journal of the American Medical Association* 317, no. 23 (June 2017): 2402–16.
Kurbel, Sven, Stjepko Plestina, and Damir Vrbanec. "Occurrence of the Acquired Immunity in Early Vertebrates due to Danger of Transmissible Cancers Similar to Canine Venereal Tumors." *Medical Hypotheses* 68, no. 5 (2007): 1185–86.
Kurian, Allison W., Yun Li, Ann S. Hamilton, Kevin C. Ward, Sarah T. Hawley, Monica Morrow, M. Chandler McLeod, Reshma Jagsi, and Steven J. Katz. "Gaps in Incorporating Germline Genetic Testing into Treatment DecisionMaking for Early-Stage Breast Cancer." *Journal of Clinical Oncology* 35, no. 20 (July 2017): 2232–39.
Kwiatkowski, Fabrice, Marie Arbre, Yannick Bidet, Claire Laquet, Nancy Uhrhammer, and Yves-Jean Bignon. "BRCA Mutations Increase Fertility in Families at Hereditary Breast/Ovarian Cancer Risk." *PloS One* 10, no. 6 (June 2015): e0127363.
Landis, T. D., and R. K. Dumroese, "Integrated Pest Management — An Overview and Update." *Forest Nursery Notes* (2014). https://www.researchgate.net/profile/R_Kasten_Dumroese/publication/272682105_Integrated_pest_management-an_overview_and_update/links/54ebbce10cf2082851be7e2b.pdf.
Lean, Christopher, and Anya Plutynski. "The Evolution of Failure: Explaining Cancer as an Evolutionary Process." *Biology and Philosophy* 31, no. 1 (January 2016): 39–57.
Lecuit, Marc, Eric Abachin, Antoine Martin, Claire Poyart, Philippe Pochart, Felipe Suarez, Djaouida Bengoufa, et al. "Immunoproliferative Small Intestinal Disease Associated with Campylobacter Jejuni." *New England Journal of Medicine* 350, no. 3 (January 2004): 239–48.
"Leukemia — Cancer Stat Facts." Surveillance, Epidemiology, and End Results Program, National Cancer Institute, accessed June 20, 2019, https://seer.cancer.gov/statfacts/html/leuks.html.

Luebeck, Georg E., William D. Hazelton, Kit Curtius, Sean K. Maden, Ming Yu, Kelly T. Carter, Wynn Burke, et al. "Implications of Epigenetic Drift in Colorectal Neoplasia." *Cancer Research* 79, no. 3 (February 2019): 495–504.

Maley, Carlo C., Athena Aktipis, Trevor A. Graham, Andrea Sottoriva, Amy M. Boddy, Michalina Janiszewska, Ariosto S. Silva, et al. "Classifying the Evolutionary and Ecological Features of Neoplasms." *Nature Reviews Cancer* 17, no. 10 (October 2017): 605–19.

Marin, Ioana, and Jonathan Kipnis. "Learning and Memory . . . and the Immune System." *Learning and Memory* 20, no. 10 (September 2013): 601–6.

Marlowe, Frank W. "The Mating System of Foragers in the Standard Cross-Cultural Sample." *Cross-Cultural Research* 37, no. 3 (August 2003): 282–306.

Martincorena, Inigo, Joanna C. Fowler, Agnieszka Wabik, Andrew R. J. Lawson, Federico Abascal, Michael W. J. Hall, Alex Cagan, et al. "Somatic Mutant Clones Colonize the Human Esophagus with Age." *Science* 362, no. 6417 (November 2018): 911–17.

Martincorena, Inigo, Amit Roshan, Moritz Gerstung, Peter Ellis, Peter Van Loo, Stuart McLaren, David C. Wedge, et al. "Tumor Evolution: High Burden and Pervasive Positive Selection of Somatic Mutations in Normal Human Skin." *Science* 348, no. 6237 (May 2015): 880–86.

Marusyk, Andriy, Doris P. Tabassum, Philipp M. Altrock, Vanessa Almendro, Franziska Michor, and Kornelia Polyak. "Non-Cell-Autonomous Driving of Tumour Growth Supports Sub-Clonal Heterogeneity." *Nature* 514, no. 7520 (October 2014): 54–58.

Maynard Smith, John. "Group Selection and Kin Selection." *Nature* 201 (March 1964): 1145.

Maynard Smith, John, and Eörs Szathmáry. *The Major Transitions in Evolution*. Oxford: Oxford University Press, 1995.〔J. メイナード・スミス, E. サトマーリ著『進化する階層——生命の発生から言語の誕生まで』長野敬訳, シュプリンガー・フェアラーク東京, 1997年〕

Mazzone, M., D. Dettori, R. Leite de Oliveira, S. Loges, T. Schmidt, B. Jonckx, Y. M. Tian, et al. "Heterozygous Deficiency of PHD2 Restores Tumor Oxygenation and Inhibits Metastasis via Endothelial Normalization." *Cell* 136, no. 5 (2009): 839–51.

McKeown, Thomas, and R. G. Record. "The Influence of Placental Size on Foetal Growth according to Sex and Order of Birth." *Journal of Endocrinology* 10, no. 1 (November 1953): 73–81.

Meier-Abt, Fabienne, Mohamed Bentires-Alj, and Christoph Rochlitz. "Breast Cancer Prevention: Lessons to Be Learned from Mechanisms of Early Pregnancy-Mediated Breast Cancer Protection." *Cancer Research* 75, no. 5 (March 2015): 803–7.

Merlo, Lauren F., J. W. Pepper, Brian J. Reid, and Carlo C. Maley. "Cancer as an Evolutionary and Ecological Process." *Nature Reviews Cancer* 6, no. 12 (2006): 924–35.

Metzger, Michael J., and Stephen P. Goff. "A Sixth Modality of Infectious Disease: Contagious Cancer from Devils to Clams and Beyond." *PLoS Pathogens* 12, no. 10 (October 2016): e1005904.

Meza, R., E. G. Luebeck, and S. H. Moolgavkar. "Gestational Mutations and

Carcinogenesis." *Mathematical Biosciences* 197, no. 2 (2005): 188–210.

Moller, Henrik. "Lessons for Invasion Theory from Social Insects." *Biological Conservation* 78, no. 1 (October 1996): 125–42.

Monk, M., and C. Holding. "Human Embryonic Genes Re-Expressed in Cancer Cells." *Oncogene* 20, no. 56 (December 2001): 8085–91.

Moore, A. E., C. P. Rhoads, and C. M. Southam. "Homotransplantation of Human Cell Lines." *Science* 125, no. 3239 (January 1957): 158–60.

Morange, Michel. "What History Tells Us XXVIII. What Is Really New in the Current Evolutionary Theory of Cancer?" *Journal of Biosciences* 37, no. 4 (September 2012): 609–12.

Moslehi, Roxana, Ranjana Singh, Lawrence Lessner, and Jan M. Friedman. "Impact of BRCA Mutations on Female Fertility and Offspring Sex Ratio." *American Journal of Human Biology* 22, no. 2 (March 2010): 201–5.

Muehlenbachs, Atis, Julu Bhatnagar, Carlos A. Agudelo, Alicia Hidron, Mark L. Eberhard, Blaine A. Mathison, Michael A. Frace, et al. "Malignant Transformation of Hymenolepis Nana in a Human Host." *New England Journal of Medicine* 373, no. 19 (November 2015): 1845–52.

Muñoz, Nubia, Xavier Castellsagué, Amy Berrington de González, and Lutz Gissmann. "Chapter 1: HPV in the Etiology of Human Cancer." *Vaccine* 24, suppl. 3 (August 2006): S3/1–10.

Murchison, E. P. "Clonally Transmissible Cancers in Dogs and Tasmanian Devils." *Oncogene* 27, suppl. 2 (December 2008): S19–S30.

Murgia, Claudio, Jonathan K. Pritchard, Su Yeon Kim, Ariberto Fassati, and Robin A. Weiss. "Clonal Origin and Evolution of a Transmissible Cancer." *Cell* 126, no. 3 (August 2006): 477–87.

Nahta, Rita, Dihua Yu, Mien-Chie Hung, Gabriel N. Hortobagyi, and Francisco J. Esteva. "Mechanisms of Disease: Understanding Resistance to HER2-Targeted Therapy in Human Breast Cancer." *Nature Clinical Practice Oncology* 3, no. 5 (May 2006): 269–80.

National Cancer Institute. "NCI Dictionary of Cancer Terms." Accessed February 2, 2011. https://www.cancer.gov/publications/dictionaries/cancer-terms.

Nesse, Randolph M. "Natural Selection and the Regulation of Defenses: A Signal Detection Analysis of the Smoke Detector Principle." *Evolution and Human Behavior* 26, no. 1 (2005): 88–105.

Noë, Ronald, and Peter Hammerstein. "Biological Markets: Supply and Demand Determine the Effect of Partner Choice in Cooperation, Mutualism and Mating." *Behavioral Ecology and Sociobiology* 35, no. 1 (1994): 1–11.

Nougayrède, Jean-Philippe, Stefan Homburg, Frédéric Taieb, Michèle Boury, Elzbieta Brzuszkiewicz, Gerhard Gottschalk, Carmen Buchrieser, Jörg Hacker, Ulrich Dobrindt, and Eric Oswald. "Escherichia Coli Induces DNA Double-Strand Breaks in Eukaryotic Cells." *Science* 313, no. 5788 (August 2006): 848–51.

Nowell, Peter C. "The Clonal Evolution of Tumor Cell Populations." *Science* 194, no. 4260 (1976): 23–28.

Nunney, Leonard. "Lineage Selection and the Evolution of Multistage Carcinogenesis." *Proceedings of the Royal Society of London, Series B* 266, no. 1418 (March 7, 1999): 493–98.

Nunney, Leonard, Carlo C. Maley, Matthew Breen, Michael E. Hochberg, and Joshua D. Schiffman. "Peto's Paradox and the Promise of Comparative Oncology." *Philosophical Transactions of the Royal Society of London, Series B: Biological Sciences* 370, no. 1673 (July 2015). https://doi.org/10.1098/rstb.2014.0177.

Odes, Edward J., Patrick S. Randolph-Quinney, Maryna Steyn, Zach Throckmorton, Jacqueline S. Smilg, Bernhard Zipfel, Tanya N. Augustine, Frikkie de Beer, et al. "Earliest Hominin Cancer: 1.7-Million-Year-Old Osteosarcoma from Swartkrans Cave, South Africa." *South African Journal of Science* 112, no. 7/8 (July 2016). https://doi.org/10.17159/sajs.2016/20150471.

Office for National Statistics. "Causes of Death over 100 Years." September 18, 2017. https://www.ons.gov.uk/peoplepopulationandcommunity/births deathsandmarriages/deaths/articles/causesofdeathover100years/2017-09-18. Olson, Peter D., Kristine Yoder, Luis F. Fajardo, Aileen M. Marty, Simone van de Pas, Claudia Olivier, and David A. Relman. "Lethal Invasive Cestodiasis in Immunosuppressed Patients." *Journal of Infectious Diseases* 187, no. 12 (June 2003): 1962–66.

Oronsky, Bryan, Corey A. Carter, Vernon Mackie, Jan Scicinski, Arnold Oronsky, Neil Oronsky, Scott Caroen, Christopher Parker, Michelle Lybeck, and Tony Reid. "The War on Cancer: A Military Perspective." *Frontiers in Oncology* 4 (2014): 387.

Pal, Tuya, David Keefe, Ping Sun, Steven A. Narod, and Hereditary Breast Cancer Clinical Study Group. "Fertility in Women with BRCA Mutations: A CaseControl Study." *Fertility and Sterility* 93, no. 6 (April 2010): 1805–8.

Pardoll, Drew M. "The Blockade of Immune Checkpoints in Cancer Immunotherapy." *Nature Reviews Cancer* 12, no. 4 (March 2012): 252–64.

Parvinen, Kalle. "Evolutionary Suicide." *Acta Biotheoretica* 53, no. 3 (2005): 241–64.

Penn, I., C. G. Halgrimson, and T. E. Starzl. "De Novo Malignant Tumors in Organ Transplant Recipients." *Transplantation Proceedings* 3, no. 1 (March 1971): 773–78.

Pepper, John W. "Drugs That Target Pathogen Public Goods Are Robust against Evolved Drug Resistance." *Evolutionary Applications* 5, no. 7 (November 2012): 757–61.

Perri, Angela, Chris Widga, Dennis Lawler, Terrance Martin, Thomas Loebel, Kenneth Farnsworth, Luci Kohn, and Brent Buenger. "New Evidence of the Earliest Domestic Dogs in the Americas." *bioRxiv*, June 27, 2018. https://doi.org/10.1101/343574.

Pesavento, Patricia A., Dalen Agnew, Michael K. Keel, and Kevin D. Woolard. "Cancer in Wildlife: Patterns of Emergence." *Nature Reviews Cancer* 18, no. 10 (October 2018): 646–61.

Peto, R., F. J. Roe, P. N. Lee, L. Levy, and J. Clack. "Cancer and Ageing in Mice and Men." *British Journal of Cancer* 32, no. 4 (October 1975): 411–26.

Peto, Richard. "Epidemiology, Multistage Models, and Short-Term Mutagenicity Tests." *International Journal of Epidemiology* 45, no. 3 (1977): 621–37.

Pfister, G. "Multisensor/Multicriteria Fire Detection: A New Trend Rapidly Becomes State of the Art." *Fire Technology* 33, no. 2 (May 1997): 115–39.

Pierce, Robert A., II, Jason Sumners, and Emily Flinn. "Antler Development in White-Tailed Deer: Implications for Management." University of Missouri Extension, January 2012. https://extension2.missouri.edu/g9486.

Proksch, Ehrhardt, Johanna M. Brandner, and Jens-Michael Jensen. "The Skin: An Indispensable Barrier." *Experimental Dermatology* 17, no. 12 (December 2008): 1063–72.

Pye, Ruth J., David Pemberton, Cesar Tovar, Jose M. C. Tubio, Karen A. Dun, Samantha Fox, Jocelyn Darby, et al. "A Second Transmissible Cancer in Tasmanian Devils." *Proceedings of the National Academy of Sciences of the United States of America* 113, no. 2 (January 2016): 374–79.

Quinlan, Robert J., and Marsha B. Quinlan. "Evolutionary Ecology of Human Pair-Bonds: Cross-Cultural Tests of Alternative Hypotheses." *Cross-Cultural Research* 41, no. 2 (May 2007): 149–69.

Rankin, Erinn B., and Amato J. Giaccia. "Hypoxic Control of Metastasis." *Science* 352, no. 6282 (April 2016): 175–80.

Read, Andrew F. "The Selfish Germ." *PLoS Biology* 15, no. 7 (July 2017): e2003250.

Rebbeck, Clare A., Rachael Thomas, Matthew Breen, Armand M. Leroi, and Austin Burt. "Origins and Evolution of a Transmissible Cancer." *Evolution: International Journal of Organic Evolution* 63, no. 9 (September 2009): 2340–49.

Reik, Wolf, Miguel Constância, Abigail Fowden, Neil Anderson, Wendy Dean, Anne Ferguson-Smith, Benjamin Tycko, and Colin Sibley. "Regulation of Supply and Demand for Maternal Nutrients in Mammals by Imprinted Genes." *Journal of Physiology* 547, pt. 1 (February 2003): 35–44.

Robey, Ian F., Brenda K. Baggett, Nathaniel D. Kirkpatrick, Denise J. Roe, Julie Dosescu, Bonnie F. Sloane, Arig Ibrahim Hashim, et al. "Bicarbonate Increases Tumor pH and Inhibits Spontaneous Metastases." *Cancer Research* 69, no. 6 (March 2009): 2260–68.

Rogozin, Igor B., and Youri I. Pavlov. "Theoretical Analysis of Mutation Hotspots and Their DNA Sequence Context Specificity." *Mutation Research* 544, no. 1 (September 2003): 65–85.

Rosalie, David A., and Michael R. Zimmerman. "Cancer: An Old Disease, a New Disease or Something in Between?" *Nature Reviews Cancer* 10, no. 10 (2010): 728–33.

Rosenberg, S. M. "Evolving Responsively: Adaptive Mutation." *Nature Reviews Genetics* 2, no. 7 (July 2001): 504–15.

Rothschild, Bruce M., Brian J. Witzke, and Israel Hershkovitz. "Metastatic Cancer in the Jurassic." *Lancet* 354, no. 9176 (July 1999): 398.

Rothwell, Peter M., F. Gerald R. Fowkes, Jill F. F. Belch, Hisao Ogawa, Charles P. Warlow, and Tom W. Meade. "Effect of Daily Aspirin on Long-Term Risk of Death due to Cancer: Analysis of Individual Patient Data from Randomised Trials." *Lancet* 377, no. 9759 (January 2011): 31–41.

Santamaría-Fríes, M., L. F. Fajardo, M. L. Sogin, P. D. Olson, and D. A. Relman. "Lethal Infection by a Previously Unrecognised Metazoan Parasite." *Lancet* 347, no. 9018 (June 1996): 1797–1801.

Scanlon, E. F., R. A. Hawkins, W. W. Fox, and W. S. Smith. "Fatal Homotransplanted

Melanoma: A Case Report." *Cancer* 18 (June 1965): 782–89.

Schiffman, Joshua D., and Matthew Breen. "Comparative Oncology: What Dogs and Other Species Can Teach Us about Humans with Cancer." *Philosophical Transactions of the Royal Society of London, Series B: Biological Sciences* 370, no. 1673 (July 2015). https://doi.org/10.1098/rstb.2014.0231.

Schiffman, Joshua D., Richard M. White, Trevor A. Graham, Qihong Huang, and Athena Aktipis. "The Darwinian Dynamics of Motility and Metastasis." In *Frontiers in Cancer Research*, 135–76. New York: Springer, 2016.

Scott, Alasdair J., Claire A. Merrifield, Jessica A. Younes, and Elizabeth P. Pekelharing. "Pre-, Proand Synbiotics in Cancer Prevention and Treatment—A Review of Basic and Clinical Research." *ecancermedicalscience* 12 (September 2018): 869.

Siddle, Hannah V., and Jim Kaufman. "A Tale of Two Tumours: Comparison of the Immune Escape Strategies of Contagious Cancers." *Molecular Immunology* 55, no. 2 (September 2013): 190–93.

Siegel, R. L., K. D. Miller, and A. Jemal. "Cancer Statistics, 2018." *CA: A Cancer Journal for Clinicians* 68, no. 1 (2018): 7–30.

Smith, K. R., H. A. Hanson, G. P. Mineau, and S. S. Buys. "Effects of BRCA1 and BRCA2 Mutations on Female Fertility." *Proceedings of the Royal Society of London, Series B* 279, no. 1732 (2011): 1389–95. https://doi.org/10.1098/rspb.2011.1697.

Sober, Elliott, and David Sloan Wilson. *Unto Others: The Evolution and Psychology of Unselfish Behavior*. Cambridge, MA: Harvard University Press, 1998.

Sonnenschein, C., and A. M. Soto. *The Society of Cells: Cancer and Control of Cell Proliferation*. New York: Springer, 1999.

Sprouffske, Kathleen, C. Athena Aktipis, Jerald P. Radich, Martin Carroll, Aurora M. Nedelcu, and Carlo C. Maley. "An Evolutionary Explanation for the Presence of Cancer Nonstem Cells in Neoplasms." *Evolutionary Applications* 6, no. 1 (January 2013): 92–101.

Ståhl, Patrik L., Henrik Stranneheim, Anna Asplund, Lisa Berglund, Fredrik Pontén, and Joakim Lundeberg. "Sun-Induced Nonsynonymous p53 Mutations Are Extensively Accumulated and Tolerated in Normal Appearing Human Skin." *Journal of Investigative Dermatology* 131, no. 2 (February 2011): 504–8.

Sulak, Michael, Lindsey Fong, Katelyn Mika, Sravanthi Chigurupati, Lisa Yon, Nigel P. Mongan, Richard D. Emes, and Vincent J. Lynch. "TP53 Copy Number Expansion Is Associated with the Evolution of Increased Body Size and an Enhanced DNA Damage Response in Elephants." *eLife* 5 (September 2016). https://doi.org/10.7554/eLife.11994.

Summers, K., J. da Silva, and M. A. Farwell. "Intragenomic Conflict and Cancer." *Medical Hypotheses* 59, no. 2 (August 2002): 170–79.

Sun Tzu. *The Art of War: Complete Texts and Commentaries*. Translated by the Denma Translation Group. Boulder, CO: Shambhala Classics, 2005.〔『新訂　孫子』金谷治訳注, 岩波文庫, 2000年〕

Tai, Guangping, Michael Tai, and Min Zhao. "Electrically Stimulated Cell Migration and Its Contribution to Wound Healing." *Burns and Trauma* 6 (July 9, 2018): 20.

Temel, Jennifer S., Joseph A. Greer, Alona Muzikansky, Emily R. Gallagher, Sonal Admane,

Vicki A. Jackson, Constance M. Dahlin, et al. "Early Palliative Care for Patients with Metastatic Non-Small-Cell Lung Cancer." *New England Journal of Medicine* 363, no. 8 (August 2010): 733–42.

Thomas, Frédéric, Thomas Madsen, Mathieu Giraudeau, Dorothée Misse, Rodrigo Hamede, Orsolya Vincze, François Renaud, Benjamin Roche, and Beata Ujvari. "Transmissible Cancer and the Evolution of Sex." *PLoS Biology* 17, no. 6 (June 2019): e3000275.

Tiede, Benjamin, and Yibin Kang. "From Milk to Malignancy: The Role of Mammary Stem Cells in Development, Pregnancy and Breast Cancer." *Cell Research* 21, no. 2 (February 2011): 245–57.

Tollis, Marc, Jooke Robbins, Andrew E. Webb, Lukas F. K. Kuderna, Aleah F. Caulin, Jacinda D. Garcia, Martine Bèrubè, et al. "Return to the Sea, Get Huge, Beat Cancer: An Analysis of Cetacean Genomes Including an Assembly for the Humpback Whale (Megaptera Novaeangliae)." *Molecular Biology and Evolution* 36, no. 8 (August 2019): 1746–63.

Topalian, Suzanne L., F. Stephen Hodi, Julie R. Brahmer, Scott N. Gettinger, David C. Smith, David F. McDermott, John D. Powderly, et al. "Safety, Activity, and Immune Correlates of Anti-PD-1 Antibody in Cancer." *New England Journal of Medicine* 366, no. 26 (June 2012): 2443–54.

Trigos, Anna S., Richard B. Pearson, Anthony T. Papenfuss, and David L. Goode. "Altered Interactions between Unicellular and Multicellular Genes Drive Hallmarks of Transformation in a Diverse Range of Solid Tumors." *Proceedings of the National Academy of Sciences of the United States of America* 114, no. 24 (June 2017): 6406–11.

Trivers, Robert L. "The Evolution of Reciprocal Altruism." *Quarterly Review of Biology* 46, no. 1 (March 1971): 35–57.

Turajlic, Samra, and Charles Swanton. "Metastasis as an Evolutionary Process." *Science* 352, no. 6282 (April 2016): 169–75.

Turner, Kristen M., Viraj Deshpande, Doruk Beyter, Tomoyuki Koga, Jessica Rusert, Catherine Lee, Bin Li, et al. "Extrachromosomal Oncogene Amplification Drives Tumour Evolution and Genetic Heterogeneity." *Nature* 543 (February 2017): 122.

Ukraintseva, Svetlana V., Konstantin G. Arbeev, Igor Akushevich, Alexander Kulminski, Liubov Arbeeva, Irina Culminskaya, Lucy Akushevich, and Anatoli I. Yashin. "Trade-Offs between Cancer and Other Diseases: Do They Exist and Influence Longevity?" *Rejuvenation Research* 13, no. 4 (August 2010): 387–96. Vaughan, Thomas L., Linda M. Dong, Patricia L. Blount, Kamran Ayub, Robert D. Odze, Carissa A. Sanchez, Peter S. Rabinovitch, and Brian J. Reid. "Non-Steroidal Anti-Inflammatory Drugs and Risk of Neoplastic Progression in Barrett's Oesophagus: A Prospective Study." *Lancet Oncology* 6, no. 12 (December 2005): 945–52. https://doi.org/10.1016/S1470-2045(05)70431-9.

Vousden, Karen H., and Xin Lu. "Live or Let Die: The Cell's Response to p53." *Nature Reviews Cancer* 2, no. 8 (August 2002): 594–604.

Waldman, Katy. "We're Finally Winning the Battle against the Phrase 'Battle with Cancer.'" *Slate*, July 30, 2015. https://slate.com/human-interest/2015/07/how-battle-with-cancer-

is-being-replaced-by-journey-with-cancer.html.

Walsh, Justin T., Simon Garnier, and Timothy A. Linksvayer. "Ant Collective Behavior Is Heritable and Shaped by Selection." *bioRxiv* (March 2019): 567503.

Wang, Xu, Donald C. Miller, Rebecca Harman, Douglas F. Antczak, and Andrew G. Clark. "Paternally Expressed Genes Predominate in the Placenta." *Proceedings of the National Academy of Sciences of the United States of America* 110, no. 26 (June 2013): 10705–10.

Wang, Yu, Chenzhou Zhang, Nini Wang, Zhipeng Li, Rasmus Heller, Rong Liu, Yue Zhao, et al. "Genetic Basis of Ruminant Headgear and Rapid Antler Regeneration." *Science* 364, no. 6446 (June 2019). https://doi.org/10.1126/science.aav6335.

Wasielewski, H., J. Alcock, and A. Aktipis. "Resource Conflict and Cooperation between Human Host and Gut Microbiota: Implications for Nutrition and Health." *Annals of the New York Academy of Sciences* 1372, no. 1 (2016): 20–28. Whisner, C., and A. Aktipis. "The Role of the Microbiome in Cancer Initiation and Progression: How Microbes and Cancer Cells Utilize Excess Energy and Promote One Another's Growth." *Current Nutrition Reports* 8, no. 1 (March 2019): 42–51.

White, Philip R., and Armin C. Braun. "A Cancerous Neoplasm of Plants: Autonomous Bacteria-Free Crown-Gall Tissue." *Cancer Research* 2, no. 9 (1942): 597–617. Wirén, Sara, Christel Häggström, Hanno Ulmer, Jonas Manjer, Tone Bjørge, Gabriele Nagel, Dorthe Johansen, et al. "Pooled Cohort Study on Height and Risk of Cancer and Cancer Death." *Cancer Causes and Control* 25, no. 2 (February 2014): 151–59.

Witherow, Beth Ann, Gregory S. Roth, Mark A. Carrozza, Ronald W. Freyberg, Jonathan E. Kopke, Rita R. Alloway, Joseph F. Buell, et al. "The Israel Penn International Transplant Tumor Registry." *AMIA Annual Symposium Proceedings* (2003): 1053.

Wu, Shaoguang, Ki-Jong Rhee, Emilia Albesiano, Shervin Rabizadeh, Xinqun Wu, Hung-Rong Yen, David L. Huso, et al. "A Human Colonic Commensal Promotes Colon Tumorigenesis via Activation of T Helper Type 17 T Cell Responses." *Nature Medicine* 15, no. 9 (September 2009): 1016–22.

Wynendaele, Evelien, Frederick Verbeke, Matthias D'Hondt, An Hendrix, Christophe Van De Wiele, Christian Burvenich, Kathelijne Peremans, Olivier De Wever, Marc Bracke, and Bart De Spiegeleer. "Crosstalk between the Microbiome and Cancer Cells by Quorum Sensing Peptides." *Peptides* 64 (February 2015): 40–48.

Yokoyama, Akira, Nobuyuki Kakiuchi, Tetsuichi Yoshizato, Yasuhito Nannya, Hiromichi Suzuki, Yasuhide Takeuchi, Yusuke Shiozawa, et al. "Age-Related Remodelling of Oesophageal Epithelia by Mutated Cancer Drivers." *Nature* 565, no. 7739 (January 2019): 312–17.

Zhang, Jingsong, Jessica J. Cunningham, Joel S. Brown, and Robert A. Gatenby. "Integrating Evolutionary Dynamics into Treatment of Metastatic CastrateResistant Prostate Cancer." *Nature Communications* 8, no. 1 (November 2017): 1816.

著者略歴

(Athena Aktips)

アリゾナ州立大学心理学部門助教．同大学の進化・医学センターおよびソーシャル・ダイナミクス＆複雑性センターに所属．種々の系における協力とコンフリクトの発生を研究テーマとしている．カリフォルニア大学サンフランシスコ校（2011-2013）では進化・がん研究センターの共同創設者の一人として，同センターの部門長も務めた．ベルリン高等研究所フェローとしてがん進化ワーキンググループに参加（2013-2014），2014年度より現職．がん細胞および多細胞系における協力の進化の研究のほかに，人間の互恵性を研究するプロジェクト（Human Generosity Project）も手がけている（http://www.humangenerosity.org/）．本書が初の著書．

訳者略歴

梶山あゆみ〈かじやま・あゆみ〉東京都立大学人文学部英文科卒．訳書に，ノア・ハラリ／ヴァンデルムーレン他『漫画　サピエンス全史　文明の正体編』（河出書房新社，2021），シンクレアほか『LIFESPAN――老いなき世界』（東洋経済新報社，2020），ジョンソン他『10億分の1を乗りこえた少年と科学者たち――世界初のパーソナルゲノム医療はこうして実現した』（紀伊國屋書店），ウィンチェスター『精密への果てしなき道――シリンダーからナノメートルEUVチップへ』（早川書房，2019），ブラウン『冥王星を殺したのは私です』（飛鳥新社，2012），ほか多数．

アシーナ・アクティピス
がんは裏切る細胞である
進化生物学から治療戦略へ
梶山あゆみ訳

2021年12月10日　第1刷発行

発行所　株式会社 みすず書房
〒113-0033 東京都文京区本郷2丁目20-7
電話 03-3814-0131(営業) 03-3815-9181(編集)
www.msz.co.jp

本文組版　キャップス
本文印刷所　精文堂印刷
扉・表紙・カバー印刷所　リヒトプランニング
製本所　松岳社

ISBN 978-4-622-09060-1
[がんはうらぎるさいぼうである]